权威·前沿·原创

皮书系列为

“十二五”“十三五”国家重点图书出版规划项目

U0911644

BLUE BOOK

智库成果出版与传播平台

北京市哲学社会科学研究基地智库报告系列丛书

健康城市蓝皮书
BLUE BOOK OF HEALTHY CITY

编委会主任／于鲁明　王　丹

北京健康城市建设研究报告（2021）

ANNUAL REPORT ON HEALTHY CITY CONSTRUCTION IN BEIJING (2021)

主　编 / 王鸿春　盛继洪
副主编 / 曹义恒 等

社会科学文献出版社
SOCIAL SCIENCES ACADEMIC PRESS (CHINA)

图书在版编目(CIP)数据

北京健康城市建设研究报告. 2021 / 王鸿春，盛继洪主编. --北京：社会科学文献出版社，2021. 12
（健康城市蓝皮书）
ISBN 978-7-5201-9503-4

Ⅰ. ①北… Ⅱ. ①王… ②盛… Ⅲ. ①城市卫生-研究报告-北京-2021 Ⅳ. ①R126

中国版本图书馆 CIP 数据核字（2021）第 259463 号

健康城市蓝皮书
北京健康城市建设研究报告（2021）

主　　编 / 王鸿春　盛继洪

出 版 人 / 王利民
责任编辑 / 曹义恒
责任印制 / 王京美

出　　版 / 社会科学文献出版社 · 政法传媒分社（010）59367156
地址：北京市北三环中路甲 29 号院华龙大厦　邮编：100029
网址：www. ssap. com. cn
发　　行 / 市场营销中心（010）59367081　59367083
印　　装 / 天津千鹤文化传播有限公司

规　　格 / 开 本：787mm × 1092mm 1/16
印 张：20. 5　字 数：307 千字
版　　次 / 2021 年 12 月第 1 版　2021 年 12 月第 1 次印刷
书　　号 / ISBN 978-7-5201-9503-4
定　　价 / 168. 00 元

《北京健康城市建设研究报告（2021）》编辑委员会

组织编写单位

中国医药卫生事业发展基金会
北京市卫生健康委员会
首都社会经济发展研究所
北京健康城市建设促进会
北京民力健康传播中心
北京健康城市建设研究中心

主要编撰者简介

于鲁明　十三届全国政协委员、教科卫体委员会委员，农工党中央常委、北京市委主委，北京市政协副主席，北京市卫生健康委主任。医学学士，主任医师，硕士生导师。领导北京市卫生健康委行政全面工作；负责北京市爱国卫生运动委员会和健康北京行动推进委员会具体工作，负责健康促进和爱国卫生运动、内部审计工作；联系指导北京市中医管理局、北京市医院管理中心、北京市老龄协会。分管爱国卫生运动推进处（健康促进处）、审计处。

王丹　中国医药卫生事业发展基金会理事长，北京师范大学中国公益研究院理事。曾担任健康城市蓝皮书：《中国健康城市建设研究报告（2019）》《北京健康城市建设研究报告（2019）》《中国健康城市建设研究报告（2020）》《北京健康城市建设研究报告（2020）》编委会副主任。曾组织和推动中国医药卫生事业发展基金会“抗击新冠肺炎疫情”“健康城市建设”“尘肺病、结核病防治”“糖尿病预防和康复”“肿瘤早期筛查及防治”“2021 重大自然灾害紧急救援”等十大公益行动，策划和发起“健康中国公益强医”创新工程和“健康中国慈善惠民”金牌行动，参与推动“健康中国，你我同行——数城地铁联动主题巡展”等健康中国公益行动。参与健康城市蓝皮书：《中国健康城市建设研究报告（2021）》，《北京健康城市建设研究报告（2021）》以及《健康北京十五年——历史回顾与未来发展》的组织策划和研创工作。

王鸿春　中共北京市委研究室办公室原主任、首都社会经济发展研究所原所长，现任中国城市报中国健康城市研究院院长、北京健康城市建设促进会理事长、北京健康城市建设研究中心主任、首席专家，研究员。近年来主持完成决策应用研究课题65项，其中世界卫生组织委托课题、省部级项目共10项，获国家及北京市领导批示20余项，“转变医疗模式政策研究”等课题获北京市第九届优秀调查研究成果一等奖等市级奖项共11项。著有《凝聚智慧——王鸿春主持决策研究成果文集》《有效决策》《成功领导者的习惯》等，并先后主编或合作主编决策研究书籍27部，其中健康城市蓝皮书分别获得中国社会科学院皮书学术委员会颁发的“优秀皮书奖”：《北京健康城市建设研究报告（2017）》，一等奖；《北京健康城市建设研究报告（2019）》，二等奖；《中国健康城市建设研究报告（2019）》，三等奖；《北京健康城市建设研究报告（2020）》，三等奖。

盛继洪　首都社会经济发展研究所所长、北京市决策学学会常务副理事长，中国城市报中国健康城市研究院特约研究员，高级政工师。长期在北京市委从事决策应用研究工作，为北京市委、市政府科学决策服务。近年来主持课题27项，其中省部级课题10项，获北京市优秀调查研究成果奖二等奖4次。曾主编或合作主编《首都全面深化改革政策研究》《建设国际一流的和谐宜居之都研究》《北京经济高质量发展研究》《健康城市建设研究报告》等决策研究类书籍13部。其中健康城市蓝皮书分别获得中国社会科学院皮书学术委员会颁发的“优秀皮书奖”：《北京健康城市建设研究报告（2017）》，一等奖；《北京健康城市建设研究报告（2019）》，二等奖；《中国健康城市建设研究报告（2019）》，三等奖；《北京健康城市建设研究报告（2020）》，三等奖。

曹义恒　博士，副编审。现为社会科学文献出版社政法传媒分社总编辑，兼任政治学与公共管理编辑室主任，主要负责马克思主义理论、政治学、公共管理、健康城市建设等领域的组稿审稿工作。在《马克思主义与现实》《经济社会体制比较》《学习与探索》《武汉理工大学学报》（社会科学版）等期刊上发表论文及译文10余篇，出版译著2部。

摘 要

建设健康城市是实施健康中国战略的重要抓手，也是城市治理体系现代化的重要内容。首都北京在健康中国建设中占据重要位置又承担重要责任，建设健康北京是新时代赋予北京的新使命。北京市始终坚持以人为本，经过十余年的建设实践，“政府主导、部门协作、社会动员、群众参与”的健康北京工作机制逐步建立形成，从鼓励每个市民做“健康北京人”，向动员全社会共同建设“健康北京城”的目标不断迈进。从工作成效来看，健康北京主要健康指标已经实现目标值，在培育健康人群、优化健康服务、构建健康环境等方面取得了很好成效，主要表现在创造健康北京良好的政策环境、建立统筹协调的工作机制、目标体系更加科学全面、健康服务能力更加扎实。与此同时，北京的健康城市建设也存在以下薄弱环节：“将健康融入所有政策”的理念缺乏硬约束，“共建共享”的机制需强化；环境质量改善任重道远，“大城市病”问题依然突出；健康行为指数偏低，健康生活方式仍需强化；健康大数据应用不足，健康产业发展较慢。基于此，亟须做好以下方面的工作：提高思想认识，进一步完善政府统筹协调机制；结合疫情防控，加强爱国卫生组织体系建设；完善工作机制，推动各级政府和部门落实职责；抓住建设重点，持续开展健康促进与教育工作；推进共建共享，建立健康城市建设信息沟通平台；完善监测体系，着力提升公共卫生应急能力。

本报告聚焦环境卫生整治、公共服务体系建设、中医医疗服务能力提升、健康教育和健康促进等健康城市建设的热点、难点、重点问题，从优化垃圾分类、社区管理、控制吸烟、人口老龄化应对、水污染治理产业发展、提高全民健康水平等方面进行深入研究，多维度地梳理归纳健康北京建设所取得的成绩和经验。例如，在营造健康环境方面，北京市在疫情防控严峻形势下，将疫情防控与垃圾分类同步推进，垃圾分类工作上升到了新的台阶，符合北京实际和适应分类需求的生活垃圾分类治理体系已基本建成，这为打好垃圾分类这场持久战具有重要意义。在构建健康社会方面，提出探索疫情防控常态化时期社区治理优化路径、探寻社区助老服务可持续发展的保障机制。在完善健康服务方面，提出优化创新中医治疗模式、加强儿童健康全周期支持保障、开发智慧医疗服务技术，逐步构建覆盖全人群、全生命周期的健康服务体系。这些对策建议，将为北京市开展健康城市建设工作提供有益参考。

关键词： 健康北京　健康中国　健康城市

目录

Ⅲ 健康社会篇

Ⅳ 健康服务篇

Ⅴ 健康文化篇

Ⅵ 健康产业篇

Ⅶ 健康人群篇

皮书数据库阅读使用指南

总报告

General Report

B.1 新时代健康北京建设实施对策研究报告

王鸿春 刘泽军 郝中实 徐晓莉 范冬冬*

摘 要： 首都北京在健康中国建设中占据重要位置又承担重要责任，建设健康北京是新时代赋予北京的新使命。北京市始终坚持以人为本，经过十余年的建设实践，“政府主导、部门协作、社会动员、群众参与”的健康北京工作机制逐步建立形成，从鼓励每个市民做“健康北京人”，向动员全社会共同

* 王鸿春，中国城市报中国健康城市研究院院长、北京健康城市建设促进会理事长、北京健康城市建设研究中心主任及首席专家，研究员、高级经济师，北京师范大学北京文化发展研究院兼职教授，主要研究方向为健康城市、决策应用研究；刘泽军，主任医师、教授、硕士研究生导师，北京市卫生健康委员会原副巡视员、北京市爱国卫生运动委员会办公室原主任，现任国家卫生健康标准委员会卫生有害生物防制标准专业委员会副主任委员，中华预防医学会爱国卫生技术指导委员会顾问，北京健康教育协会会长；郝中实，北京日报社机关党委原专职副书记，高级记者，中国城市报中国健康城市研究院特约研究员，主要研究方向为健康城市建设；徐晓莉，北京市疾病预防控制中心主任医师，主要研究方向为疾病防控、健康教育与健康促进，主持开展《健康北京人——全民健康促进十年行动规划（2009—2018 年）》实施与评估；范冬冬，北京健康城市建设促进会副秘书长兼办公室主任，参与编辑出版多部健康城市建设图书，主要研究方向为城市管理和健康城市研究。

建设“健康北京城”的目标不断迈进。从工作成效来看，健康北京主要健康指标已经实现目标值，在培育健康人群、优化健康服务、构建健康环境等方面取得了很好成效，主要表现在创造健康北京良好的政策环境、建立统筹协调的工作机制、目标体系更加科学全面、健康服务能力更加扎实。与此同时，北京的健康城市建设也存在以下薄弱环节：“将健康融入所有政策”的理念缺乏硬约束，“共建共享”的机制需要强化；环境质量改善任重道远，“大城市病”问题依然突出；健康行为指数偏低，健康生活方式仍需强化；健康大数据应用不足，健康产业发展较慢。基于此，亟须做好以下方面的工作：提高思想认识，进一步完善政府统筹协调机制；结合疫情防控，加强爱国卫生组织体系建设；完善工作机制，推动各级政府和部门落实职责；抓住建设重点，持续开展健康促进与教育工作；推进共建共享，建立健康城市建设信息沟通平台；完善监测体系，着力提升公共卫生应急能力。

关键词：　新时代　健康北京　健康城市

建设健康中国，努力全方位、全周期保障人民健康，是习近平新时代中国特色社会主义思想的重要组成部分。习近平总书记在视察北京时强调，要将北京建设成为“国际一流和谐宜居之都”[①]，系统阐述了关系首都发展的方向性、根本性问题，为首都当前和今后长期发展提供了根本遵循。首都北京在健康中国建设中占据重要位置又承担重要责任，建设健康北京是新时代赋予北京的新使命。在高质量、高水平完成好中央交给北京的系列任务的同

① 《习近平关于社会主义生态文明建设论述摘编》，中央文献出版社，2017，第75页。

时，着力开展健康城市研究工作，及时加强理论探索，总结工作经验，符合北京建设国际一流和谐宜居之都的新需求。研究和总结北京近年来建设健康城市的生动实践，特别是总结 2020 年以来抗击新冠肺炎疫情中接受健康城市建设大考，并交上高水平答卷的实践，对不断提升北京健康城市建设水平，引领全国健康城市建设，落实健康中国战略具有很强的现实意义和深远的历史意义。

坚持以人民为中心，把人民健康放在优先发展的战略位置，是党和政府工作的出发点和落脚点。北京作为全国的先行者之一，健康城市建设已经摆上政府工作的重要议事日程，以满足广大人民群众对美好生活的新期盼、新追求。这也是推动首都公共卫生应急管理体系再上新台阶的迫切要求。面对突如其来的新冠肺炎疫情这一新中国成立以来防控难度最大的重大公共卫生事件，以习近平同志为核心的党中央运筹帷幄，领导全国上下众志成城，迅速打响疫情防控的人民战争、总体战、阻击战，充分体现了把人民群众的生命安全和身体健康放在第一位。经过艰苦奋战，疫情防控取得重大成果，充分彰显了中国特色社会主义制度的显著优势，在中华民族伟大复兴的征程上写下了浓墨重彩的一笔。同时，也充分显示出健康城市建设所创造的基础，为打赢这场重大战役所发挥的重要作用。必须看到，我们的健康城市建设仍然存在许多薄弱环节和短板，经历这场大战，要清醒地认识到，要大力加强首都公共卫生应急管理体系建设，使健康城市建设基础更扎实、机制更完善、措施更具体、推进落实更有力，实现确保人民群众生命安全和身体健康、建设国际一流的和谐宜居之都的目标才能更有保障。

《“健康北京 2030”规划纲要》提出了明确的战略发展目标，推进落实健康北京建设 20 项健康行动，已经取得很大成果。全面回顾研究健康北京行动实施以来，北京市坚持以人为本，人群主要健康指标的实现情况以及主要健康行动的完成情况，总结成功经验、获取证据，查找不足，为全面贯彻实施《“健康北京 2030”规划纲要》，推进健康北京各项建设工作，从做“健康北京人”向建设“健康北京城”的目标迈进，具有科学参考价值，便于高质量服务市委市政府对健康北京方面的决策。近几年推进健康城市建设的工作实践，服务广大群众健康生活的崭新做法，都需要及时地进行效果评价，以进一步完善建设机制和管理机制。对已经创造出的良好经验和生动典型进行总结，有利于今后更好地服务健康中国战略和北京市健康城市建设工作。本报告正是基于这些思考，结合《北京市“十三五”时期健康北京发展建设规划》完成情况相关内容和数据，对北京市近年来健康城市建设的总体状况进行一次力求全面的梳理和小结，以期为下一步更好地开展健康城市建设的各项工作提供参考。

一　健康北京建设总体概括

健康北京建设起步较早。在 2008 年，北京市就以举办奥运会为契机，在全市范围内广泛开展了“健康奥运，健康北京，全民健康活动”，掀起了全民健康知识普及的热潮。

为改善北京市居民的主要健康指标，全面提升市民的健康素质，2009 年北京市政府制定下发了《健康北京人——全民健康促进十年行动规划（2009—2018 年）》（以下简称“十年规划”）。十年规划以“预防为主、防治结合，政府主导、部门合作，市民参与、人人行动”为原则，运用健康促进策略，针对市民的主要健康问题，提出了 11 项指标，开展了 9 大健康促进行动（健康知识普及行动、合理膳食行动、健身行动、控烟行动、保护牙齿行动、保护视力行动、恶性肿瘤防治行动、知己健康行动和母婴健康行动），通过十年的努力，实现了居民健康知识水平的提高和行为生活方式的初步改善。

2010 年北京市召开首届“北京健康促进大会”，提出了“继承奥运健康遗产，努力建设健康北京”的要求。2011 年，北京市政府颁布实施第一个健康城市建设规划——《健康北京“十二五”发展建设规划》，开始了健康城市建设的伟大实践。

习近平总书记在全国卫生与健康大会上的重要讲话，从战略和全局高度对建设健康中国做了深刻阐述，要求加快把党的十八届三中全会确定的医药卫生体制改革任务落到实处。他强调："要坚持正确的卫生与健康工作方针，以基层为重点，以改革创新为动力，预防为主，中西医并重，将健康融入所有政策，人民共建共享。"① 为贯彻落实习近平总书记重要讲话精神，贯彻实施健康中国战略，北京市相继实施了一系列重要举措。2017 年，北京市印发了《"健康北京 2030" 规划纲要》，这是一项惠及百姓健康、关乎城市发展的战略规划。该规划纲要强调坚持服务首都城市战略定位，促进京津冀协同发展，坚持政府主导，人民共建共享，坚持健康优先，将健康融入所有政策，坚持深化改革，实现创新发展，坚持公益性与公平性，推动均衡发展，从全民健康促进行动、健康服务、健康保障、健康环境、健康产业和京津冀健康协同发展六个方面入手，分为到 2020 年和 2030 年两个阶段，共 28 项主要指标，详细设计和描绘了健康北京建设的路径、步骤和具体制度安排，并专门召开新闻发布会向社会公开宣传解读了该规划纲要的目标、任务、保障等主要内容。此后，全市又召开了健康北京建设大会，从 2017 年开始，在市级层面设立了"健康北京周"，健康北京建设各项工作得到全面推进。

为了将北京建设成为具有国际水准的健康城市，建设国际一流的和谐宜居之都，全面提升市民健康素质，2016 年 6 月，北京市开始实施《北京市"十三五"时期健康北京发展建设规划》。该规划实施以来，北京市各级政府、各有关部门紧紧围绕健康人群、健康服务和健康环境三个核心内容，将培育健康人群、优化健康服务、构建健康环境的 19 项重点任务有序推进层层落实，一步一个脚印，为北京率先全面建成小康社会奠定了良好基础。

2020 年 2 月，北京市政府正式批复《关于推进健康北京行动的实施方案》，由 36 个市级部门共同组成健康北京行动推进委员会，并印发《健康北京行动（2020—2030 年）》，提出 20 项健康北京行动，包括健康政策推进行动、健康素养提升行动、慢性病防治行动、传染病防控行动等，以及与之配套的 80 项工作措施、115 项健康行动指标，有力推进健康北京建设步入新征程。

---

① 《习近平谈治国理政》第 2 卷，外文出版社，2017，第 371 页。

北京市始终坚持以人为本，经过十余年的建设实践，“政府主导、部门协作、社会动员、群众参与”的健康北京工作机制逐步建立形成，从鼓励每个市民做“健康北京人”，向动员全社会共同建设“健康北京城”的目标不断迈进。

二 健康北京建设推进情况

（一）健康北京主要指标完成情况

与《北京市“十三五”时期健康北京发展建设规划》（以下简称《规划》）同步实施《“健康北京2030”规划纲要》，使“十三五”时期健康北京建设内容更扎实。主要指标包括健康人群、健康服务、健康环境三大类，共30项，其中约束性指标16项，预期性指标14项。《规划》指标实现情况如表1所示。

表1 健康北京主要指标实现情况

类别	序号	指标	目标	数值	属性	实现情况
健康人群	1	人均期望寿命(岁)	≥82.4	82.43	预期性	已实现
	2	5岁以下儿童死亡率(‰)	≤5	2.53	预期性	已实现
	3	孕产妇死亡率(1/10万)	≤11	4.12	预期性	已实现
	4	居民健康素养水平(%)	≥40	36.4 (2020年)	预期性	接近目标
	5	成人吸烟率(%)	≤20	20.3 (2019年)	预期性	有望实现
	6	四类慢性病过早死亡比例(%)	30左右	10.56	预期性	已实现
	7	国民体质监测合格率(%)	≥93	93.02 (2020年)	约束性	已实现
	8	经常参加体育锻炼人数(万人)	≥1000	>1000	预期性	已实现
健康服务	9	中医馆社区建设覆盖率(%)	100	100	约束性	已实现
	10	平均院前急救呼叫反应时间(分钟)	城区≤15 郊区≤20	<15	约束性	已实现
	11	居民电子健康档案规范化建档率(%)	≥80	80.48	预期性	已实现

续表

类别	序号	指标	目标	数值	属性	实现情况
健康环境	12	药品抽验合格率(%)	>99	99.9	约束性	已实现
	13	重点食品安全监测抽检合格率(%)	>98	99.07	约束性	已实现
	14	人均体育场地面积(平方米)	≥2.25	2.32	约束性	已实现
	15	每千名老年人拥有养老床位数(张)	40	39.7(2019 年)	预期性	有一定压力
	16	新增劳动力平均受教育年限(年)	>15	>15	预期性	已实现
	17	城镇登记失业率(%)	<4	<1.5	预期性	已实现
	18	城市市政供水合格率(%)	100	100	约束性	已实现
	19	农村饮水卫生合格率(%)	≥90	—	约束性	有一定压力
	20	全市污水处理率(%)	>95	95.8	约束性	已实现
	21	细颗粒物(PM2.5)浓度下降(%)	达到国家要求	连续 5 年下降	约束性	已实现
	22	环境卫生指数	8.9	8.98	预期性	已实现
	23	生活垃圾无害化处理率(%)	>99.8	100	约束性	已实现
	24	二类以上公厕比例(%)	≥46	50.4	约束性	已实现
	25	森林覆盖率(‰)	44	44.4	约束性	已实现
	26	人均公园绿地面积(平方米)	16	16.5	约束性	已实现
	27	中心城区绿色出行比例(%)	75	73.1	预期性	未实现
	28	中心城区路网拥堵指数	≤6.3	5.6	预期性	已实现
	29	年万车交通事故死亡率	2.1	1.98	约束性	已实现
	30	单位地区生产总值生产安全事故死亡率(%)	降低 20	降低 45	约束性	已实现

从表1中可以看到，在《规划》设定的16项约束性指标中，有15项指标已实现或超额完成目标值。比如，国民体质监测合格率2020年已经实现（93.02%）；平均院前急救呼叫反应时间目标已经实现；药品抽验合格率目标和重点食品安全监测抽检合格率目标也都已经实现。

城市市政供水合格率达到100%；农村饮水卫生合格率指标，按照原定指标，距离《规划》中90%的目标值还存在一定差距（北京市农村饮水卫生合格率指标在全国位列前三）。

在《规划》设定的14项预期性指标中，有10项指标已完成预期目标。比如，人均期望寿命目标（82.4岁）已经实现；四类慢性病过早死亡比例目标（30%左右）已经实现；2 项指标已趋近《规划》目标值，1 项指标要实现目标存在一定压力，1 项指标未实现目标要求。

根据 2019 年发布的北京市第三次成人烟草调查结果，2019 年成人吸烟率为 20.3%，比 2016 年下降 2 个百分点，比 2014 年下降 3.1 个百分点。吸烟人群减少了 55.5 万人。

每千名老年人拥有养老床位数在 2019 年达到 39.7 张，养老机构总床位数已经达到 147440 张，已趋近《规划》提出的指标要求。但是，由于北京市老龄化程度较高，2019 年北京市 60 岁及以上常住人口占总常住人口的 19.9%，到 2020 年老年人口估算会增加至 377.9 万人，全市需要比 2019 年新增 3720 张床位才能达到《规划》提出的指标要求。根据北京市民政局发布的《北京市养老服务专项规划（2018 年—2035 年）》（草案），到 2025 年，北京市养老床位总数达到 15.3 万张。据此推测，实现《规划》提出的 2020 年目标仍存在一定压力。

截至“十三五”末，北京市中心城区绿色出行比例为 73.1%，未达到 75%的目标要求。根据北京市全市交通工作会议，部署 2021 年中心城区绿色出行比例要达到 74%。

（二）重点工作进展情况

近年来，北京市各级政府、各有关部门和广大干部职工，以着力提升城市基础设施水平、努力改善城乡居住环境和健身条件、治理影响身体健康主要因素、向大众普及健康科学的生活方式等方面的具体指标为标尺，将培育健康人群、优化健康服务、构建健康环境的重点任务落到实处，有效抑制“大城市病”蔓延，从解决人民群众最关切的突出问题入手，增强人民群众的获得感、幸福感。

1. 培育健康人群

（1）实施健康素养提升行动。不断完善“健康北京”主流媒体和新媒体相融合的宣传机制，从单纯的政府行为向大力倡导“人民共建共享”转变。北京市居民健康素养水平获得持续提升，2020 年达到 36.4%，比 2018

年提升4.1个百分点。2018~2020年年均增幅继续攀升，达2.1个百分点。

（2）实施全民健身普及行动。北京市民体质和健身意识普遍提升，全民健身和全民健康逐步融合。全市健康步道已达1001.9公里，街道（乡镇）和行政村100%配备了健身配套设施。以“15分钟健身服务圈”为基础的立体全民健身设施格局得到全面完善，在城市社区的覆盖率达到100%。场地设施更加完善，全市体育场地数量达到3.57万个，人均体育场地面积从“十二五”时期末的2.25平方米增长至2020年末的2.45平方米。目前，全市场地类型及网点布局也更加合理：田径场地有1722个，游泳场地有912个，足球场地有1915个，篮球场地有6150个，健身房有2789个。截至2020年末，全市共创建了全民健身示范街道和体育特色乡镇166个，占全市街道（乡镇）总数的50%。①

（3）实施健康场所建设行动。成人吸烟率由33.4%下降到2019年的20.3%，每周参加1次及以上体育锻炼的人数占50.18%。全市各类场所积极推广健康生活方式，深入拓展健康细胞工程建设。示范社区、示范超市、示范食堂等各类示范机构在全市已经建成1700余家。全市已经累计创建276个健康示范单位，2488个健康社区（村），1547所健康促进学校，健康促进医院也达到175家。

（4）实施慢病防控促进行动。目前，全市16个区已做到国家和市级慢病示范区全覆盖，全市四类慢性病过早死亡比例为10.56%，低于世界卫生组织发布的《2020年世界卫生统计》的全球平均值（18%），处于全球发达国家水平。以慢性病综合防控示范区建设为重点，北京市不断健全政府主导、部门协作、社会动员、全民参与的慢性病综合防治机制，获得可喜成果。

（5）实施心理健康关爱行动。制定《社区心理健康宣传与教育技术指南（试行）》，根据心理健康标准，有针对性地服务社区居民。2019年5月开发出“北京市居民心理健康综合平台”，以居民心理状况自评工具包形式供居民使用。组建精干的心理卫生科普讲师团进学校、进医院、进社区、进

① 《〈北京市全民健身实施计划（2016年—2020年）〉圆满收官》，《北京日报》2021年3月9日。

家庭。为了扩大服务面，专门培训 320 名康复治疗师，为 1600 名患者开展专业规范的康复服务 48000 人次，康复治疗前后对比可见，患者自杀、自伤、毁物、伤人、外跑、其他六类不良事件发生率都呈下降趋势。

（6）实施无烟环境深化行动。全市在党政机关、学校、医疗机构等大力推进无烟环境建设，控烟示范单位达到 1022 家，全市成人吸烟率下降到 2019 年的 20.3%。这是《北京市控制吸烟条例》实施以来，强化“政府管理、单位负责、个人守法、社会监督”的社会共治控烟体系建设效果的最明显体现。据统计，首都控烟志愿者达 1.5 万人，活跃在京城的四面八方，国际社会对于北京的控烟成效给予了广泛认可。

（7）实施中医健康特色行动。2015～2018 年相继实施了中医健康乡村社区试点建设工作、中医健康养老身边工程、中医治未病健康促进工程和名中医身边工程。充分发挥北京作为全国中医药资源特别是中医专家学者最集中城市的优势，引导优质中医药资源服务基层，2015～2019 年全市中医馆社区建设覆盖率达 100%。与此同时，“中医中药北京行”活动，对于推动中医药健康文化普及和传播中医养生保健知识也起到了积极促进作用。

2. 优化健康服务

北京公共卫生服务保障日益增强，医疗卫生服务持续优化。其重要标志是建立从孕育到出生、成长、死亡全生命周期的健康服务体系，这是提高健康服务水平的重要基础和条件。

（1）优化孕产妇健康服务。截至 2020 年，北京市女性期望寿命达到 84.90 岁，孕产妇死亡率为 4.34/10 万。2017 年实现建档孕妇艾滋病、梅毒、乙肝免费筛查全覆盖。为保障孕产妇安全，多措并举，包括加强妊娠风险评估和高危孕产妇专案管理，建立孕产妇危重症报告评审制度，严格孕产妇死亡评审，优化危重孕产妇抢救绩效考核等。通过推进助产机构孕期营养门诊建设，强化孕产妇保健服务，覆盖范围达 83.2%。

（2）优化婴幼儿健康服务。全市新生儿遗传代谢病筛查率达到 99.65%，新生儿耳聋基因筛查率达到 99% 以上。全市爱婴社区覆盖率达到 90% 以上，爱婴医院达到 114 家。为促进儿童早期综合发展，北京市打造了

3处国家儿童早期发展示范基地。北京市深化儿童保健服务，推广母子健康手册，系统规范开展孕产妇和7岁以下儿童服务。2020年全市婴儿死亡率和5岁以下儿童死亡率分别降至1.76‰和2.66‰。北京市严重出生缺陷的发生率自2012年来持续8年下降。

（3）优化青少年健康服务。北京市教委等单位在中小学校开展一系列健康服务活动。相继开展阳光体育1小时和保护牙齿、保护视力等行动，大力提高中小学生身体素质。启动中小学校健康食堂创建工作，开展中小学生健康营养状况及饮食行为监测，中小学生肥胖检出率逐步降低，52所学校食堂通过市级验收。编印《营养与健康小常识》，修订《北京市中小学生健康膳食指引》，引导学生养成健康的饮食习惯。强化用眼卫生宣传，中小学生视力不良检出率上升趋势也得到遏制。学校的室内公共场所都列为控烟重点之一，无烟校园建设有序推进。为降低学生患龋风险，还为学生提供免费窝沟封闭防龋服务，有50多万名学生受益。

（4）优化中青年健康服务。依托工会三级服务体系打造24小时全天候职工之家。成立职工健康管理服务平台，设立了不同职业群体职工的身心健康数据采集和评估项目。依托北京市总工会多个产业工会开展工作，每年有2万余名职工获免费健康体检，主要受益范围为女职工、来京务工人员等群体。开发首都职工"健步121"手机应用，截至2019年已有46万名职工群众下载使用，提高了全市职工整体健康水平。

（5）优化老年健康服务。制定《北京市关于推进医疗卫生与养老服务相结合的实施意见》，老年健康管理体系不断完善。为老医疗服务能力不断提高，老年健康服务率达到65%以上。出台《关于加强北京市康复医疗服务体系建设的指导意见》，医养结合工作不断深入。目前家庭访视率达到80%；家庭护理指导率达到80%；平均寿命增长达到0.3年；家居生活跌倒率下降10%；常见病预防知识普及率达到90%；生命质量达标率为80%；老年慢性病致残率小于30%；老年痴呆筛检率达到90%。

3. 构建健康环境

（1）构建安全稳固的食药环境。在食品供应方面，建立全程可追溯的监管机制，重点食品实行安全监测抽检，抽验合格率为99.07%。餐饮服务单位“明厨亮灶”普遍推进、管理工作实现量化分级考核，实现阳光餐饮的单位超过21000家。药品票据追溯初步完成系统建设，药品批发和零售企业全部加入药品票据追溯系统。药品生产、经营企业GMP认证和GSP认证工作严格落实，药品抽验合格率为99.90%。

（2）构建生态安全的水体环境。通过连续实施两个污水处理行动方案，北京市污水处理能力提升70%，污水处理率从2015年的88%提高到2020年的95.8%，再生水利用量达到10.7亿立方米，位居全国第一，黑臭水体整治全部完成。全面推行河长制，重要水功能区水质达标率也从2015年的57.1%提高到2019年的87%。全市生态环境状况级别为“良”，生态环境状况指数为68.4，比上年提高0.9%。

（3）构建自然优美的园林环境。北京市园林绿化工作坚持新发展理念，推动高质量发展，城市宜居水平实现新跃升。近四年来，通过拆除违法建设、腾退土地，北京留白增绿已完成4412.99公顷；战略留白临时绿化1792.08公顷；新建城市休闲公园190处，人均公园绿地面积达16.50平方米；新添小微绿地和口袋公园460处，公园绿地500米服务半径覆盖率达77%。2018年启动新一轮百万亩造林绿化建设，森林覆盖率达到44.4%，城市绿化率达到48.5%。全市城市绿化覆盖面积为93443公顷、绿地面积为88704公顷、绿地植物为34万株，林地面积为1106167公顷、林木蓄积为23万立方米。

（4）构建干净清洁的大气环境。2019年北京大气环境中PM2.5年均浓度为42微克/米^3，连续7年下降，创2013年有监测记录以来新低。加强大气污染防治，全年优良天数为240天。完善空气重污染应急预案，无严重污染日。PM10、二氧化氮和二氧化硫年均浓度分别为68微克/米^3、37微克/米^{3}和4微克/米^3。控制施工和扬尘，PM10、二氧化氮首次达到国家标准（70微克/米^3、40微克/米^3），二氧化硫达到国家标准（60微克/米^3）。提前实施国六（B）机动车排放标准，实施国三柴油车淘汰补助、纯电动出租车更新鼓励等政策，调整扩大非道路移动机械低排区范围。

（5）构建和谐宜居的市容环境。不断完善全市城市道路分级管理，建立清扫保洁台账。落实露天烧烤专项整治行动，加强对占道经营乱象治理，清理各类非法小广告。2016～2019年公厕品质提升改造1949座，三类以下公厕达标改造1081座。推进基层垃圾分类制度落实，生活垃圾无害化处理率指标已经实现，资源化水平逐年提高。2020年5月1日《北京市生活垃圾管理条例》实施以来，桶站设置达标率进一步提升，分类容器设置率为93.2%，容器更新标识比例为85.5%，容器整洁完好率为93.4%；宣传动员覆盖率明显提升，市民知晓率普遍在80%以上，有97%的居民小区开展了宣传活动。

（6）构建安全绿色的交通环境。在安全出行方面，继续强化安全生产隐患排查治理，建立健全交通行业隐患台账，实行动态排查治理、动态整改销账。严格落实重大隐患挂牌督办制度，确保督办治理率达100%。“十三五”期间，北京市绿色交通环境建设交上了亮眼答卷：高速公路通车里程为1173公里，增长19.5%，“断头路”清零；轨道交通运营里程（含市郊铁路）增长74.1%，达到1091.6公里；公交专用道总里程达1005车道公里，使高峰时段公交运行速度提升了27.4%；冬奥配套道路设施也全部就绪。中心城区绿色出行比例提高2.4个百分点，达到73.1%。

（7）构建健康友好的社会环境。深入落实就业优先战略，城乡劳动者就业质量稳步提升。“十三五”时期，全市就业规模保持稳定，就业质量稳步提高，就业结构不断优化，城镇新增就业累计185.4万人，就业总量由1186.1万人增加到1273万人，三次产业就业结构由4.2∶17∶78.8调整为3.3∶13.6∶83.1，城镇登记失业率未超过1.5%。

三　健康北京建设阶段性成果喜人

（一）创造健康北京良好的政策环境

北京市实施了《北京市人民政府关于进一步加强新时期爱国卫生工作的实施意见》《关于进一步加强首都环境建设的工作措施》《北京市全民健身实施计划（2016—2020年）》《北京市人民政府关于促进健康服务业发展的实施意见》

《北京市2013—2017年清洁空气行动计划》等一批与健康城市建设相关的政策、规划，先后颁布了食品安全、大气污染防治、院前医疗急救服务、居家养老服务、控制吸烟等方面的一系列法规，有力地推动了健康北京建设扎实深入开展。

（二）建立统筹协调的工作机制

2010年召开首届“北京健康促进大会”，提出了“继承奥运健康遗产，努力建设健康北京”的要求。“政府主导、部门协作、社会动员、群众参与”的健康北京工作机制已经建立，明确全市由爱国卫生运动委员会和健康促进工作委员会共同推进健康北京建设。由主管副市长任主任，北京市爱国卫生运动委员会统筹协调59个成员单位，各区也相继成立相应工作机构，全市建立社区（村）公共卫生委员会6979个，达到动态全覆盖。同时，在机关企事业单位及社会组织中，还建立爱国卫生组织近20万个，逐步实现了健康北京建设一个工作平台和一个工作网络，共同推进健康北京建设。

（三）目标体系更加科学全面

从制定《健康北京“十二五”发展建设规划》《北京市“十三五”时期健康北京发展建设规划》《健康北京人——全民健康促进十年行动规划（2009—2018年）》《“健康北京2030”规划纲要》，再到制定《健康北京行动（2020—2030年）》，北京市一步步提出推进健康政策推进行动、慢性病防治行动、健康素养提升行动、传染病防控行动等20项健康北京行动以及80项工作措施、115项健康行动指标，使健康北京建设指标初步明确，形成了比较完善的“做健康北京人、创健康北京城”目标体系。

（四）健康服务能力更加扎实

在应对突如其来的新冠肺炎疫情的战役中可以看到，全市的组织动员能力、应急反应速度及民众的参与热情都达到一个较高水平，表明北京健康城市建设已经打下了较好基础，“大健康观”越来越被广泛认同和接受，“将健康融入所有政策”越来越深入体现在本市的各项工作中。

北京市委、市政府下大力气改善首都生态环境，成效显著。例如，深入开展“厕所革命”，全市农村无害化卫生户厕覆盖率达到99.3%。在促进全市环境质量改善的同时，2017年以来，还深入实施清洁空气行动计划、打赢蓝天保卫战三年行动计划等。以“河长制”为统领，以碧水保卫战为发力点，深化实施“水十条”，水功能区水质目标基本实现。

四　推进健康北京建设的思考及建议

（一）健康北京建设存在的薄弱环节

从总体看，北京健康城市建设已经打下较好基础，在应对新冠肺炎疫情的关键时刻，我们举全国之力、全市之力的制度优势，以及健康城市建设形成的雄厚健康资源基础，共同铸就了牢固的健康安全屏障，较好地经受住了疫情考验。同时，我们也必须注意到，由于疾病谱、生态环境、生活方式不断变化，大城市生活压力加大，人口老龄化不断加剧，慢性病、传染病、精神疾病等健康挑战越来越多，我们仍然面临多重疾病威胁并存、多种健康影响因素交织的复杂局面，人民健康水平还需要进一步提升。特别是按照健康中国战略的高标准和中央对首都功能定位，落实北京城市总体规划，疏解非首都功能，推动京津冀协同发展的新要求，健康北京建设工作仍任重道远。北京健康城市建设还存在以下几个方面的薄弱环节。

1.“将健康融入所有政策”的理念缺乏硬约束，“共建共享”的机制需强化

对照习近平总书记在全国卫生与健康大会提出的“要把人民健康放在优先发展的战略地位，以普及健康生活、优化健康服务、完善健康保障、建设健康环境、发展健康产业为重点，加快推进健康中国建设”[①] 的要求，各

① 《习近平谈治国理政》第2卷，外文出版社，2017，第370页。

部门对健康城市建设的意义和"将健康融入所有政策"的理念认识有待深化。尽管全市已经形成了推进健康北京建设的议事协调机构，统筹协调59个成员单位，但部门之间习惯于职能分工、各自为战，涉及健康城市建设方面的工作，如城市规划、建设、管理、统计信息、新闻宣传等跨部门协商事宜、政府与社会组织之间协调事宜等统筹推进不足；部门之间的平行协调方式，包括联合行文、信息通报、联席会议、联合执法等缺乏硬性约束。各方信息、资源的互联互通及共享机制尚不健全，缺乏有效统一的沟通平台。以社区层面为例，民政、文化、卫生、体育、养老等各部门都有要求，有的工作交叉、有的相互制约。如何破解各系统之间的壁垒，更好形成工作合力，需进一步探索。

2. 环境质量改善任重道远，"大城市病"问题依然突出

良好的环境是人类生存与健康的前提。目前，北京健康城市建设中还存在不少影响人民群众健康的突出环境问题。一是污染物排放问题仍需加力。在本地PM2.5排放中，以燃油汽车为主的移动源污染占45%，已成为第一大来源。部分地区排水设施还不完善，农村地区污水处理设施覆盖率依然偏低。二是交通拥堵问题依然突出。2019年，北京道路网密度为5.7公里/平方公里，远低于世界其他主要城市和国内其他一线城市。城市功能高度集聚导致交通流过于集中，五环内52%的人行道有效宽度不足1米，56%的自行车道被机动车停车占用。三是城市公共空间难以满足市民对社区生活品质的需要。公共空间的连通性、功能性和舒适性仍有待提升。街道空间被挤占现象突出，部分路段"林荫化"缺失，市民慢行体验较差。亲水空间的数量和品质有待进一步提升，市民对垂钓、滑冰、游泳等亲水运动健身提出的新诉求还有待进一步落实满足。

3. 健康行为指数偏低，健康生活方式仍需强化

2021年4月26日，清华大学中国新型城镇化研究院、万科公共卫生与健康学院、国家治理与全球治理研究院首次联合发布了"清华城市健康行为指数"研究成果。基于2019年数据，"清华城市健康行为指数"对全国80个主要城市的健康行为进行了评估，指标框架共涵盖生活习惯、健康支

出、吸烟程度、健康意识 4 个二级指标，以及运动、睡眠、肥胖、医疗消费、烟草消费、健康保险、身体和心理健康信息搜索等 13 个三级指标。北京市总体健康行为指数未进入前五名，仅达到良好水平。尽管北京市居民健康素养水平排在全国前列，但市民健康生活方式普及程度仍然不足，居民个人健康责任机制欠缺，职业人群不良生活习惯、“996”工作模式、加班频繁、工作强度大等健康影响因素普遍存在。北京市居民运动、睡眠、体重保持等方面的生活习惯多差于南部城市，中小学生视力不良检出率高达 59.5%，肥胖检出率达到 16.9%。在居民死因前三位的恶性肿瘤、心脏病、脑血管病中，有两项死亡率呈上升态势，主要慢性非传染性疾病过早死亡率仍达 10.56%。城市老龄化持续加重，睡眠障碍、心理健康等新健康问题持续涌现。

4. 健康大数据应用不足，健康产业发展较慢

在大数据、互联网、人工智能、区块链迅速发展的情况下，健康医疗服务模式的深化改革，要从覆盖全生命周期的预防、治疗、康复和自主健康管理一体化的高度，为市民健康提供信息服务。北京市健康大数据、人工智能、移动诊疗在健康医疗服务预约挂号、智能分诊、自助缴费、结果查询、线上诊疗、远程会诊等流程优化措施中的开发、应用和推广还十分有限，不同机构大多拥有一套自己的数据采集系统和标准，数据口径不一致，不便于实现多方的信息分享、汇总及统一化管理。《健康北京行动（2020—2030 年）》明确的 115 项行动指标中尚有部分行动指标缺乏定期的常规监测机制，需要加快完善这些行动指标的监测评估方案及方法。北京市在开展传统健康市场跨界融合，推进“健康 +”与养老、旅游、互联网等产业融合发展，催生更多健康新业态、新模式方面明显不足。特别是中医药健康旅游，以健康为主题的特色精品旅游小镇、主题酒店、健康体验和休闲基地，体育医疗康复产业，健身休闲运动产业等进展较慢。

（二）继续深化健康北京建设的建议

健康北京建设是落实新时期卫生健康方针、助力健康中国建设的重要方面，是“十四五”时期北京市经济社会发展的重要任务，是疫情防控严

峻复杂新形势下保障人民群众生命安全和身体健康的主要抓手。北京市委、市政府印发《“健康北京2030”规划纲要》，为今后十年健康城市建设描绘了宏伟蓝图；根据其制定的《健康北京行动（2020—2030年）》是将蓝图变为现实的路线图和施工图。这为实现健康北京建设总目标提供了重要保障。

在“十四五”期间，要继续完善健康城市建设管理长效机制，从改革完善疾病预防控制体系、重大疫情防控救治体系，健全重大疾病医疗保险和救助制度，健全统一的应急物资保障体系，强化公共卫生科技和人才支撑，强化公共卫生法治保障，加强党对公共卫生应急管理工作的领导等多个方面，多学科、多领域融合，创新工作内容及方式方法，与时俱进，紧跟时代步伐，实现新时代的健康北京。

1. 提高思想认识，进一步完善政府统筹协调机制

健康中国建设是新时代党中央提出的国家战略，北京是领跑健康城市建设的首善之区。这是一项系统工程，需要各级各部门全社会协同作战，全方位保障人民的健康。北京市各部门要树立在健康城市建设中的责任意识，切实按照健康优先的原则，把健康融入城乡规划、建设、治理的全过程；将健康人群、健康单元、健康文化、健康保障、健康环境、健康产业各项任务细化分解至部门，压实责任，纳入经济社会发展重点工作，定期研究解决重大问题，推进任务落地；完善相关法律法规体系，以法治保障任务落实和目标实现；同时，广泛动员、大力推进实施健康北京行动；依托健康北京推进委，统筹协调各行动专项组，做好20项健康北京行动的宣传和落实；健全行动落实情况监测体系，实施动态监测；定期召开健康北京推进委相关会议，研究决定健康北京行动重大事项；围绕健康北京行动考核指标，研究制定考核实施细则；在持续做好“健康北京人”9大健康行动的基础上，强化多部门合作，重点做好健康素养提升、健康行为改善、无烟环境建设、“三减三健”、心理健康等健康促进专项行动。

2. 结合疫情防控，加强爱国卫生组织体系建设

要全面落实习近平总书记关于深入开展爱国卫生运动的指示精神，按照

国务院《关于深入开展爱国卫生运动的意见》（国发〔2020〕15 号）的要求，进一步丰富爱国卫生工作内涵、创新方式方法，将爱国卫生运动与传染病、慢性病防控等紧密结合。全面提升全市爱国卫生工作水平，要把爱国卫生基层组织体系建设，作为推动完善首都治理体系和治理能力现代化的重要任务，进一步夯实健康北京建设的工作网底。当前，要更加注重疫情防控常态化时期的爱国卫生工作，注重健康促进，提升公共卫生服务水平，提升重点场所环境卫生水平，社区菜市场、商超、餐饮单位、宾馆饭店、机场、火车站、长途客运站和影剧院等重点场所要配备专兼职环境卫生消毒专员，坚持落实通风消毒、测温、验码等各项防控措施。

3. 完善工作机制，推动各级政府和部门落实职责

要按照国务院印发的《关于实施健康中国行动的意见》（国发〔2019〕13 号）提出的"聚焦当前和今后一个时期影响人民健康的重大疾病和突出问题，实施疾病预防和健康促进的中长期行动，动员全社会力量广泛参与"，落实健康中国行动推进委员会《健康中国行动（2019—2030 年）》（国健推委发〔2019〕1 号）提出的"继续发挥爱国卫生运动的组织优势，全社会动员，把健康融入城乡规划、建设、治理的全过程""推进健康城市和健康村镇建设，打造健康环境"的要求，加快实施健康北京规划纲要的三年行动计划，把爱国卫生工作纳入全市"吹哨报到""接诉即办"工作机制，以群众需求为导向，与文明创建、物业管理、垃圾分类等一起融入社区治理，不断丰富新时代爱国卫生工作的内涵，并形成规模效应和经常化机制。

4. 抓住建设重点，持续开展健康促进与教育工作

要以改善居民健康行为、提升健康素养为重点，组织开展"健康北京周"系列主题宣传活动，创新宣传工作方式方法，广泛传播健康科普知识和技能。结合"健康中国行"主题宣传活动，组织开展各种形式的居民健康素养促进行动及各类健康促进场所建设。认真实施《北京市农村地区居民健康素养提升行动方案（2018—2020 年）》，重点落实健康教育进乡村、进校园等专项行动，发挥市区两级健康教育专业机构的组织协调作用，

组织科普专家深入基层，开展各级各类健康大课堂活动。推进健康北京建设，持续开展首都市民卫生健康公约、文明促进条例、垃圾分类、公勺公筷和光盘行动宣传，大力夯实健康北京建设的基层基础和群众基础。不断加大控烟工作力度，落实属地管理责任，推进控制吸烟工作体系建设；依托各级各类媒体平台，结合“世界无烟日”和《北京控制吸烟条例》，开展系列宣传活动；保持控烟监督执法高压态势，完善戒烟服务体系建设。

5. 推进共建共享，建立健康城市建设信息沟通平台

健康北京建设是在政府的主导作用下进行的，需要多领域多组织机构联合发力、协调配合来推进。为避免在实际工作中出现多头管理、利用效率较低等“条块分割”和“信息孤岛”现象，需要采取措施大力推进健康北京信息的交换共享工作，建立统一标准的共建共享沟通平台和长效沟通工作机制。抓好这项工作，有利于提高各组织机构的效能，促进各组织各部门之间的信息互通和业务协同。要建立常规定期有效的监测机制，在健康北京行动推进委员会领导下，完善健康北京行动监测管理长效机制，优化工作结构，创新管理机制。

要打造智慧型卫生健康体系，加快推进“互联网 +”平台建设，充分运用大数据、云计算、信息化等数字技术，完善公共卫生平台与医疗机构数据互联互通。加快构建适度超前、互联互通、安全高效、智能绿色的现代化基础设施体系，不断提高治理体系和治理能力现代化水平。在健康北京行动推进委员会的领导下，全面建成统一权威、互联互通的全民健康信息平台，从顶层设计层面注重标准化，确保数据资源统一管理，为不同组织机构的互联互通奠定基础。

6. 完善监测体系，着力提升公共卫生应急能力

探索建立健全完善健康城市指标体系，在实践中不断优化评价指标和评价机制，做好健康城市建设阶段评估。引入第三方评价，研究基于大数据开展评价的可行性，使评价结果能引导和有效促进各项工作开展并成为政府决策的依据，提高工作绩效。

做好公共卫生监测，做实症状监测，全面编制突发公共卫生事件信息监

测的天罗地网。坚持预防为主、预防为先，强化物资设施保障，重视对卫生专业人才的培养，夯实公共卫生基层基础。强化科技支撑，融合互联网、媒体等手段，将“智慧卫生”的理念、方法、技术等贯穿到突发公共卫生事件应急体系建设之中，全面提升首都公共卫生应急管理能力。

健康环境篇

Healthy Environment

B.2 北京市高校的垃圾分类行动及其改进

姚 朗　裴青青　贺桢灿　谭善勇*

摘　要： 新修订的《北京市生活垃圾处理条例》的颁布实施，不仅推进了社区的垃圾分类工作，也推动了高校的垃圾分类行动。对北京部分高校的垃圾分类行动进行调查发现，北京市高校的垃圾分类工作既存在垃圾分类设施配置较为完善、分类指南和宣传标语较为到位、垃圾的收集与运输管理责任清晰等成绩外，也存在垃圾投放者投放行为较为随意、垃圾分类治理主体协同不够、垃圾分类治理制度不完善以及相关宣传引导不足等问题。针对存在的问题，高校需要尽快构建多元协同的垃圾分类治理主体体系、建立健全相关制度体系，强化

* 姚朗，首都经济贸易大学城市经济与公共管理学院硕士研究生，主要研究方向为城市经济与投融资、城市发展规划与治理；裴青青，首都经济贸易大学城市经济与公共管理学院硕士研究生，主要研究方向为城市经济与投融资、城市发展规划与治理；贺桢灿，首都经济贸易大学城市经济与公共管理学院本科生；谭善勇，首都经济贸易大学城市经济与公共管理学院城市经济管理系主任，副教授，经济学博士，主要研究方向为城市与区域经济、城市发展规划与治理。

对师生投放垃圾的宣传引导，以进一步改进北京高校的垃圾分类行动。

关键词：垃圾分类　治理能力　协同治理　高等学校

一　问题的提出

早在2016年12月，习近平总书记就强调："要加快研究制定生活垃圾强制分类制度的法律。"[①] 2019年，习近平总书记再次强调："实行垃圾分类，关系广大人民群众生活环境。"[②] 为了做好生活垃圾的分类处理，从2020年5月1日起，北京市在全市范围内全面推行《北京市生活垃圾处理条例》。之后，北京市又陆续出台了相关法规规章，其中，因应《北京市生活垃圾处理条例》的贯彻落实，北京市城市管理委员会制定了《居民家庭生活垃圾分类指引（2020年版）》《居住小区生活垃圾分类投放收集指引（2020年版）》《密闭式清洁站新建改造提升技术指引（2020年版）》三个指引。另外，北京市城市管理委员会等4个部门共同制定了《北京市餐饮服务不得主动提供的一次性餐具目录》《北京市宾馆不得主动提供的一次性用品目录》，作为《北京市生活垃圾处理条例》的配套文件。为了规范厨余垃圾收集运输管理，2020年6月23日，北京市城市管理委员会出台了《北京市厨余垃圾分类质量不合格不收运管理暂行规定》。2020年12月22日，北京市教育委员会发布《北京市学校生活垃圾分类指引（试行）》，旨在为学校提供科学化、标准化、规范化的指引和帮助。为了规范垃圾分类管理链条，2020年12月31日，北京市印发了《关于加强本市可回收物体系建设的意见》。

北京市垃圾分类管理法规规章的颁布和实施，有效地推动了北京市垃圾

① 《习近平关于社会主义生态文明建设论述摘编》，中央文献出版社，2017，第94页。

② 《习近平谈治国理政》第3卷，外文出版社，2020，第345页。

分类的社区实践。修订后的《北京市生活垃圾管理条例》实施一年来，居民个人分类习惯基本养成，生活垃圾分类整体问题率下降约八成[①]，北京市垃圾分类取得了较好的成效。有关垃圾分类研究的文献方面，2020 年以来，主要涉及垃圾分类对策的计量分析[②]、生活垃圾分类经济效益[③]、垃圾分类中的“两型社会”建设[④]等问题。刘中秋、王彦斌以北京开放大学为例，对北京高校垃圾分类管理进行了研究。[⑤] 总体而言，北京垃圾分类的实践和研究，主要聚焦在社区和一般生活垃圾，对高校的垃圾分类的实践和研究关注不够或者不能反映最新的发展。《北京市生活垃圾处理条例》颁布一年多来，对于北京高校的垃圾分类处理采取了什么行动、目前进展如何、存在什么问题以及如何改进等，现有文献涉及较少。本文尝试以北京市部分高校为例，通过调查，评估当前北京高校的垃圾分类行动进展，发现其中存在的不足，并根据调研结果对北京高校的垃圾分类行动提出改进建议，以便更好地推进北京市高校的垃圾分类工作，也希望能为北京市相关部门制定垃圾分类制度政策提供参考。

二　研究设计

（一）调查方法的选择

考虑到疫情尚未结束，北京高校对人员进出管理比以往更为严格，而北京高校垃圾分类工作基本上由北京市相关部门统一布置，政策上具有同质性，高校的垃圾分类行动情况大致相同。“一叶知秋”，对部分高校的垃圾分

① 王琪鹏：《三步走“梯度执法”助推分类习惯养成》，《北京日报》2021 年 5 月 21 日。

② 朱家明、段寒冰、王子健、张浚铃：《基于 ARIMA 模型对北京垃圾分类对策的计量分析》，《中央民族大学学报》（自然科学版）2020 年第 2 期。

③ 谭秋亚、蒋雪梅、陈思陆、王倩：《我国城市生活垃圾分类经济效益研究——以北京、上海、广州为例》，《山西农经》2020 年第 12 期。

④ 梁鹏、孙晓雨：《经济学视角下的“两型社会”建设——由北京“垃圾分类”引发的经济学思考》，《商业经济研究》2021 年第 4 期。

⑤ 刘中秋、王彦斌：《首都高校垃圾分类管理研究——以北京开放大学为例》，《高校后勤研究》2020 年第 10 期。

类行动进行调查研究，可以基本掌握北京高校的垃圾分类行动的整体进展与效果。基于此，本研究拟采用观察法、问卷法和访谈法三种方法进行。其中，观察法主要在首都经济贸易大学校园内开展，通过现场观察，总结高校垃圾分类行动进展中可观察到的现实成果及不足。对于观察不到或可能被忽略的方面，再结合问卷法和访谈法进行研究。选择方便抽样法，对部分高校的学生发放问卷，开展问卷调查，了解学生对于垃圾分类的知识积累以及高校学生对垃圾分类行动的看法。通过线上或线下方式，对北京部分高校的学生进行一对一访谈，具体了解高校学生对于高校实施垃圾分类行动存在的问题与原因的认识及建议。最后通过分析和总结，进一步提高研究结果的可靠性。

（二）调查对象的确定

考虑到笔者所在学校的便利性，本文采用的观察法和问卷法均在首都经济贸易大学校园内进行。其中，在首都经济贸易大学发放 100 份调查问卷，最终成功收回 86 份问卷，剔除不合格的问卷，共有 62 份合格问卷可供研究。回答问卷的受访者所在年级情况如图 1 所示。本次研究还选择了 8 所高校的学生进行了个别访谈，参与个别访谈的受访者所在高校及受访人数如表 1 所示。

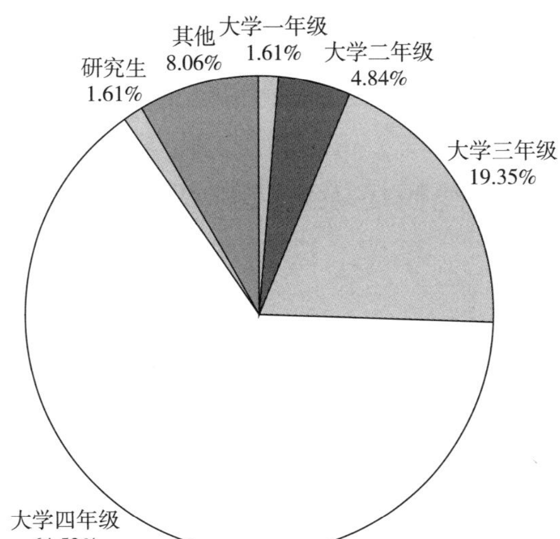

图 1　受访者所在年级情况

表1　受访者所在高校及受访人数

单位：人

学校名称	受访者数量
首都经济贸易大学	6
北京邮电大学	5
北京工商大学	4
北京林业大学	1
首都师范大学	1
北京农学院	1
北京理工大学	1
北京服装学院	1

（三）分析工具的选择

本研究主要利用Excel对问卷进行分析，主要基于安塞尔姆·施特劳斯（Anselm Strauss）和巴尼·格拉泽（Barney Glaser）两位学者提出的扎根理论（Grounded Theory）①，并利用NVivo软件对访谈资料进行编码分析。扎根理论是一种定性研究的方法，其主要宗旨是在原始资料的基础上建立系统的理论。② NVivo是澳洲QSR公司开发的定性和多种混合方法相结合的数据分析软件③，可以帮助人们分析处理文本和非文本数据，最终获得研究结论或理论模型。本文运用NVivo 12作为研究工具，对访谈资料进行编码分析，构建理论模型。

三　高校垃圾分类行动的成绩与不足：现场观察之管窥

本次实地观察的区域包括办公楼、教学楼、实验室、图书馆、学生宿

① 贾哲敏：《扎根理论在公共管理研究中的应用：方法与实践》，《中国行政管理》2015年第3期。

② Anselm Strauss，Barney Glaser，*Qualitative Analysis for Social Scientist*，Cambridge University Press，1987，p. 5.

③ 邓支青：《基于NVivo质性分析的大数据社会排斥问题研究》，《情报杂志》2019年第6期。

舍、快递站、食堂以及校园公共空间。通过观察并与2000年年初的情况进行对比，可以发现，2020年5月1日后，高校迅速开展的垃圾分类系列行动取得了较为显著的成效，但也存在一些不足。

（一）配置的垃圾分类设施较为完善

学校根据不同功能区的情况，配置了相应的垃圾收集或处理设施。例如，在办公楼和教学楼主要配置了回收垃圾桶和其他垃圾桶，在图书馆配置了塑料垃圾桶，在学生宿舍楼道配置了有毒有害垃圾以及塑料瓶两类收集桶，在快递站附近主要配置了涵盖快递包装物类型的废旧纸箱、塑料包装物两类垃圾桶。总体来看，这些垃圾分类设施较为传统和简单，但通过观察，这些垃圾桶基本能够满足相应区域垃圾分类处理的要求。

相对于上述区域，校园公共区域配置的垃圾分类设施则较为现代和多样。例如，在学生宿舍楼附近配置了智能垃圾分类回收箱，在校园主要干道附近和教学楼楼下附近配置了垃圾分类驿站，集中进行垃圾分类工作。

（二）配套的指南及宣传标语较为到位

学校除了配置较为完善的分类设施外，还为垃圾分类制作了配套的指南及宣传标语，具体包括校园垃圾投放点位布局图，垃圾分类投放指南（按照《北京市生活垃圾管理条例》的要求，垃圾桶分为可回收垃圾、有害垃圾、其他垃圾、厨余垃圾四类），垃圾分类投放点相关单位信息公示（见表2），以及相关标语（如“垃圾分类　全民支持”“守护清洁美丽校园”“爱护环境　从我做起”等）。总体来看，有关垃圾分类的指南等配套较为齐全。

表 2　垃圾分类投放点相关单位公示牌

<table>
<tr><td rowspan="3">主管单位</td><td>责任单位</td><td colspan="12">首都经济贸易大学后勤基建处</td></tr>
<tr><td>负责人</td><td colspan="12">—</td></tr>
<tr><td>联系电话</td><td colspan="12">—</td></tr>
<tr><td rowspan="3">分管管理</td><td>分管责任单位</td><td colspan="12">校本部运行管理部</td></tr>
<tr><td>负责人</td><td colspan="12">—</td></tr>
<tr><td>联系电话</td><td colspan="12">—</td></tr>
<tr><td rowspan="6">分类收集</td><td>种类
环节</td><td colspan="2">其他垃圾</td><td colspan="2">大件垃圾</td><td colspan="2">装修垃圾</td><td colspan="2">厨余垃圾</td><td colspan="2">可回收物</td><td colspan="2">有害垃圾</td></tr>
<tr><td>收集方式</td><td colspan="2">固定点位</td><td colspan="2">固定点位</td><td colspan="2">固定点位</td><td colspan="2">固定点位</td><td colspan="2">固定点位</td><td colspan="2">固定点位</td></tr>
<tr><td>收集单位</td><td colspan="12">北京锦荣东胜保洁服务公司</td></tr>
<tr><td>收集时间</td><td colspan="12">7 点至 9 点　11 点至 13 点　16 点至 18 点</td></tr>
<tr><td>责任人</td><td colspan="12">—</td></tr>
<tr><td>电话</td><td colspan="12">—</td></tr>
<tr><td rowspan="3">分类运输</td><td>运输单位</td><td colspan="3">北京锦荣东胜保洁服务公司</td><td colspan="3">北京京环绿丰环境管理有限公司</td><td colspan="3">北京豫发财废旧物资购销中心</td><td colspan="3">北京阜丰印刷有限公司</td></tr>
<tr><td>负责人</td><td colspan="3">—</td><td colspan="3">—</td><td colspan="3">—</td><td colspan="3">—</td></tr>
<tr><td>联系电话</td><td colspan="3">—</td><td colspan="3">—</td><td colspan="3">—</td><td colspan="3">—</td></tr>
<tr><td>监督电话</td><td colspan="13">咨询电话:—　　监督投诉电话:—</td></tr>
</table>

（三）设有专人负责垃圾的收集与分类

在垃圾分类管理方面，除了具体安排主管单位、分管责任单位、收集单位、运输单位及其相关负责人之外，还安排了校园公共空间的垃圾分类分拣员，教学楼、办公楼、宿舍楼等各个楼道也有垃圾收集员。他们具体负责收集校园公共空间、楼道等场所散落的垃圾，并按照垃圾分类的规定对垃圾箱中的垃圾进行具体分类。根据多次观察，校园的垃圾分类分拣员准时上班，各个楼道的垃圾收集员也能正常处理垃圾收集等工作。作为垃圾分类的具体执行人，他们的工作较好地促进了垃圾分类的顺利进行。

（四）部分投放者的分类行为尚需规范

根据观察，尽管有垃圾分类设施及分类指南，但部分投放者在把垃圾投放到垃圾分类设施时，并没有完全按照指南的说明进行分类投放，导致垃圾分类箱起不到实际效果。

放置在学生宿舍楼和校园超市附近的智能垃圾分类回收箱将垃圾分为6小类：金属、塑料、纺织物、纸类、玻璃以及有害垃圾，但垃圾箱内的回收物并不都与垃圾箱的分类名称一致。例如，在回收玻璃的箱子里有不少塑料垃圾，分类的效果并不理想。

校园中建有几处垃圾集中分类驿站，每个驿站整体上都分为三个部分：环保文化屋、垃圾分类指引以及垃圾箱（包括厨余垃圾、其他垃圾、可回收物以及有害垃圾四类）。但是，据观察，垃圾箱中的垃圾同样与垃圾箱指引的垃圾分类并不完全一致，垃圾箱实际的垃圾分类功能没有充分体现，垃圾在运输前还需要垃圾分拣员再进一步分类，现有的四类垃圾箱大体上仅具有宣传和象征意义。

分布在学生宿舍内部的垃圾桶，因为分类指引上没有覆盖到宿舍中所有的垃圾类型，部分学生因而随意投放相关垃圾，最终还需要依靠清洁工人进行再次分类。教学楼、图书馆的垃圾分类设施与学生宿舍存在类似的问题，部分师生投放垃圾也不太规范。

四　高校垃圾分类行动的短板及成因：访谈与问卷的探析

通过对8所高校的部分学生进行深度访谈，收集到受访学生对高校垃圾分类处理的一些看法。基于扎根理论，并运用NVivo软件，本文依次通过开放式编码（Open Coding）、主轴式编码（Axial Coding）和选择性编码（Selective Coding）三个步骤，对这些受访学生的看法进行梳理分析。经过三个阶段的编码，形成了表3所示的编码表。具体编码过程为：首先，对访谈内容进行开放式编码，以发现概念类属，进行范畴化，提炼出19个范畴；其次，对上述19个范畴进行二次审视或主轴式编码，通过对19个范畴之间关系的反复思考和分析，以发现和建立这些范畴之间的联系，整合出9个更高抽象层次的主范畴；最后，对 9 个主范畴进行精炼，最终将 9 个主范畴整合为垃圾分类治理主体、垃圾分类治理制度和垃圾分类宣传指导 3 个核心范畴。

表 3　高校垃圾分类行动访谈编码表

核心范畴	主范畴	范畴	访谈原始语句(节选)
垃圾分类治理主体	管理主体	主管部门	我们不太清楚学校哪个部门是最终的管理部门
	实施主体	教师与学生	学生去分类也很难,没法分。老师也不善于垃圾分类,也很难准确指导我们学生进行分类
		宿管服务人员	宿管阿姨会注意这个问题,拆快递后的垃圾会放到公用垃圾桶,宿管阿姨会进行分类
		垃圾分拣员	校园公共场所的垃圾好像是由分拣员处理
		环卫工人	环卫工人分拣楼道里的垃圾
		快递分类人员	快递多,比较忙,让快递站员工分类不现实
	引导主体	社团组织	有社团组织,做公益爱心才做纸盒回收项目,会有专人负责,但是没执行,后续没有持续跟进
		相关部门	学校相关部门没有举办垃圾分类引导活动
	指导主体	分类指导员	如果有专人或志愿者现场指导分类就好了
	监管主体	监管人员	没有专人监督,大家也就不那么自觉
垃圾分类治理制度	制度体系	统领制度	我们学校没有专门的垃圾分类制度
		奖惩制度	是否进行分类都一个样,没人评说,也没有奖惩
		反馈制度	反映问题,现场找不到电话
垃圾分类宣传指导	宣传行为	鼓励与引导	大家都有意识,需要各方鼓励
		分类的提示	快递站需要设点提醒
	宣传力度	宣传到位	宣传不到位,大家不重视
	指导方式	线上指导	学校没有专门的垃圾分类线上指导内容
		线下指导	线下指导方式便于不懂就问。目前没有线下指导
		线上线下结合	线上指导方式方便学习,线下指导方式便于交流

资料来源：访谈。

表 3 说明，高校校园开展垃圾分类行动，首先需要有治理主体，依据垃圾分类治理制度，通过宣传指导等手段，才能有效提升垃圾分类效果。据此，本文建构出高校的垃圾分类三维模型（见图 2）。

笔者采用理论饱和度检验的一般方法，未发现新的概念和范畴，已有范

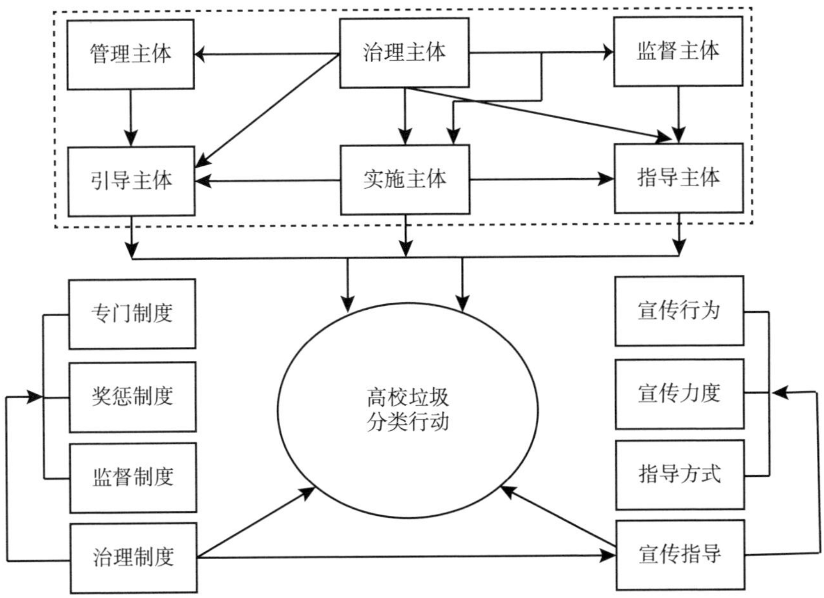

图 2　高校的垃圾分类行动三维模型

畴之间也未出现新的关联，表明图 2 所示的高校的垃圾分类三维模型已具有较好的理论饱和度。

根据图 2 所示的模型，结合对高校学生的访谈和问卷调查了解到的信息，我们发现北京高校的垃圾分类行动主要存在以下几个方面的短板。

（一）垃圾分类治理主体的协同不够

受访高校的学生都认为，自己所在的高校存在管理主体和实施主体等基本的垃圾分类治理主体，然而在现实中，高校要做好垃圾分类工作，还需要引导主体、指导主体和监督主体，而根据访谈和调查，后面三种主体，高校要么没有建立起来，要么基本没有发挥作用，或者说，各个治理主体之间的协同仍显不够。

以快递垃圾分类处理为例，部分高校的受访学生反映，快递站附近的垃圾桶大约分为两种情况：一是设有专用垃圾桶，但没有进行分类标识，收到快递的师生通常会把快递纸箱、胶条和塑料袋一起扔进垃圾桶，大多需要快递站员工进行二次分类和整理；二是快递站无专用垃圾桶，只有普通的可回收、不可回收垃圾桶，大多数快递垃圾堆积在快递站沿路的普通垃圾箱中，导致快递站附近的垃圾桶常常满溢，负责收集垃圾的单位或人员，没有及时根据垃圾桶的垃圾堆放量进行处理，往往是随着校园其他垃圾桶一起进行整理，造成了垃圾桶旁脏、乱、差的状态。通过访谈和问卷调查我们还了解到，多数学生会选择在快递站进行小件快递的包装拆分，在宿舍拆分大件快递。而在高校的宿舍楼中，大都只在每层放置一个垃圾桶。这样无疑会给宿管服务人员的后续处理造成困扰。

上述现象说明，尽管有快递分类人员、环卫人员和宿舍楼的宿管人员负责垃圾收集和分类处理，师生也有分类意识，但缺少引导主体在垃圾分类前的明确引导、指导主体在垃圾分类过程中的具体指导以及监督主体对师生和相关责任部门或人员的有效监督。出现垃圾分类问题后，师生对问题的反映不能得到有关主体的及时反馈。换言之，就是管理主体、引导主体、指导主体和监督主体的作用没有得到发挥，各个实施主体之间、实施主体和其他主体之间以及各个主体内部都没有充分沟通和协同。

（二）垃圾分类处理的管理制度不完善

校园垃圾分类的各个主体之间缺乏沟通或协同不够，很大原因在于制度不完善。简单地说，就是既缺失相关的管理制度和垃圾分类管理运行操作细则或具体措施，也存在垃圾分类处理的责任分工不明确，或者过于强调分工而忽视合作与协同。从访谈和问卷调查情况来看，受访学生普遍认为，目前高校的垃圾分类管理制度主要有以下欠缺。

第一，没有完整、详细的垃圾分类规定。尽管在校园公共空间的部分垃圾桶外部有垃圾分类指南，但这些指南受空间限制，对具体分类的规定并不详细，师生根据指南来进行分类，效果并不理想。

第二，没有关于校园垃圾收集与运输相关单位、责任人的责权利以及相互之间如何协同的规定。尽管有部分高校，如首都经济贸易大学，展示了“垃圾分类投放点相关单位公示牌”，但对校园垃圾收集与运输过程中主管单位、分管单位、收集服务单位、运输单位以及相关责任人的具体责权利没有明确的详细规定或公开展示；对相关责任单位和责任人在垃圾收集与运输的过程中相互之间是如何衔接的，一旦出现问题将如何协调处理等，也没有规定或说明。

第三，没有针对校园垃圾分类主体，特别是针对实施主体之一的师生的奖惩制度。教工和学生食堂的垃圾绝大多数是厨余垃圾，容易分类，食堂也有专人现场负责；而教学楼、宿舍楼、图书馆、实验室、快递站以及校园公共空间的垃圾种类相对较多，但并没有专人现场负责或监管。对于师生是否按规定投放，高校主管单位无从知晓。这样也很难从根本上真正推动高校的垃圾分类处理工作。高校建立和完善相关奖惩制度，对于高校师生垃圾分类意识的完全形成和内化，以及垃圾分类工作的顺利开展，无疑具有重要意义。

此外，高校目前还缺乏对垃圾分类工作中监督管理、反映反馈以及法律责任等方面的相关规定。这些规定或制度的缺失，容易导致高校的垃圾分类、收集与运输工作浅层化。垃圾分类在实际运行中难免会受到各种因素的阻滞或影响，如果不予改变，高校的垃圾分类行动将只能事倍功半。

高校校园垃圾分类处理管理制度不完善的主要原因，一是北京市在高校集中推行垃圾分类管理的时间较短，高校还没有及时建立和完善相关制度；二是高校的垃圾分类管理矛盾并不特别突出，即使没有相关的制度规定，垃圾分类管理工作也能正常进行；三是没有足够的经验可供借鉴，高校不同于居住小区，其垃圾分类管理规定还需要在进行一定时间的摸索后才能建立。

（三）垃圾分类的宣传教育与引导不足

高校的垃圾产生的主体为在校大学生。高校学生作为文化水平较高的青年人，除了应该具备扎实的理论基础外，同样应该具备较高的素质。但显而易见的是，高校都注重提高学生的专业知识水平与能力，事实上忽视了对学生的垃圾分类的宣传与引导，导致大学生的生态文明教育或垃圾分类处理的知识存在明显不足。

我们对高校学生的访谈和问卷调查发现，大多数高校没有或少有专门的针对垃圾分类处理的宣传教育和引导。访谈及问卷调查显示，约有58%的受访学生希望学校有垃圾分类宣传栏，以便学习到垃圾分类的知识；约有35%的受访学生希望有垃圾分类的相关讲座；约有46%的受访学生希望学校网站有专门的垃圾分类专栏。另外，还有一定比例的学生希望在进行投放垃圾时有志愿者或专人对垃圾分类予以指导或鼓励。

调查显示，高校在垃圾分类的网站新闻、校园宣传栏、线上指导文字与音视频、线下专人指导等方面，工作普遍不到位。尽管大学生素质相对较高，而且大多具有较强的垃圾分类的意识，但在半年乃至更长时间内，如果没有持续的、足够大的宣传引导力度，在不够了解垃圾分类相关知识的情况下，学生只能根据了解到的知识进行垃圾分类，高校的垃圾分类行动也就难以达到预想的效果。

高校对学生较少开展垃圾分类宣传教育与引导工作，主要原因在于重视程度不够。高校的主要责任在于教书育人，培养专业人才，提高教学和科研质量。因此，在现实中，高校确实不愿花大力气来开展垃圾分类的宣传教育与引导工作。当然，高校主管部门任务重，宣传引导的人力不够，也是导致垃圾分类宣传引导工作不足的因素。

五　北京高校的垃圾分类行动改进路径：完善治理体系

我们对高校垃圾分类行动的现场观察、访谈和问卷调查显示，从高校垃圾分类工作的实际情况出发，建议北京高校因地制宜，积极完善包括治理主体、治理制度和宣传引导的垃圾分类治理体系，从多个方面着手，推动北京高校垃圾分类行动的改进和后续工作的顺利进行。

（一）构建多元协同的垃圾分类治理主体体系

高校的垃圾分类行动是一项系统工程，需要各方协同一致，共同努力，才有可能掌控这项行动并达到预期的效果。如前所述，目前，高校的垃圾分类主体基本上只是学校管理部门和主管单位、垃圾收集与运输管理的外包单位，以及由高校师生、宿管服务人员、环卫工人、快递站分类人员以及外包单位的垃圾分拣员组成的垃圾分类实施主体，缺少引导主体、指导主体和监管主体。

因此，构建完善的垃圾分类治理主体体系，高校首先需要建设以大学生志愿者和相关社团组织为主、校院主管单位负责人为辅的引导主体，积极发挥引导主体的作用。其次，要尽快建立主管部门专业人员、专业教师、宿管服务人员、垃圾分拣员、环卫工人以及快递分类人员共同参与的垃圾分类指导主体，以垃圾分类讲座、蹲守值班和流动观察等形式，指导师生和其他垃圾投放人员正确开展垃圾分类工作。最后，要建立垃圾分类指导主体和以大学生志愿者为主体的监管主体，监督垃圾投放者正确投放垃圾，并根据情况对垃圾投放者的分类行为进行适当评价和评分，以供后续宣传引导和开展其他工作使用。

高校垃圾分类治理主体需要协同工作：管理主体要接受相关主体的反馈，及时发现问题，积极协调引导主体、指导主体和监管主体的工作，引导主体、指导主体和监督主体既要接受管理主体的协调和管理，相互之间也要随时沟通，出现不能解决的问题要随时向管理主体反映。通过共同努力，形成全面、高效、多元协同的垃圾分类主体体系（见图3）。

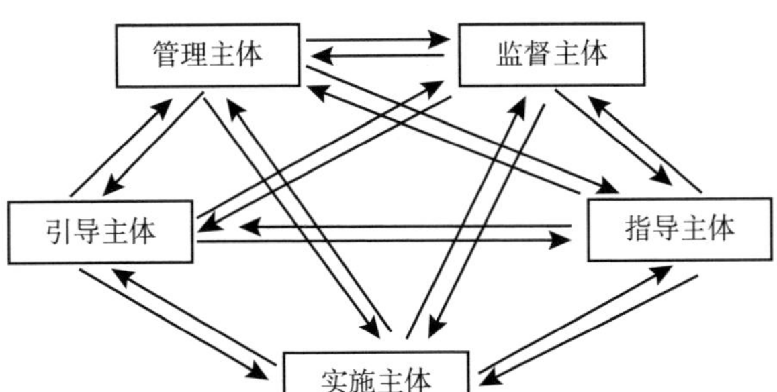

图3　多元协同的垃圾分类治理主体体系

注：图中的连线和箭头，代表不同方向的协调、沟通、指导、引导、监督、反馈等关系。

（二）进一步建立健全垃圾分类治理制度体系

2020 年 5 月 1 日施行的《北京市生活垃圾管理条例》以及《北京市学校生活垃圾分类指引（试行）》在高校顺利实施，还需要有更具针对性的细则。依据《北京市生活垃圾管理条例》，考虑到高校的个性特点，北京高校可以制定针对自己校园的垃圾分类管理制度或细则。这个制度或细则应至少包括以下三个具体制度。

（1）志愿者制度。高校各个院所除建立自己的垃圾分类志愿者团队外，还应建立志愿者制度。大学生是志愿者的主力军，高校可以适当给予参与此类活动的学生一定的社会活动学分或志愿时长，一方面协助学生德智体美劳全面协调发展，另一方面鼓励学生参与到垃圾分类中。

（2）奖惩制度。《北京市生活垃圾管理条例》的法律责任条文规定，对违反相关规定的，可以由有权单位进行罚款等处罚。很明显，高校的垃圾分类奖惩不能简单地按照北京市的规定来执行。高校可以基于宣传引导，评选在垃圾分类活动中有较好表现的学生，给予一定的加分，可以用于学生评选院校或市级三好学生、优秀学生干部以及推优保研等。而对在垃圾分类活动中表现较差或受到监管人员警告的学生，则在上述活动中，可以实行一票否决等。

（3）监管与协同制度。监督管理制度或机制的欠缺，是高校垃圾分类效果不佳的重要原因之一。在《北京市生活垃圾管理条例》和《北京市学校生活垃圾分类指引（试行）》刚刚推行的初期，师生还没有形成垃圾分类的良好习惯，或者还处于垃圾分类的摸索期，此时更需要依赖相应的监督管理制度来促成。监督管理制度要与建立治理主体的协同制度结合起来，切实保证监督制度有效执行和发挥作用。

（三）强化对学生垃圾分类行为的宣传引导

高校垃圾分类的宣传引导工作，可以主要从以下三个方面着手。

（1）增加垃圾分类宣传设施。高校主管部门需要在校园设置或增加垃圾分类宣传栏，定期或不定期地更换内容。可以将“垃圾分类在本校的推行”作为宣传题材，介绍垃圾分类的基本知识，扩大学生垃圾分类的相关知识储备，鼓励学生积极开展垃圾分类，实时跟进宣传活动的实施进展、活动效果以及先进人物与事迹等一系列情况。

（2）开展各种线下宣传引导活动。根据访谈及问卷调查，约有41%的学生希望采取志愿活动等线下方式学习。因此，高校可以通过社团或志愿者，适当组织学生进行线下活动。例如，学校可以将垃圾分类作为一个固定命题，号召各志愿者队伍组织活动，包括知识竞赛、座谈、讲座等，在活动中学习如何开展垃圾分类并进一步提升垃圾分类的意识。高校及其各个学院可以树立垃圾分类达人标杆，作为垃圾分类行动的“代言人”，形成宣传效果。

（3）开展线上的宣传引导和监督活动。高校主管部门可以在学校官网建立垃圾分类宣传专栏，也可以通过微信公众号、QQ 群等线上平台，与志愿者社团联合起来，通过文字、音视频、讨论与问答等多种方式，加强垃圾分类的宣传教育与引导工作。学生还可以通过这些平台的留言区，对垃圾分类的问题提出建议，监督整改，推进垃圾分类工作的进一步优化。

六　结论与展望

北京高校的垃圾分类行动总体比较迅速，也已经取得了一些成效，但仍然处在起步阶段，这反映在高校的垃圾分类主体体系不完善、管理制度不健全、高校学生的分类行为不规范等方面。无论是协同机制，还是反馈机制与监督机制，目前也都没有形成闭环模式，有待借鉴社区垃圾分类的经验，继续改进和提升。

基于首都经济贸易大学的现场观察和问卷调查，以及对北京 8 所高校学生的访谈，我们比较充分地了解了学生群体的看法。但是，受观察的学校数、问卷调查的学生数量的限制，以及缺乏对高校的垃圾分类主管部门负责人、收集与运输单位负责人、其他实施主体的问卷调查和访谈分析，因而在开展的研究中还存在一些不足。在后续研究中，我们将到更多的高校开展现场观察，并增加更多的、不同类型的垃圾分类主体的问卷与访谈调查，最大限度地提高研究结果与结论的可靠性，以便为更有效地推进北京高校的垃圾分类行动提供参考。

B.3
北京生活垃圾分类发展报告（2020~2021年）*

汤文仙**

摘　要： 2021年4月，修订后的《北京市生活垃圾管理条例》正式实施已满一年。以“首善标准”总结实施一年来的成效与经验，洞察问题，对打好垃圾分类这场持久战具有重要意义。一年来，北京市在疫情防控严峻形势下，将疫情防控与垃圾分类同步推进，垃圾分类工作上升到了新的台阶，取得了显著成效，符合首都实际和适应分类需求的生活垃圾分类治理体系已基本建成。同时，随着垃圾分类工作的不断深入，我们应提前关注可能存在的一些隐忧，并有针对性地提出在常态化下持续推进垃圾分类的对策建议。

关键词： 垃圾分类　分类成效　北京市

习近平总书记指出：“实行垃圾分类，关系广大人民群众生活环境，关系节约使用资源，也是社会文明水平的一个重要体现。”① 普遍推行垃圾分类，是习近平总书记高度重视和着力推动的“关键小事”。2020 年 5 月 1 日

* 本文为北京市哲学社会科学规划研究基地项目“城市精细化治理的北京经验研究”（19JDGLB028）的阶段性成果。

** 汤文仙，博士，高级经济师，北京城市学院副教授，首都城市环境建设研究基地研究员，主要研究方向为城市环境建设、城市管理。

① 《习近平谈治国理政》第 3 卷，外文出版社，2020，第 345 页。

《北京市生活垃圾管理条例》（以下简称《条例》）正式实施，标志着北京市迈入了垃圾分类“强制时代”。本文以“首善标准”总结实施一年来的成效与经验，洞察问题，以便为打好垃圾分类这场持久战提出下一步的对策措施。

一 北京生活垃圾分类的主要成效

生活垃圾分类事关首都的人居环境和城市形象。一年来，北京市在疫情防控严峻形势下，将疫情防控与垃圾分类同步推进，符合首都实际和适应分类要求的生活垃圾分类治理体系已基本建成。

（一）公众正确投放习惯初步养成

全面推行生活垃圾分类，培养公众参与垃圾分类的好习惯是基础。正如习近平总书记在北京考察民生时所言：“从每家每户开始就要培养垃圾分类的意识，养成这个习惯。”[①] 经过一年来密集的宣传动员，实施奖励引导和监督约束的“引逼结合”措施，垃圾分类意识已经深入人心，公众的环保意识和行为自觉普遍增强，逐渐养成了坚持分类和准确投放的行为，将分类意识转化为正确分类行动的比例显著提升，市民关于垃圾管理问题的投诉量从 2020 年高峰期日均值 693 件下降到 2021 年前 4 个月的日均 243 件，居民自主分类准确投放率从 2020 年的 69. 38%，到 2021 年 4 月份已经稳定保持在 85% 左右（见图 1），居民垃圾分类和正确投放的习惯已经初步形成。

（二）生活垃圾分出质量显著提高

厨余垃圾的分出量和分出率是检验垃圾分类工作质量的重要指标。实施垃圾分类以来，社区垃圾分类聚焦“设桶、盯桶、管桶”三个关键环节，居民分类参与水平的逐步提升直接促进了厨余垃圾分出量，从《条例》实施前的 309 吨/日增长至 3878 吨/日（见图 2），比《条例》实施前增长了

① 《以垃圾分类助力农村人居环境改善》，《人民日报》2020 年 9 月 14 日。

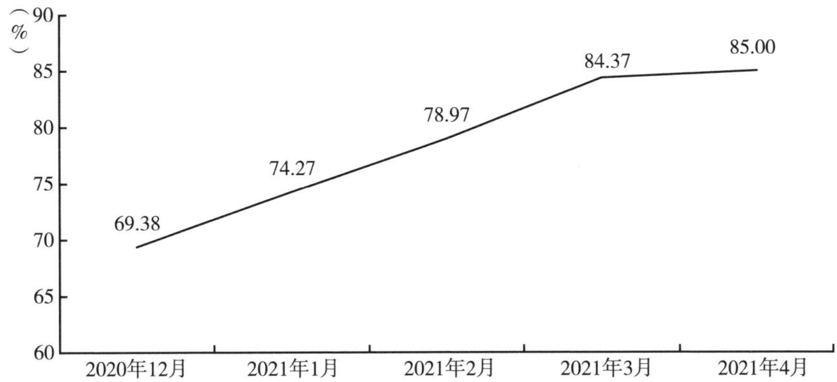

图 1　《条例》实施后居民自主分类准确投放率的变动情况

资料来源：除特别说明以外，本文数据均来自北京市城市管理委（首都环境建设管理办）组织召开的《条例》实施后的各次新闻发布会。

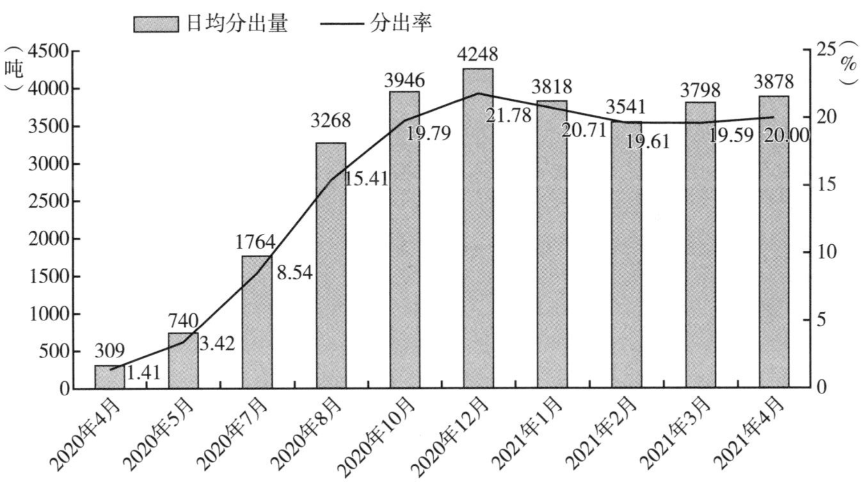

图 2　《条例》实施前后厨余垃圾分出量的变动情况

注：由于北京市城市管理委员会没有披露 2020 年 5 月和 7 月的分出率数据，这 2 个月的数据是通过已披露的其他月份数据进行拟合而得的。

11.6 倍，分出率从 1.41% 上升至 20%，厨余垃圾“量率齐升”，分类效果超出预期。其中，家庭厨余垃圾分出量在 2020 年 12 月达到峰值，为 4248 吨/日，随着垃圾减量行动效果的显现，分出量在 2021 年出现下降，并呈现平稳波动状态，但仍基本处于日均 3800 吨以上，生活垃圾分出质量提升显著。

（三）生活垃圾“三化”治理明显提升

减量化、资源化和无害化“三化”治理一直是生活垃圾分类管理的原则与目标。随着实践的深入，“三化”已经成为对垃圾分类管理评价的要求。在《条例》实施前，北京市生活垃圾产量以年均5%左右的速度增长，在2019年达到峰值（每天会产生2.77万吨生活垃圾，人均每天1.2公斤左右）。从2020年5月开始，伴随着生活垃圾分类政策的实施，重点行业源头减量长效机制初步建立，宾馆饭店禁供一次性用品、禁售超薄塑料袋、落实“光盘行动”、净菜上市和进场、绿色包装等多个行动的开展，生活垃圾产量快速下降，2020年和2021年前四个月的生活垃圾产量减量为2.2万吨和2.06万吨，分别比2019年减少了20.58%和6.36%（见图3）。同时，可回收物体系建设加快推进，促进生活垃圾资源化利用，生活垃圾回收利用率达到37.5%。有害垃圾固定交投点的设置，保障了有害垃圾应收尽收，全部进行无害化处理，无害化处理率保持100%。北京市生活垃圾减量化、资源化、无害化的“三化”治理水平显著提升。

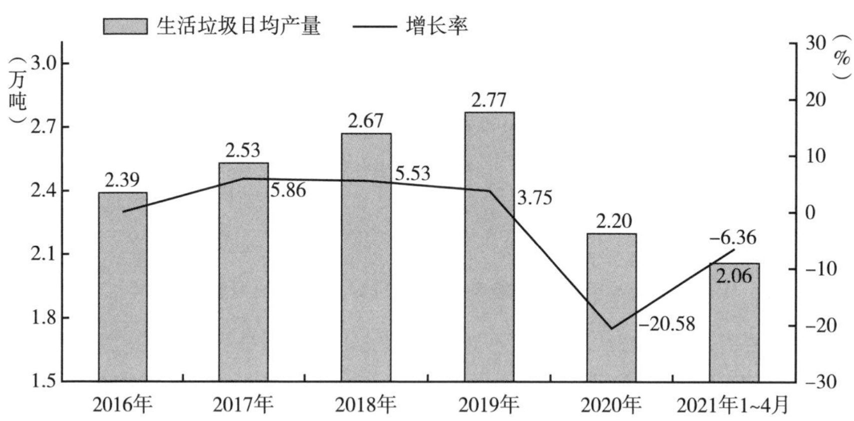

图3　近几年生活垃圾日均产量变动情况

注：2016～2019年的数据来自《城乡建设统计年鉴》，其余数据来自北京市城市管理委员会（首都环境建设管理办）组织召开的《条例》实施后的历次新闻发布会。

（四）生活垃圾分类覆盖面日益扩大

随着一年来垃圾分类工作的不断深入推进，北京市构建了广泛的社会动员体系。从党员干部带头行动、志愿者桶前指导、小区物业就地宣传，到中小学生小手牵家庭，垃圾分类知晓率已从2020年5月的81.6%上升到2021年4月的98%（见图4）。对生活垃圾分类的紧迫性和重要的认识加深，促进了北京市民的文明素养快速提升。市民主动学习生活垃圾分类的知识和技巧，厨余垃圾分出率不断提升。居民参与率从刚开始实施强制垃圾分类时的不到五成已经上升到2021年4月的九成。市民层面践行垃圾分类新时尚的思想自觉和行动自觉的覆盖面日益增大。

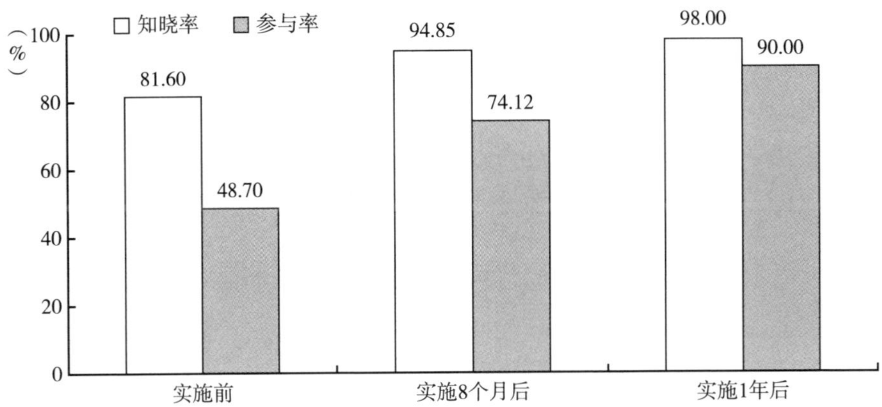

图4 《条例》实施前后生活垃圾分类覆盖面变动情况

与餐饮单位、党政机关和社会单位推行垃圾分类相比，生活垃圾分类具有涉及人员众多、垃圾种类复杂、居民素质参差不齐、执法处理难度较大等特点，以点带面推进垃圾分类全覆盖是社区独特的工作思路。一年来，生活垃圾分类示范小区、示范村的创建活动成为社区的主要抓手，前后四批，分别创建了174个、192个、236个和233个示范小区和示范村，垃圾分类优秀社区的覆盖面不断增大。截至2021年4月底，全市共创建了835个示范小区、示范村（见图5），其中东城区、丰台区、石景山区、昌平区、平谷区和北京经济技术开发区实现示范小区、示范村覆盖全区各街乡镇。社区层面践行垃圾分类新时尚的示范引领和模范带动的覆盖面明显增大。

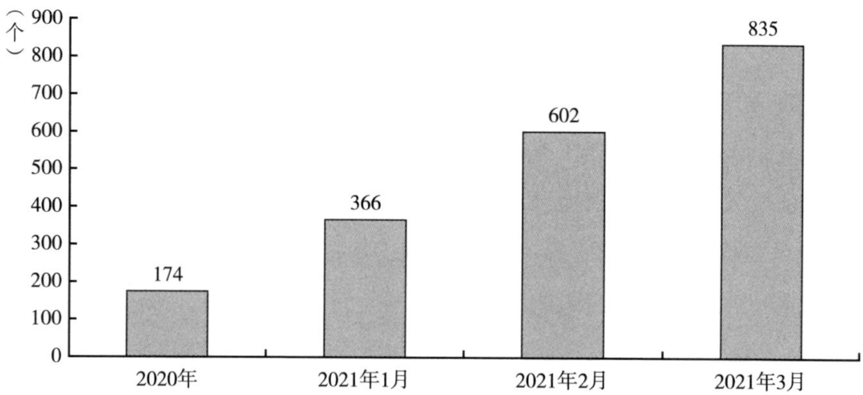

图 5　《条例》实施后生活垃圾分类示范小区、示范村创建情况

（五）生活垃圾分类设施不断完善

完善的分类设施是将生活垃圾分类进行到底的关键环节之一。围绕厨余垃圾、可回收物、有害垃圾、其他垃圾，以及建筑垃圾、大件垃圾六个品类，北京市基本建立起适应分类要求的投放、收集、运输、处理的设施体系，从 2020 年 8 月至 2021 年 4 月，已建成分类驿站从 519 座增加到 1275 座，达标改造固定桶站从 4.7 万个增加到 6.32 万个，涂装垃圾运输车辆从 2482 辆增加到 3945 辆，改造提升密闭式清洁站从 567 座增加到 805 座（见图 6），分类设施保障能力持续增强，分类设施建设管理达标率由 2020 年 5 月的 7% 上升至 2021 年 4 月的 88.8%，投放站点具备脚踏、拉环等便利性设施的配置率达到 97.15%，为普遍推行垃圾分类奠定了硬件基础。①

① 《首都垃圾分类工作再上新台阶》，《北京日报》2021 年 4 月 30 日。

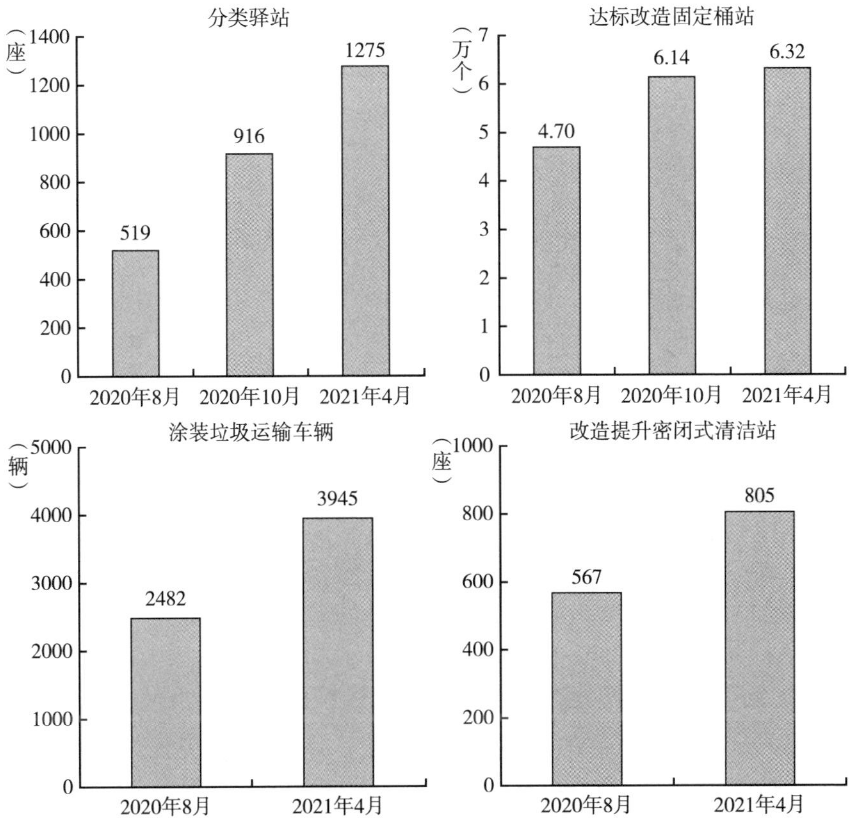

图 6 《条例》实施后生活垃圾分类设施的建设情况

二 北京生活垃圾分类的主要经验

到 2021 年 4 月，全国 46 个重点城市列为生活垃圾强制分类试点。北京一年来创造了很多鲜活的工作经验和特色做法，为提升社会文明程度和创新基层社会治理打造了具有表率意义的“北京模式”，为全国开展垃圾分类提供了可借鉴、可推广的先进经验。

（一）“党建引领 + 自治”的“呼北模式”

1. 具体做法

（1）党员带头践行，成为垃圾治理生力军。呼北社区把辖区的 600 多名党员动员起来，组成 10 个居民党支部，包片、包楼、包桶站，让党员主动担当分类先锋员，以身作则，积极实施垃圾分类工作。经过培训的党员志愿者走到居民中间做宣传、做引导，带头践行垃圾分类，主动纠正社区居民垃圾分类不到位的行为。碰到不愿意配合的居民，通过劝说、解释、帮助和引导，逐渐培养其进行垃圾分类的好习惯。每个季度评选垃圾分类示范户，与评选五好家庭、文明家庭等荣誉称号挂钩。

（2）居民普遍参与，实现垃圾分类“自治”。社区首先组织分类指导员、监督员、分拣员和志愿者进行专业培训，指导员、监督员、分拣员不定时在社区内巡逻，对社区的垃圾分类工作进行督导。

2. 推广价值

（1）党建引领垃圾分类，同时提升社区精细化治理水平。调研发现，凡是垃圾分类工作做得好的，都与强化党建引领有关。以党建为引领，在党员群体中培育垃圾分类示范户，开展“美丽家园”党员先行活动。基层党支部发挥领导核心作用，居民、物业、业委会和社会组织等垃圾分类主体共商、共建、共治、共享，不断破解难题，多措并举，推动垃圾分类工作落地见效。北京市人大常委会的执法检查数据显示，其高出率超过 60%。借助垃圾治理这一抓手，北京基层精细化管理水平也得到了新的提升。

（2）“呼北模式”对一些无物业的老旧小区具有借鉴意义。对于“三无”社区，居委会应充分利用社区较好的党建基础，通过榜样的先行先试和宣传倡导，以榜样的力量引领更多人参与到垃圾分类实践中。

（二）“社区党支部 + 物业”的互促模式

1. 具体做法

（1）社区与物业“双向进入、交叉任职”。大兴区的街道社区在推动生活垃圾分类行动的过程中，社区党支部书记进入物业公司担任质量监督员等职务，物业项目负责人进入社区党支部担任副书记等职务，社区党支部和物业公司共同发力，依托“双向进入、交叉任职”机制，物业公司提出动议，社区居委会组织召开居民代表大会或居民议事会等，三方共同讨论社区推进垃圾分类的具体措施，并达成一致，形成“三定”决议方案。

（2）社区生活垃圾实践“分类六步法”。大兴区的街道社区在广泛动员生活垃圾分类的实践中，总结出实用的“分类六步法”，即三方联席决议、入户宣传推广、定时定点投放、现场定人指导、规范分类回收和实现常态管理。物业公司经理作为社区党支部席位制副书记，在社区党支部书记的带领下，发动楼门长、志愿者共同参与，引导居民规范分类。以物业公司为主体，整合第三方机构和志愿者，统筹调度分类指导员队伍。物业公司按要求配置标准化垃圾分类设施，按照不同垃圾产生比例，优化配置分类回收桶数量。物业公司建立完善生活垃圾分类激励机制，推动生活垃圾分类常态化管理，实现“居家分类—定时投放—环保清运”的良性循环。

2. 推广价值

（1）社区党组织下移基层物业是做好垃圾治理工作的重要抓手。生活垃圾分类涉及社区千家万户，作为管理责任主体之一的物业企业，需要较高的组织协调能力，然而目前绝大部分物业企业还不具备这种能力，需要尽快帮助他们提高能力。社区干部下沉到物业，能够最大限度地把党的政治优势、组织优势转化为社区治理优势，建立起社区党组织领导下的居委会、物业企业、居民自治组织等共同参与的“多位一体”协同配合机制，能够快速处置流程，共同推进居住小区垃圾分类综合治理工作。

（2）严格落实物业的管理责任是做好垃圾治理工作的重要保证。物业管理，既与城市居民生活质量水平息息相关，又与垃圾治理的精细化程度相关。目前，《物业管理条例》的推进落实工作仍处于“爬坡期”，业委会、物管会实际作用尚待逐步发挥，物业企业作为社区垃圾分类的管理责任人，在履行生活垃圾分类主体责任方面还不够到位。物业企业的管理责任的压实程度，是决定垃圾分类是否成功的关键之一。

（三）“市场化运行＋可追溯”模式

1. 具体做法

（1）探索垃圾分类市场化运行。昌平区城北街道、城南街道、南邵镇、回天地区等部分街道探索垃圾分类市场化运行方式，引进“爱分类”等专业公司合作推进垃圾分类工作。一是依托垃圾分类领域的专业互联网平台，居民通过手机扫码方式“下单”，由专业公司上门回收垃圾，并给予积分奖励，居民可通过积分兑换日常用品，让群众愿意做好垃圾分类工作。二是专业化运输分拣。前端专业车辆对接、分类封闭运输，杜绝混装混运情况发生；后端通过手工、机械相结合的方式，对“可回收物品袋”内的垃圾进行精细分拣，实现生活垃圾减量与资源利用最大化。

（2）实施可追溯的数据采集。专业公司上门在每袋垃圾上粘贴溯源码，以方便后期追溯居民的垃圾分类情况，实现垃圾“溯源到户”。居委会、物业、环卫部门便能及时查明纠正居民的错误分类行为。同时，环卫工人对贴了二维码的垃圾袋进行专业处理，将投递垃圾种类、重量等信息录入系统，实现生活垃圾前端产生、中端清运、后端分拣、资源利用的全过程数据链，为垃圾分类处理全过程监管提供了数据支持。

2. 推广价值

（1）信息技术为垃圾精准分类赋能。随着互联网、物联网与人工智能的发展，以信息化的管理方式进行垃圾分类成为时代进步的表征之一。开启垃圾分类智能化模式，能有效解决人力不足、社会成本高、前期分类不到位、后期处理混乱等问题。以信息化手段增强环境治理，有助于垃圾分类执行工作更加科学、合理、规范，可以破解垃圾分类投放、收运、处置、监督考核等系统化管理难题，全程精准监管，加大垃圾分类全流程业务运行情况综合监督力度，逐步实现管理人员实时、全面掌握城市垃圾分类、环卫作业情况，统筹调配作业资源，多级协同处理。

（2）市场化运作与强化主体责任并重。垃圾从分类投放到收集、清收、运输和资源利用，链条长、投入大，全靠政府来做不现实也很难做好，探索采用市场化运作模式，既能节省政府财力和精力，又能提高分类投放处置成效。如果过度依赖市场化运作，也会弱化政府、居民和物业单位的主体责任。如果居民垃圾分类达不到要求，最终就只能由第三方企业进行二次分拣。街道社区和物业单位则为了追求短期功利的亮眼成绩，将本该由全体居民和各级政府承担的责任以“市场化”的方式简单转嫁给第三方企业。

（四）“垃圾不落地+就地处理”模式

1. 具体做法

（1）“撤点设桶”保证垃圾不落地。来自民间的公益团队从辛庄村开始实践，及时总结经验，随后与镇政府紧密合作，在全镇各村推广垃圾不落地和垃圾分类，成功探索了适合于农村社区的“兴寿模式”。在兴寿模式中，各村启动仪式宣誓垃圾分类“今起执行”，在随后数周内村干部、志愿者跟随保洁员上门收垃圾，逐户指导分类。辛庄村从当初村里17个垃圾点，垃圾点周边苍蝇、蚊虫乱飞，到开展“净村行动”，将整个村庄彻底清扫一遍，之后推行“垃圾不落地”，环卫车每天早晚两个时间段准时出现在村民家门口，村民把分类好的生活垃圾投放到垃圾车上，潜移默化地改变了村民的垃圾投放习惯。

（2）“就地处理”确保资源再利用。随着辛庄村推广垃圾分类步入正轨，厨余垃圾分出量大增，从2018年的814.4吨增加到2020年的2460.5吨，增长了2倍多（见表1），但是由于缺乏良好的垃圾后处理方案，垃圾分类工作开始出现倒退。公益团队通过请教专家，用厨余垃圾和粉碎的农作物秸秆按比例搭配，在村里建成一处约400平方米的堆肥场统一堆肥，三个月到半年堆肥成熟后，这块土地就能变成“黑金土”，变成种植用的有机肥料。这种方式不仅实现了部分厨余垃圾不出村，而且成熟肥料可用于土壤改良和果树种植，使生活废弃物得到了有效的利用。

表 1　兴寿镇辛庄村厨余垃圾和其他垃圾分出量情况

单位：吨

季度	2018 年		2019 年		2020 年	
	其他垃圾	厨余垃圾	其他垃圾	厨余垃圾	其他垃圾	厨余垃圾
第一季度	6281.9	37.2	4942.6	185.2	2204.1	384.2
第二季度	6468.9	196.0	6282.7	79.8	2958.8	477.5
第三季度	6316.8	404.3	4375.1	291.6	2329.4	820.9
第四季度	4669.1	176.9	3013.3	432.5	1995.1	777.9
全年	23736.7	814.4	18613.7	989.1	9487.4	2460.5

资料来源：根据调研材料整理。

2. 推广价值

（1）“兴寿模式”在农村社区具有较高的推广性。引入专业的环保公益组织为在农村社区推广垃圾分类提供专业指导。村干部代表着权威性，为了增强约束力，村干部可以牵头组织将垃圾分类工作写入村规民约。公益组织则代表专业性，通过系统的团队建设、理念培养和技能培训，公益组织可以对村“两委”干部、保洁员分批进行专项培训，对村民则以“行动去引导”，由公益组织与村“两委”干部一起亲自入户、亲身演示、亲手分类，面对面对村民家庭垃圾分类进行宣传指导，直到村民自身行为改变，构建广泛的社会动员体系，从而形成党组织、社会公益组织和本地志愿者共同参与、多元共治的乡村垃圾治理格局。

（2）“就地处理”在农村社区具有较强的适用性。与城市社区相比，农村社区的分类处理基础设施的发展水平相对较低，导致垃圾处理以填埋和焚烧为主。这样既造成了环境污染，也导致一些可回收资源被浪费。采用就地处理模式，对于可腐熟降解类生活垃圾可直接用于堆制有机肥，也可以倒入沼气发酵池，生产沼气，沼液和沼渣无害化处理后还可制有机肥，有助于从源头减少近郊农村生活垃圾，提高生活垃圾回收利用率，拓展绿色循环利用渠道。

三　垃圾分类工作应关注的几个隐忧

一年来，北京市垃圾分类工作上到了新的台阶，取得了显著成效，有力促进了健康北京、美丽北京和国际一流宜居之都建设。随着垃圾分类工作的不断深入，也会出现一些隐忧，需要提前关注。

（一）持久性隐忧

从垃圾不分类，到垃圾分类，再到垃圾正确分类，养成良好的文明习惯是一道坎。目前北京居民“三率”大幅提升，知晓率、参与率和准确投放率分别达到了98%、90%和85%，似乎已经迈过这道坎。然而，现实情况是，这一成绩的取得与各级政府的强力推动和广泛宣传动员密切相关。在部分社区，“垃圾桶站值守率”成了垃圾分类动员目标和效果的体现，动员居民养成垃圾分类行为逐渐演变成了动员志愿者参与垃圾桶站值守。[①] 有的桶前值守员并未真正起到教育居民进行垃圾分类的作用，反而变成“帮助”和代替居民进行垃圾分类的角色。

特别是，随着生活垃圾分类逐步从攻坚战向常态化转变，一旦集中宣传和全民动员态势趋缓，有些居民又会恢复垃圾混丢的行为。从已立案查处的个人违法行为来看，发生问题的区域主要集中在缺少桶前值守的居民小区及周边道路，存在的主要违法行为包括未将生活垃圾分别投入相应标识的收集容器，随意倾倒、抛撒、堆放城市生活垃圾，违反规定倾倒建筑废弃物等。[②] 由此可见，如果良好习惯没有巩固，人的惰性就会萌生，旧习惯便会占据主导。养成垃圾分类习惯的居民在丢弃垃圾时看到“我分他不分”时，就会动摇居民坚持分类的决心，严重影响垃圾分类集体行动的效果。

（二）冲突性隐忧

《条例》对违反规定的个人，“教育在先、惩戒在后”：先进行劝阻，对拒不听从劝阻的，城管执法部门将给予书面警告；对再次违反规定的，处50元以上200元以下罚款。这相当于给处罚生活垃圾违规投放设置了一个

① 郭施宏、陆健：《城市环境治理共治机制构建——以垃圾分类为例》，《中国特色社会主义研究》2020年第Z1期。

② 《北京垃圾分类实现“六升两降”》，《法治日报》2020年8月7日。

“缓冲期”，有利于消弭居民的抵触情绪，能够在居民逐步养成习惯的情形下得到平稳实行。另外，小区的监督成本比垃圾分类设施的运行成本还高，使有些社区不得不放弃监督。总体而言，现有政策措施“柔多刚少”，鼓励性、倡导性、劝告性的措施多，强制性、规定性的硬核条款少。相对于低碳循环的生产生活方式，离碳达峰、碳中和的总体要求差距还很大。当然，“柔多刚少”也会一定程度上制约垃圾分类工作的持久性和源头减量的成效。

随着生活垃圾分类工作的全面深入，生活垃圾的执法将会提高刚性，但在实际工作中仍有一些亟待解决的问题。首先，《条例》虽然将垃圾类别进行了划分，但是由于生活垃圾种类繁多，对于具体某种垃圾属于哪类，居民客观上存在判断失误。其次，垃圾分类管理的责任人没有执法权。如果居民不履行分类投放的义务，经责任人劝导之后，最后执法还是要靠城管部门，而不是在分类管理的小区物业，物业大多不愿意因举报垃圾随意投放现象而得罪居民。再次，楼道等封闭区域是否为城管的执法管辖区尚存在争议，还有取证难、执行难等一系列问题摆在城管执法部门面前。同时，分类驿站、大件垃圾暂存点设置等“邻避效应”突出，居民担心这些设施对自身健康、环境质量带来负面影响，会激起嫌恶情结，有时会出现情绪化的反对甚至抗争行为。最后，实行生活垃圾分类投放的执法，对个人不按规定投放生活垃圾设定的罚款金额并不低，动辄罚款容易引发居民的抵触情绪，乃至诱发矛盾与冲突，影响社会和谐与稳定。①

（三）经济性隐忧

垃圾分类工作是一项庞大的系统工程，涉及全体人民群众的自觉参与和相互监督，并且需要大量的垃圾分类硬件设施设备，耗费巨大。少部分街道尚且停留在传统的处理阶段，硬件基础设施比较薄弱；一些街道的硬件配置如洗手、洗桶、排污、监控等便利性措施需要进一步改善。特别是，末端处

---

① 魏文彪：《先警告再罚款　给垃圾分类一个缓冲期》，《经济参考报》2020 年 5 月 12 日。

理能力韧性不足。例如，阿苏卫、南宫等堆肥厂处理工艺是按照混合垃圾筛下物设计的，进场原料调整为厨余垃圾后，需要进行深度的技术改造和综合提升。[①] 厨余垃圾与园林垃圾、农业废弃物等有机废物协同处置的要求日益凸显。按照2025年前实现原生垃圾“零填埋”的指标要求，仍需加快设施建设步伐，这势必需要政府增加投入和补贴。2020年，为应对疫情，北京市实施了更大规模的减税降费，全市一般公共预算收入下降了5.7%。一方面需要进一步加大垃圾分类专项经费的投入，另一方面资金缺口难以填补，使有限的财政收入对北京市垃圾分类的“首善标准”提出了挑战。

另外，与垃圾分类专项经费的投入紧张形成鲜明对比的是，有的社区盲目购置昂贵的智能回收设备和设施，陡然增加了垃圾分类的投入。智能回收设备是“互联网+”与传统垃圾分类方式结合的方式，但是它并不等于垃圾分类。引进智能回收设备已经成为一些社区的“形象工程”，似乎表明这些社区垃圾分类力度大。“科技改变生活”，它改变的可能是人们的生活方式，但更重要的是改变人们的生活理念。设置智能垃圾箱只能是辅助，如果没有帮助人们形成垃圾分类的意识，那么这些智能设备的价值就得不到体现，最终将会成为社区里的摆设。另外，过度依赖专业公司推动垃圾分类的现象也要引起警觉。市场化有助于加快垃圾分类进度，降低分类成本，便于监管考核，虽然在短期内能够取得一些成效，但弱化了政府和居民履行垃圾分类的责任，成为二次分拣代替分类，垃圾分类就处于“政府出钱、居民旁观、企业分类、交差了事”的尴尬境地。[②] 这样做既增加了垃圾分类成本，加大了财政投入，还对社会主体参与产生了挤出效应，抑制了居民自觉分类行为的养成，不利于城市精细化管理、基层社会治理和居民垃圾分类文明习惯的养成。

---

① 《关于贯彻〈北京市生活垃圾管理条例〉实施情况的报告（书面）》，北京市人大常委会网站，http://www.bjrd.gov.cn/zyfb/bg/202101/t20210116_2221229.html，最后访问日期：2021年5月27日。

② 常纪文、赵凯、侯允：《在全国依法科学有效推进垃圾分类的建议》，《环境保护》2020年第22期。

（四）协同性隐忧

从社会治理角度来看，社区垃圾治理是党建引领下的多元共治。具体而言，街道协调指导和监督垃圾分类，为公众教育活动寻求政策、平台和资金支持；社区党委牵头成立工作小组，制定垃圾分类实施方案，明确各项任务的时间节点；居委会管理责任分工、指导人员配置；物业是第一责任人，落实工作方案、建立台账和完善垃圾分类管理；居民作为执行主体，落实分类责任，监督企业行为；社会组织和志愿者为社区赋能，承担社区的驿站值守和公众教育的重任；第三方企业在垃圾回收、清运和其他数据称重记录上与街道社区开展合作。

目前垃圾分类是由“市—区—街道—社区”四级组织逐级推进的。有的街道在推行垃圾分类的过程中，单凭街道政府一己之力，大包大揽，单打独斗，超负荷运转，较多地发挥政府单一主体功能。从人员配置和工作职责来看，街道和社区很少有专职负责垃圾分类的工作人员，基本上是身兼数职，一人承担宣传、教育、推进和监督等多项工作，往往力不从心，更无法保证分类效果。[①] 有些街道从干出政绩出发，只顾层层传导压力，出现“上热下冷”的现象，如社区在开展垃圾分类的过程中，物业的推进工作仍处于“爬坡期”，业委会、物管会在实际工作中的作用尚待逐步发挥；桶前值守人员在现场指导和督促居民做好分类，个别守桶人员却光站着看，不指导，出工不出力。以上问题反映出，在推进垃圾分类的实践进程中，部分街道社区并不能精准围绕“导航性政府”的功能性定位，没有形成社会多元力量的治理合力，必将制约垃圾分类治理工作的长远发展。

四　进一步完善北京市垃圾分类工作的对策建议

目前，北京的生活垃圾分类正逐渐从高强度投入的“攻坚战”向常态

① 董飞、扶漪红、吴笑天、彭小玲：《城市生活垃圾分类治理：现实困境与实践进路》，《城市发展研究》2021 年第 2 期。

长效制度化的“持久战”转变。垃圾分类工作不可能一蹴而就，贵在久久为功，在常态化下持续推进垃圾分类比攻坚期更需要智慧和实打实的措施。

（一）党建引领，促进社区治理绿色共同治理与精准治理

构建绿色、现代、智慧的居住环境，是社区建设的潮流和趋势。从目前垃圾分类的绿色治理现实情况来看，在诸多实践中，发挥社区基层和自治组织的党建引领作用，无疑是有效的途径，既抓住了当前垃圾分类的痛点和难点所在，也最大限度地发挥了党建引领在提升长效化、专业化、法治化等方面的优势，最终有助于把垃圾分类工作推向精准治理。

对于一些老旧小区和不达标的社区，可以借鉴北京防疫期间街道干部下沉到社区这一工作机制，将干部下沉形成的一些好经验、好做法用于垃圾分类工作之中，组织物业、业委会和居民代表，根据每个小区的实际情况，商讨小区垃圾分类工作方案，找准突破口，督促激励物业服务企业落实好生活垃圾分类管理人的相关责任，抓住切入点，协同推进住宅小区生活垃圾分类。对于一些达标的社区，建议成立垃圾分类联席会议制度，从而确保垃圾分类成果的长久性。联席会议以物业、社区居委会、各楼组长及党员为主要成员，进一步强化居委会—楼组长—居民的基层治理网络，以生活垃圾分类事务居民征询制度和协商议事制度为抓手，由党员做表率带头继续保持家庭垃圾分类行为，继续发扬“垃圾分类党员义务宣传员”，以“一党员一栋楼”带动社区居民共同参与的持续热情。

（二）久久为功，持续宣传和监督垃圾分类活动

在实施垃圾分类的一年中，市民分类意识逐渐提高。但是，随着时间的推移，有些小区垃圾分类工作似乎有所松懈，“我分他不分”“今分明不分”现象又有抬头趋势，存在让这项“关键小事”出现“虎头蛇尾”的可能。“混投没人管，就没了心气儿”，将慢慢蚕食居民参与垃圾分类的热情。北京垃圾分类要有首善标准，持续有力宣传和监督是关键，要不断保持在常态

化中继续加把劲。[①]

下一阶段，北京市在持续加大对垃圾分类的宣传和监督活动中，一是要继续保持前期在提升知晓率和支持率上的宣传力度，利用电视、广播、户外公益广告等传统手段，更新微博、微信等新媒体的宣传内容，扫清垃圾分类知识盲区，把垃圾分类的信息内容和价值信念，全方位密集传达到社会不同群体。二是要打造既具有宣传意义又能展示成果的全过程体验式课堂。从前期主要对垃圾分类的意义和如何进行垃圾分类的宣传，增加废弃物创意互动以及垃圾分类的投放、收集、运输和处理全过程参观与体验等，并让这些体验课堂尽快进入中小学及幼儿园的垃圾分类知识课程。三是相关部门要以暗访形式，分别针对核心问题组织专项督查，如城管部门可以对“垃圾分类设备装置”“垃圾分类工作方案”、民政部门对“业委会物管会运行实效”“分类习惯保持”、商务部门对“垃圾源头减量”“可回收物回收”、教育部门对“垃圾分类课程”“垃圾分类课外活动”等开展专题检查，随时收集发现的问题，形成常态化监督机制。

（三）着眼减量，形成崇尚低碳生活的社会约束

发达国家进行垃圾治理的一个重要经验在于明确垃圾的优先处理次序，其中源头减量即预防废弃物产生被赋予了最优先次序。我国推行的“无废城市”建设方案中指出，“无废城市”是一种先进的城市管理理念，旨在最终实现整个城市固体废物产生量最小，资源化利用充分、处置安全的目标，这明确了我国的垃圾分类治理的优先思路应在于“无废”。因此，垃圾分类更应该注重从源头开始崇尚低碳生活，这样也能大大减轻垃圾分类的压力。

源头减量是做好垃圾分类的重要途径，是一项需要整体谋划的行动。北京市下一步要着眼向源头减量倾斜，将“倡导绿色低碳生活，推进垃圾减量”的理念融入垃圾分类的宣传活动之中，彻底改变社会心智模式以促成低碳行为的演变，从而形成崇尚“绿色低碳生活”的社会心理。同时，聚

---

① 本刊特约评论员：《垃圾分类是一场持久战》，《前线》2021 年第 1 期。

焦重点行业和关键环节，形成社会约束。践行“光盘行动”，鼓励旧货交易，加强厨余垃圾控水控杂。围绕农产品产销的各个环节，大力推广净菜上市和净菜进场，并提升菜市场的粗加工能力；加大限塑令的执行力度，要求宾馆饭店不可主动提供一次性餐具和洗漱用品等；商品销售、快递、电商平台等企业应减少过度包装，禁止或限制部分一次性塑料制品生产、销售和使用；电子及快递行业要推行绿色包装和减量包装，推广原发包装和瘦身胶带等，所用纸箱要采用优化的设计。①

（四）聚焦重点，优化资源配置和资金使用效力

垃圾分类是一项公益事业，也是一项民生工程。要本着“利旧、节约”的原则，建立与垃圾产生量相匹配的分类收运、处置体系，准确把握垃圾增量与处理设施建设保障的平衡，科学安排处理设施建设进度和区域布局，促进资源的有效共享和合理配置。既需要做好配套设施的配比跟进，又需要做好对资金的精细化管理。既要防止运行处理体系“吃不饱”，又要防止处理能力不足导致清运不及时，从而削弱居民参与垃圾分类的积极性。

下一步，北京市在资源配置上应聚焦年轻人、上班族、租住户等重点人群，以及老旧小区等重点区域，小门店、小餐饮等重点单位，强化精准宣传和指导、城管执法进社区等有针对性、实效性、持续性的措施，促进居民自主分类。在分类投放基础设施上，在现行分类驿站和固定桶站达标基础上，增设洗手、洗桶、排污、摄像监控等功能，方便日常管理。加快补齐回收点、中转站、分拣中心的设施短板。为了防止徒增垃圾分类成本，建议各街道社区禁止采购豪华设备，防止以其替代对文明行为的培育。要尽快修订北京市新建改建居住区公共服务设施配套建设指标等政策文件，将分类驿站和桶站建设纳入新建居住区配套设施定额标准。

① 董丽丽：《北京垃圾分类工作现存问题与对策建议》，《再生资源与循环经济》2021 年第 2 期。

（五）奖罚并举，规范执法推进垃圾分类工作

随着社区居民生活垃圾分类文明习惯的整体养成和垃圾分类工作的深入推进，过去一年来实施的“柔多刚少”政策措施要逐步向刚性过渡。过于柔性的政策在一定程度上阻碍了垃圾分类强制约束力的形成。纵观全球，即使在发达国家，国民自觉垃圾分类行为也是通过严格的惩处机制形成的。[①]同时，对长期坚持生活垃圾分类投放的家庭与小区予以一定的奖励，激励与约束并举，以更好地建设节约型与环境友好型社会。

北京市下一步应在以下三个方面强化探索。一是发挥科技支撑作用，建立覆盖“全品类、全行业、全过程”垃圾分类的数字化业务现场，形成完整数据闭环，实现垃圾分类的精细化监管，为后期建立收费机制与执法提供依据。二是探索生活垃圾计量收费机制，适时调整非居民单位厨余垃圾收费价格，践行“多排放多付费、少排放少付费，混合垃圾多付费、分类垃圾少付费”的基本理念，运用市场机制、经济手段倒逼源头减量。三是依据《条例》健全垃圾分类日常执法检查机制，制定生活垃圾分类执法规范化流程，按照统一的执法案由、执法依据和执法标准，完善执法文书。

---

① 郭施宏、陆健：《城市环境治理共治机制构建——以垃圾分类为例》，《中国特色社会主义研究》2020 年第 Z1 期。

B.4

北京市构建自然保护地管理体系的对策建议

王军　武军*

摘　要：北京市的自然保护地占市域面积的22.4%，基本覆盖了全市最核心、最珍贵、最精华的自然资源。从全市自然保护地建设进展来看，一是初步建立了自然保护地制度体系，二是加强了各类自然保护地的生态修复，三是提升了自然资源保护管理能力，四是率先建立了生态补偿机制，五是扩大了各类保护地的生态影响力。北京市自然保护地体系存在的突出问题是，顶层设计缺失，管理体制不顺，空间设置零乱，制度建设滞后，保护利用冲突。有鉴于此，在构建全市自然保护地管理体系方面要做好以下几项工作：加强顶层设计，加快构建科学合理的空间管控体系；创新体制机制，加快构建集中统一的保护管理体制；坚持生态优先，加快构建共建共享的发展建设机制；夯实基础保障，加快构建支撑有力的齐抓共管格局。

关键词：自然保护地　生态建设　生态安全

* 王军，北京市园林绿化局研究室主任，主要研究方向为园林绿化政策、生态建设等；武军（通讯作者），北京市园林绿化局研究室副主任，高级工程师，主要研究方向为园林绿化政策、生态建设等。

自然保护地是国土空间中最精华、最珍贵的自然生态空间，是生态建设的核心载体、中华民族的宝贵财富、美丽中国的重要象征，也是实施生态保护战略的重要基础、提供生态产品的重要来源、实现城市可持续发展的重要依托，在维护国家生态安全中居于首要地位。加快构建自然保护地体系，对于保持首都生态平衡、维护生态安全、科学保护利用自然资源、加快建设国际一流和谐宜居之都具有重要意义。

一　北京市自然保护地基本情况

北京市的自然保护地建设，从1981年试点建立百花山、松山自然保护区开始，经过40年的发展，已经建立起类型丰富、功能多样的各级各类自然保护地79处，在保护生物多样性、保存自然遗产、改善生态环境质量和维护首都生态安全等方面发挥了重要作用，使本市90%以上重点野生动植物及栖息地得到了有效保护。

（一）全市自然保护地分布情况

目前，北京市有各类自然保护地共计79处，面积为5094.56平方公里，实际覆盖面积为3674.1平方公里，占北京市域面积的22.4%，基本覆盖了全市最核心、最珍贵、最精华的自然资源。北京市自然保护地可以作以下几种划分。

一是按类型划分，主要包括自然保护区、风景名胜区、森林公园、地质公园、湿地公园5类。其中自然保护区21处，面积为1383.47平方公里，占保护地总面积的27.2%；风景名胜区11处，面积为1953.55平方公里，占保护地总面积的38.3%；森林公园31处，面积为966.24平方公里，占保护地总面积的19.0%；地质公园6处，面积为767.87平方公里，占保护地总面积的15.1%；湿地公园10处，面积为23.43平方公里，占保护地总面积的0.5%（见表1）。

表 1　北京市自然保护地统计

单位：处，平方公里

类型	数量	国家级数量	市级数量	区级数量	面积
自然保护区	21	2	12	7	1383.47
风景名胜区	11	3	8	—	1953.55
森林公园	31	15	16	—	966.24
地质公园	6	5	1	—	767.87
湿地公园	10	2	8	—	23.43
总计	79	27	45	7	5094.56

资料来源：北京市园林绿化局。

二是按级别划分，主要包括，国家级自然保护地 27 处，面积为 2188.37 平方公里，占保护地总面积的 43.0%；市级自然保护地 45 处，面积为 2506.3 平方公里，占保护地总面积的 49.2%；区级自然保护地 7 处，面积为 400.3 平方公里，占保护地总面积的 7.9%。

三是按所属行政区域划分，79 处自然保护地主要分布在 12 个区。其中延庆区 16 处，面积为 1040.47 平方公里；房山区 13 处，面积为 1105.2 平方公里；门头沟区 14 处，面积为 696.19 平方公里；密云区 10 处，面积为 574.49 平方公里；怀柔区 9 处，面积为 628.59 平方公里；平谷区 6 处，面积为 576.25 平方公里；昌平区 5 处，面积为 376.01 平方公里；海淀区 3 处，面积为 33.73 平方公里；大兴区 3 处，面积为 12.46 平方公里；顺义区 2 处，面积为 25.34 平方公里；丰台区 1 处，面积为 9.14 平方公里；石景山区 1 处，面积为 16.49 平方公里。

（二）全市自然保护地建设进展情况

一是初步建立了自然保护地制度体系。依据自然保护地相关法律法规，北京市先后制定了涵盖自然保护地在内的《北京市绿化条例》《北京市森林资源保护管理条例》《北京市湿地保护条例》《北京市野生动物保护管理条例》等一系列地方法规，制定了百花山自然保护区和松山自然保护区管理暂行规定、地方级自然保护区调整管理规定等，规范了各类自然保护地的建设与管理。

二是加强了各类自然保护地的生态修复。北京市先后实施了三北防护林、太行山绿化、京津风沙源治理、两轮百万亩造林等一批重大生态工程，各类自然保护地的生态承载力明显提升。全市森林覆盖率由1981年设立自然保护区试点时的12.8%提高到2020年底的44.4%，提高了31.6个百分点；全市林地面积由1981年的29.3万公顷提高到2020年的108.46万公顷，增加了79.16万公顷；全市湿地面积达到5.87万公顷。

三是提升了自然资源保护管理能力。北京市园林绿化局先后成立了林业保护站、野生动物保护和自然保护区管理站、野生动物救护中心、林业勘察监测等专业部门，发展了116支2800余人的专群结合的森林防火队伍，全面加强了各类自然保护地森林防火、林木有害生物防治、野生动物救护、生态监测等基础设施建设。同时，根据不同时期的生态形势和资源保护状况，开展了“绿卫”“绿盾”“天网”等一系列影响大、力度大的专项行动，严厉打击了破坏自然保护地林木和野生动物资源的违法行为。

四是率先建立了生态补偿机制。北京市委、市政府在全国率先建立了山区生态林管护补偿机制及生态效益促进发展机制，对包括自然保护地在内的全市农村集体生态林进行补偿。从2014年开始，全市生态公益林统一纳入了森林保险，实行全市统保。平原地区围绕推进百万亩造林工程，制定了土地流转补助政策。

五是扩大了各类保护地的生态影响力。依托各类自然保护地的森林资源，结合“国际森林日”“世界野生动植物日”“北京湿地日”等纪念日，广泛开展形式多样、丰富多彩的生态科普文化活动，大力弘扬生态文明新风尚。推出森林音乐会、森林文化节等一批品牌文化活动；积极引进森林疗养、森林体验教育等国际先进理念，建成了八达岭森林体验中心，并在西山、松山等地建立了一批森林文化和体验教育示范区。百花山国家级自然保护区与美国仙那度国家公园签署了姊妹园区合作框架协议。

二　北京市自然保护地体系存在的突出问题

（一）顶层设计缺失

一是缺乏统一的空间发展规划。自然保护地的设立大多是由部门主导、地方自下而上申报建立，其产生过程没有经过系统的规划，囿于地方分割、部门分治的现实，顶层设计不完善，导致自然保护地片段化、破碎化、孤岛化严重，没有形成要素完整的自然生态系统，全市重点野生动植物及栖息地没有得到全面保护。同时，由于没有统一的自然保护地规划，随着经济社会的快速发展，人为干扰加剧，部分野生动植物栖息地质量明显下降。二是缺乏统一的发展策略。在全市 79 处自然保护地中，目前还有 9 处没有编制总体规划，这些自然保护地的建设和管理基本处于停滞状态，保护地内的自然资源得不到有效保护。已编制规划的保护地，在落实规划方面也基本上流于形式。一些地方无视自然保护地规划的严肃性和权威性，不按规划进行建设，对在自然保护地内实施的一些重大项目，存在多头审批、违规审批等突出问题。三是缺乏统一的管理主体。生态环境部门负责自然保护区的综合管理，园林绿化部门负责林业类型自然保护区、风景名胜区、森林公园的管理，规划自然资源部门负责地质公园、矿山公园的管理，农业农村部门负责水生野生动物保护区的管理，水务部门负责水利类型保护区的管理，造成“九龙治水”“七虎镇山”，资源分割、各自为政。虽然北京市在进行机构改革过程中明确了园林绿化部门的管理主体职责，但是由于保护地体系涉及面广、各方面情况复杂，目前市级层面还缺乏强有力的综合协调机构，致使工作推进十分困难。

（二）管理体制不顺

一是管理机构不健全。全市 79 处自然保护地普遍存在机构少甚至无机构的情况，有编办批复的机构仅为 33 处（有编制 15 处、无编制 16 处、议事协调机构2处)；无批复的机构有46处，多由其他部门代管，甚至有的保护地由企业进行管理。二是管理和专业技术人员短缺，15个专管机构共有编制332人，实际在岗278人，其中中级以上职称人员仅占在编人员的10.6%。三是保护地保护级别与管理主体层级不匹配。对于同一级别的保护地，有的是市级部门管理，有的是区级部门管理；有的是事业单位管理，有的是企业经营管理；有的机构是处级，有的机构是科级。比如，房山区蒲洼市级自然保护区管理机构为处级，而拒马河水生野生动物自然保护区管理机构为科级。四是履职尽责不到位。多数风景名胜区管理机构在管理范围上没有涵盖全域资源，仅涉及核心景区或景点，实际管辖范围平均只有批复面积的18%，有82%的面积没有纳入统一管理范围。还有一些自然保护地只设置了管理机构，安排了管理人员，但没有实际履行管理职责。

（三）空间设置零乱

由于各类自然保护地长期分属不同部门管理，保护对象、目标和规范体系多样，形成了“山一块、林一块、水一块”的地域分割局面，功能定位不清，没有形成合理完整的保护地空间布局。一是面积交叉重叠。全市各类自然保护地面积为5094.56平方公里，重叠面积为1420.47平方公里，重叠率达27.9%。从类型来看，主要是风景名胜区与自然保护区、森林公园、地质公园之间的重叠；从区域来看，主要集中在平谷、密云、延庆、房山、门头沟5个区，其中密云区云蒙山区域最为典型，该区的云蒙山风景名胜区与云蒙山自然保护区、云蒙山森林公园、五座楼森林公园、云蒙山地质公园重叠面积达162平方公里。二是覆盖范围不全。目前，全市的自然保护地只分布在12个区，而存在大量自然资源的通州、朝阳还没有一块自然保护地，这显然与生态城市建设的目标不符。同时，近年来北京市在平原地区先后实施了绿化隔离地区绿化、两轮百万亩造林工程，形成了大规模的生态资源，建立了一批滨河森林公园和郊野森林公园，但这些宝贵的资源还没有纳入各类自然保护地的范畴。三是地域权属不清。由于各类保护地是在20世纪八九十年代抢救式设置的，很多自然保护地把部分村庄、建筑设施、个人承包地等划入核心区和缓冲区，不仅造成各种土地权属争议，自然资源资产所有权、使用权、管理权、收益权混乱，而且导致人为活动频繁，管理十分困难。据统计，目前自然保护地内大约存在 47 个乡镇、350 个行政村。比如，密云区云峰山自然保护区内涉及 7 个行政村 4584 户居民 7280 人。由于人为干扰等因素，北京地区部分野生动物、药用价值高的野生植物，以及较具观赏价值的保护植物（主要为兰科）的数量呈下降趋势，一些种类已绝迹或分布区限制在极其狭窄的范围内。

（四）制度建设滞后

一是地方性法规不健全。由于各部门执行的上位法各有不同，造成各类保护地执行的相关法规标准不一、政策不一、各行其是。同时，全市还没有按照"一区一法"的要求，对自然保护区、风景名胜区、森林公园等各类保护地制定专门的地方性法规，只对个别特定区域做了具体规定。二是自然保护地执法权力分散。自然保护地内的非法开矿、修路、筑坝、建设造成生态破坏的执法权由生态环境综合执法部门行使；野生动植物保护、侵占林地、破坏森林、滥伐林木等违法行为由园林绿化部门行使；水生野生动物保护和水环境执法等由农业和水务部门行使，造成一块保护地内多头执法，多头管理。三是区级主管部门没有执法队伍。各区园林绿化部门是自然保护地管理的主体，其行政执法工作目前由森林公安机构行使。但是，随着下一步森林公安队伍转隶，区级园林绿化行政执法队伍普遍缺失，无法及时有效查处自然保护地的违法行为。四是相关政策需要健全完善。在保护政策方面，现有的政策过多强调资源的严格保护，合理开发利用相对不足；在补偿政策方面，对集体所有自然资源的补偿还存在撒芝麻、普惠制的做法，没有做到突出重点、分类施策。

（五）保护利用冲突

一是部分自然保护区旅游开发过度。比如，在房山区拒马河水生野生动物自然保护区，核心区和缓冲区存在大量的游船、竹筏等旅游行为，目前该保护区内仍有“绿盾”行动中查出的70个问题点尚未整改，主要涉及旅游设施和新增加的建筑物。在延庆区金牛湖湿地自然保护区，北京龙湾国际露营公园有181万平方米土地、26处旅游设施位于保护区内，占保护区面积的14.84%，与自然保护区的定位严重不符。二是风景名胜区管理与经营不分。有的区和乡镇政府将风景名胜区事业等同于旅游产业，甚至以旅游管理代替风景名胜区管理。目前全市有72%的风景名胜区由企业管理，有80%的村镇集体将风景名胜区内的土地承包或租赁给企业开展旅游经营。经营的利润由企业支配，必然无法保证公益性风景资源的保护投入。三是社会公众参与不足。在自然保护地建设发展过程中，缺乏当地农村社区的有效参与，忽视了当地公众的利益，导致群众对自然保护地的认知程度较低，甚至很多村民不知道有自然保护区的存在，这必然造成对保护管理不理解、不支持。同时，一些旅游开发企业获得自然资源的开发经营权后，不考虑当地群众的利益，甚至把他们拒之门外。由于当地群众没有分享到自然资源利用带来的利益，没有获得参与开发的机会和补偿，甚至减少了收入，部分群众对自然保护地管理存在严重的抵触心理。

三　构建全市自然保护地管理体系的对策建议

（一）加强顶层设计，加快构建科学合理的空间管控体系

一是抓紧制定政策文件和总体规划。一方面，全面落实中办、国办印发的《关于建立以国家公园为主体的自然保护地体系的指导意见》，在深入摸底、调查评估、找准问题、理清思路的基础上，抓紧制定贯彻意见，作为全市构建自然保护地体系的重要指导性文件，明确总体思路、发展目标、相关政策和体制机制。另一方面，抓紧编制全市自然保护地体系总体规划，进一步明确全市自然保护地体系的发展原则、类型划分、空间布局、管控标准等，充分发挥总体规划的刚性约束作用。同时，各个单独类型的自然保护地经批准设立后必须同步编制总体规划，严格明确保护地的

范围、性质、类型、发展方向和发展目标，明确保护地生态修复、保护管理、生态监测、农民就业、科研教育等各项政策措施，实现保护地管理的规范化和标准化。

二是科学划定自然保护地类型，逐步形成以国家公园为主体、自然保护区为基础、各类自然公园为补充的自然保护地分类系统。特别是要将生态功能重要、生态系统脆弱、生态文化价值突出、自然生态保护空缺的重点区域，以及近年来全市通过实施两轮百万亩造林形成的大尺度森林资源，作为重要的自然生态空间，统筹纳入保护地体系，做到应保尽保，让各类自然保护地成为首都的生态骨架和绿色本底，成为支撑首都生态文明建设的空间载体和“四梁八柱”。统筹京津冀协同发展，按照国家统一部署，科学合理确定北京设立国家公园的数量和规模。

三是整合优化现有的各类自然保护地。按照国家相关规定，抓紧制定全市保护地整合优化方案，重新优化边界范围和功能分区，形成新的保护地。当前重点推进密云云蒙山、平谷黄松峪、门头沟百花山、房山十渡和拒马河等保护地的归并整合优化，各自形成规模较大的自然保护区。同时，各类保护地经批准设立后，要按照相关工作规范要求，及时进行勘界立标并建立矢量数据库，在重要地段、重要部位设立界桩和标识牌。

（二）创新体制机制，加快构建集中统一的保护管理体制

一是统一各类保护地机构设置。实施自然保护地统一设置、分级管理、分区管控，理顺现有各类保护地管理职能，提出北京市自然保护地设立、晋（降）级、调整和退出规则。中央直接管理和中央地方共同管理的保护地由国家批准设立，地方管理的保护地由北京市政府批准设立，并按照授权由市、区两级园林绿化部门统一管理，其他部门不得自行设立新的自然保护地类型。

二是积极推进自然资源资产确权登记，明确各类自然保护地土地使用审批权归北京市政府所有。

三是差别化管控各类自然保护地。根据自然保护地的生态重要性和生态

脆弱性，对各类保护地进行合理分区。自然保护区划分为核心保护区和一般控制区，核心保护区要具有较大面积，确保主要保护对象安全，维持和恢复珍稀濒危野生动植物种群数量以及赖以生存的栖息环境，原则上严格禁止人为活动；一般控制区内的人为活动，要严格限制在科学研究、生态教育、自然体验、生态旅游等方面。自然公园原则上按一般控制区管理，限制人为活动。各类自然保护地要科学计算人为活动的最大承载量，限制进入人数，规范游人行为，研究制定人为活动负面清单。

（三）坚持生态优先，加快构建共建共享的发展建设机制

一是切实加大自然保护地建设。坚持自然恢复为主、人工措施为辅，实施森林质量精准提升工程，分区分类开展受损自然生态系统修复。在保护优先的前提下，加大森林抚育管理、栎类树种的补植补造，促进山区森林尽快形成健康稳定的生态系统。借鉴国内外先进经验，把河流水系、重要道路建成野生动物迁徙的生态通道，加大新造林与原有林的有机衔接，构建大尺度互联互通的森林生态系统。大力加强各类保护地野外保护站点、巡护路网、监测监控、应急救灾、森林防火、林业有害生物防治和疫源疫病防控等保护管理设施建设，利用高科技手段和现代化设备促进自然保育、巡护和监测的信息化、智能化。各类保护地实施的生态修复和建设项目原则上全部由自然保护地管理机构统一管理。

二是分类有序解决历史遗留问题。对自然保护地进行科学评估，将保护价值低的建制城镇、村或人口密集的区域、社区民生设施等调整出自然保护地范围。根据北京实际，山区各类自然保护地内的村庄，除市政府确定的搬迁范围内的村进行搬迁外，其他村庄建议暂不搬迁，可制定负面清单，规定允许开展的生产活动。平原区自然保护地内建设的各类建筑物，要严格按照保护地管理措施，加快整改；依法清理自然保护地内的工业建设项目，采取分类处置方式促使其有序退出。

三是创新自然资源利用方式。按照标准科学评估自然资源资产价值和资源利用的生态风险，明确保护地内自然资源利用方式，规范利用行

为。改革调整现有的山区生态林管护补偿和生态效益促进发展机制，对于保护地内的集体生态林，按照不同保护级别实行差异化补偿；对保护地内的集体和个人所有的商品林，地方政府可依法自主优先赎买；对于保护地核心区内的退耕还林地、一般耕地，建议纳入新一轮百万亩造林工程，基本农田要调整出核心区范围。建立健全各类保护地特许经营制度，制定相关管理办法，鼓励原有居民以土地、林权、产品为纽带，参与特许经营活动，维护原有居民权益，实现多元化保护。目前自然保护地内存在的以不同方式开展的旅游活动，如符合自然保护地规划，可继续进行。

（四）夯实基础保障，加快构建支撑有力的齐抓共管格局

一是坚持高位推动。建立自然保护地体系是党中央推进生态文明体制改革的重大举措，涉及面广、政策性强，各方面情况十分复杂，是一项系统工程，需要各级党委和政府统一领导、高位推动，各区、各部门分工协作，形成合力。建议把自然保护地体制改革纳入北京市委深改委和北京市委生态文明委的重大改革事项，尽快成立由市领导牵头抓总的市级综合协调机构，发改、财政、机构编制、规划自然资源、生态环境、住房建设、人力社保、农业农村、水务、园林绿化等相关部门参加，根据各自职责，抓紧从规划编制、体制机制、归并整合、权属关系、政策支撑、执法监管等层面加强深入研究，制定出台配套政策，为北京市建立自然保护地体系提供有力支撑。各区党委和政府要切实担负起相关保护地建设管理的主体责任，建立统筹推进自然保护地体制改革的工作机制，将自然保护地发展和建设管理纳入地方经济社会发展规划。

二是完善法规制度体系。自然保护地的政策法规涉及多个学科和领域，其制度设计既要符合自然规律，又要体现法律属性。根据国家相关法律法规的立法进度，积极稳妥推进相关法律法规的立改废，适时制定《北京市自然保护地管理条例》，制定完善自然保护区和各类自然公园法规体系。对于生态功能特殊、地理区位重要的国家级自然保护地和具有世界影响的保护

地，要积极探索“一园一法”“一区一法”“一地一法”，实现精准保护、最严格保护。

三是建立以财政投入为主的多元化资金保障体系。市区两级财政要全额保障各类自然保护地的生态修复、资源保护、生态监测、科研教育等基础设施建设，全额保障管理机构的运行和管理费用，并按保护地规模和管护成效加大财政转移支付力度。建立完善森林保险、野生动物肇事损害赔偿、野生动物伤害保险等制度。鼓励金融和社会资本出资设立自然保护地基金，对自然保护地建设项目提供融资支持。鼓励社会资本以特许经营方式投入自然保护地的保护和生态修复。

四是强化科技人才支撑。建立自然保护地科研平台和基地，加强对关键领域和重大问题的科研攻关；建立完善各类自然保护地标准化技术支撑体系。充分借鉴国际先进经验，积极参与自然生态系统保护国际合作，鼓励北京市自然保护地与国际相关保护地建立交流机制。要强化保护地人才培养。自然保护地大多处于偏远封闭的山区、林区，建议适当放宽保护地专业技术职务评聘条件，并积极引进急需的管理和技术人才，努力建设一支高素质、专业化的科技人才队伍。

健康社会篇

Healthy Society

B.5

疫情防控常态化时期社区治理的理论演进与实践路径

冯 浩 侯春艳*

摘 要：社区作为国家治理体系的基层单位，是新冠肺炎疫情联防联控的第一线，在应对突发重大公共卫生事件的过程中发挥着举足轻重的作用，社区治理的优劣直接关系居民的生活健康。在疫情防控常态化时期，社区治理主要面临的挑战是，疫情使我国经济社会持续增长面临严峻挑战，经济增速放缓带来较大就业压力。疫情防控对我国传统社区管理模式和社区专业服务提出了挑战，对社区治理共同体建设提出了具体要求。治理的内涵是多元主体共治，社区治理的目标是构建社会资本。在疫情防控常态化时期，要优化社区治理路径，就要发挥党建引领作用，完善社区治理结构；加强社区队伍

* 冯浩，首都经济贸易大学公共事业管理系主任，博士，副教授，硕士生导师，主要研究方向为社会工作、社会治理；侯春艳，首都经济贸易大学行政管理专业硕士研究生。

建设，提高社工整体素质；强化科技手段应用，打造智慧社区。

关键词：　疫情防控常态化　社区治理　社会工作　志愿服务

新冠肺炎疫情的影响是深远的，从疫情突袭而至到逐步得到控制，中国付出的努力前所未有。在制度优势的加持下，我国逐渐形成疫情控制的制度化措施，积累了较为丰富的散发疫情控制经验，使疫情大体得到控制。疫情防控是社区治理体系和治理能力的一次大考。疫情发生以来，近400万名城乡社区工作者奋战在65万个城乡社区的疫情防控一线，平均6个社区工作者守护着一个社区，每名社区工作者面对350名群众。在疫情防控中，社区防控是重要的参与力量，起到了积极作用，从中也可以发现城乡社区作为基层社会治理创新的平台，从社会治理的维度对今后社区管理与社区服务提出了新的要求，即中国特色基层社会治理的体系应在疫情防控常态化时期得以创新与完善。

一　疫情防控常态化时期社区治理面临的挑战

2020年以来的新冠肺炎疫情必将深远地影响到我国经济社会生活的方方面面，其造成的影响也非短期可以消弭。而且，根据新冠肺炎病毒的特点，今后在相当长的一段时期内，我们可能都要面对不断散发的疫情，且疫情仍旧会对今后的经济社会全面发展造成负面影响。

（一）疫情使我国经济社会持续增长面临严峻挑战

新冠肺炎疫情对我国的经济发展产生了深远影响。在疫情严峻之时，工厂暂时停产、商业单位暂停营业、物流停摆等，构成了对我国经济发展的阻碍。在疫情防控常态化时期，我国经济面临危机与机遇并存的双重局面，如何更好地抓住机遇，恢复生产与消费是摆在我们面前的重点和难点问题。

最新数据显示，2020 年全年国内生产总值为 1015986 亿元，比上年实际增长 2.3%（见图 1）。从总量上来看，我国国内生产总值仍呈现增长趋势，但相较于前几年的增长速度来说，2020 年我国国内生产总值增长速度明显出现滑落现象，这些无疑不是受 2020 年这场新冠肺炎疫情的冲击和影响。对于拉动我国经济增长的“三驾马车”中起关键作用的消费来说，2020 全年全国居民人均消费支出 21210 元，比上年下降 1.6%，扣除价格因素，实际下降 4.0%。北京市 2021 年 1 ~ 4 月全市市场总消费额同比下降 13.9%，其中服务性消费下降 8.6%，实现社会消费品零售总额为 3693.4 亿元，下降 20.4%；2021 年 1 ~ 4 月全市居民消费价格同比上涨 0.2%。[①] 由此带来的消费不足问题使我国经济市场活力不足，出现了经济增长速度减缓的困境。

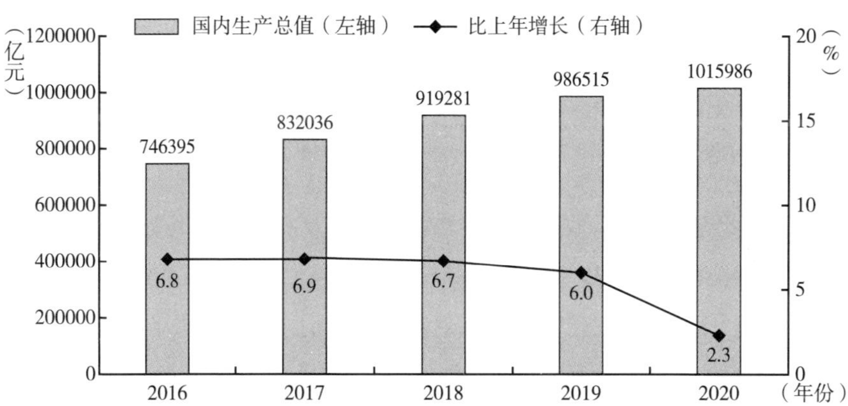

图 1　2016 ~ 2020 年国内生产总值及其增长速度

资料来源：《中华人民共和国 2020 年国民经济和社会发展统计公报》，国家统计局网站，http://www.stats.gov.cn/tjsj/zxfb/202102/t20210227_1814154.html，最后访问日期：2021 年 5 月 27 日。

① 《数读：2021 年 1 - 4 月全市居民消费价格同比上涨 0.2%》，北京市人民政府网站，http://www.beijing.gov.cn/gongkai/shuju/shudu/202105/t20210520_2394052.html，最后访问日期：2021 年 8 月 7 日。

（二）经济增速放缓带来较大的就业压力

根据第七次全国人口普查数据，2020 年全国总人口为 141178 万人。与 2010 年第六次全国人口普查的 133972 万人相比，增加 7206 万人，增长了 5.38%，年平均增长率为 0.53%（见图 2）。

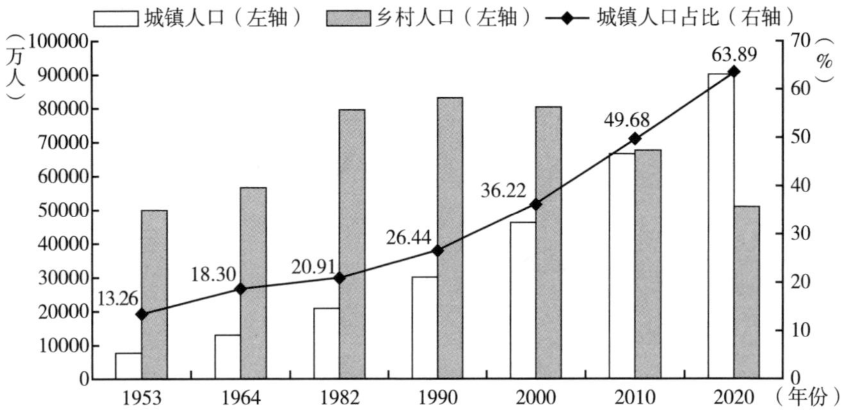

图 2　历次人口普查全国人口及城镇人口占比

资料来源：《中华人民共和国 2020 年国民经济和社会发展统计公报》，国家统计局网站，http://www.stats.gov.cn/tjsj/zxfb/202102/t20210227_1814154.html，最后访问日期：2021 年 5 月 27 日。

面对如此庞大的人口数量和人口增长速度以及农村人口不断向城镇转移的速度，如何解决就业问题、优化就业结构成为我国现代化发展面临的主要难题。疫情发生以后，我国第三产业的发展受到严重影响，许多服务业面临停产倒闭的风险。2020 年全年批发和零售业增加值为 95686 亿元，比上年下降 1.3%；交通运输、仓储和邮政业增加值为 41562 亿元，增长 0.5%；住宿和餐饮业增加值为 15971 亿元，下降 13.1%；金融业增加值为 84070 亿元，增长 7.0%；房地产业增加值为 74553 亿元，增长 2.9%；信息传输、软件和信息技术服务业增加值为 37951 亿元，增长 16.9%；租赁和商务服务业增加值为 31616 亿元，下降 5.3%。全年规模以上服务业企业营业收入比上年增长 1.9%，利润总额下降 7.0%。[①]

① 《中华人民共和国 2020 年国民经济和社会发展统计公报》，中国政府网，http://www.gov.cn/xinwen/2021-02/28/content_5589283.htm，最后访问日期：2021 年 8 月 7 日。

这些都突出表现为第三产业失业人数增加、失业率上升等问题，而较高失业率会导致社会不稳定。国家统计局数据表明，2020 年末，全国城镇调查失业率为 5.2%，城镇登记失业率为 4.2%，虽然低于 6% 左右的预期目标，但仍然需要引起高度重视。必须积极调整产业结构，优化就业规模。2020 年《政府工作报告》指出，下一步要继续强化就业优先政策，其中就包括拓宽市场化就业渠道，促进创业带动就业，推动降低就业门槛、支持和规范发展新就业形态、继续对灵活就业人员给予社保补贴等工作。

二　疫情防控常态化时期的社区治理问题分析

进入 21 世纪以来，我国的社区建设已经取得了十分重大的成就，以社区党委（党支部）、社区居委会为引领的社区管理模式已经基本形成。2020 年新冠肺炎疫情的突袭而至，使各级管理层意识到基层防控的重要性，“居家隔离”成为一种直接有效且简便易行的方法，各地以社区为单位进行疫情防控工作，近 400 万名城乡社区工作者奋战在 65 万个城乡社区的疫情防控一线，平均 6 个社区工作者守护着一个社区，每名社区工作者面对 350 名群众[①]，社区在疫情防控中主要承担了制定本社区防疫方案、信息网络建设、消毒隔离工作、组织防疫力量、开展网络化和地毯式管理的职能和角色。[②] 在社会治理的重心逐步向基层社会转移的过程中，也暴露出社区治理中存在的问题。

（一）疫情防控对我国传统社区管理模式提出挑战

疫情防控是社区治理体系和治理能力的一次大考。各地在社区采取严格防控措施，取得了积极成效，但也暴露了一些问题。

① 《民政部：近 400 万名城乡社区工作者奋战在 65 万个社区防控一线》，搜狐网，https：//www.sohu.com/a/371910932_ 428290，最后访问日期：2021 年 5 月 27 日。

② 王树民、邢祥鹤、林蓉蓉：《新冠肺炎疫情背景下社区防疫工作的现状及完善路径探究》，《广东行政学院学报》2020 年第 3 期。

新冠肺炎疫情肆虐使得社区治理暴露出三大矛盾：社区自治功能和代行行政职能的角色矛盾、行政应急管理规范性和社区治理随意性的矛盾、社区治理职能繁杂与社区工作水平不高的矛盾。[①] 新冠肺炎疫情防控对我国社区治理传统结构的挑战包括：疫情的扩散性与等级制权力结构之间的矛盾；疫情的弥散性与工具性治理单元之间的矛盾；过大的治理需求与社区层面治理资源短缺的矛盾。[②] 在疫情防控的实践背景下，标准化治理面临着“结构性”与“功能性”的双重脱嵌困境。[③] 对于新冠肺炎疫情引入事态的复杂性与传统社会治理结构之间的矛盾问题，笔者认为，我国现阶段的社会治理，不应该过于强调行政作用，应更加强调多元主体的作用，发挥基层社区治理的自治性功能，在继承街居制传统的基础上，利用社区平台，以党和政府制定的社会政策为指引，以专业社工服务为依托，以社会全体居民的需求为导向，最大化激发社会活力，完善“党政引导、社区主导、社会协同、公众参与、法治保障”的社区治理共同体。

（二）社区疫情防控对社区专业服务提出挑战

向德平、张坤指出，社会工作专业人才队伍作为重要的社会力量，在疫情防控中扮演资源链接者、服务提供者、教育者、心理疏导者、政策倡导者等多重角色，他们通过为服务对象链接社会资源、提供专业服务、开展宣传教育、进行危机介入、强化社会支持等方式，深度参与疫情防控，在疫情防控中发挥了重要作用。[④] 张军、刘雨指出，在新冠肺炎疫情期间，社区的“志愿者 + 社区社会组织”实务模式在防控疫情蔓延、平缓居民心态、链接

---

① 龚艳萍：《后疫情时代社区治理的优化路径——以湖北省荆门市浏河社区为例》，《党政干部论坛》2020 年第 6 期。

② 李钊：《复杂事态中的社区合作治理模式再造——基于疫情防控的分析视角》，《甘肃社会科学》2020 年第 3 期。

③ 范和生、郭阳：《标准化治理：后疫情时代基层社会治理的实践转向》，《学术界》2020 年第 11 期。

④ 向德平、张坤：《社会工作参与疫情防控的角色定位与实践方式》，《社会工作与管理》2021 年第 1 期。

生活物资等方面发挥了重要作用。①

北京市于2016年建立社会工作专业人才队伍建设联席会议制度，对全市社会工作专业人才队伍建设工作进行综合协调、宏观指导。截至2019年，北京市基层社区服务机构达到12128个、社区服务中心达到204个、城市便民利民服务网络数达到5454个，相比于2018年分别增长102.0%、100.5%、100%。截至2020年底，全市共有7.5万名社工专业人才、3.6万名持证社工、887家社工机构，全市社工人才队伍持续壮大。② 在新冠肺炎疫情防控中，全市社会工作人才队伍在疫情防控宣传教育、心理疏导、减压支持和陪伴支持、场所消毒清洁，以及配合街镇和社区开展联防联控、组织志愿服务、困难人群防疫援助和生活救助等方面提供了很多服务，发挥了积极作用。

在面对新冠肺炎疫情这类突发性公共卫生事件时，无论是专业工作者还是专业志愿者，都是基层社会治理不可或缺的主体力量。

（三）对我国疫情防控常态化时期社区治理共同体建设提出了具体要求

习近平总书记指出："社会治理是一门科学，管得太死，一潭死水不行；管得太松，波涛汹涌也不行。要讲究辩证法，处理好活力和秩序的关系。"③

疫情的来临凸显出共建共治共享的社会治理体系是目前亟须建设的科学制度。改革开放以来，我国社区发展经历了从居委会到社区制的变迁。社区具有复杂性、多样性和区域性特征，社区居委会作为群众性自治组织，没有行政事权，只能起到沟通协调作用。从实际情况来看，社区作为社会治理的基层单位，是一个功能聚合体，既体现社会控制，也体现社会参与，还要提

① 张军、刘雨：《新冠肺炎疫情防控中的"志愿者+社区社会组织"模式服务效力及其反思》，《天津行政学院学报》2020年第3期。

② 王琪鹏：《2023年北京市社会工作站街乡全覆盖》，《北京日报》2021年3月22日。

③ 《习近平关于全面建成小康社会论述摘编》，中央文献出版社，2016，第139页。

供社会服务与社会保障，承担这些功能的社区需要强大的物资保障与人力资源支持。所以，社区要将所有能使用的资源调配使用，将基层社区工作者、志愿者、社区社会组织、驻区单位等结合起来，作为社区治理的多元主体。

三　从治理到社区治理共同体的理论演进

（一）治理的概念内涵是多元主体共治

治理被广泛使用的译法是“governance”，早期出现时主要指国家管治，自20世纪60年代开始其内涵发生变化，不再局限于国家这一行为主体，也开始被应用于公共管理领域，后来被慢慢引申为当代语境下的社会治理。致使“治理”成为当下热门词语的外部原因，包括先进国家财政危机、市场化的意识形态、全球化、国家失灵、新公共管理的兴起。[①] 王绍光进一步归纳了其中的三个缘由：一是欧美发达国家需要进行角色调整以免于负担福利的高额成本，二是发展中国家希望通过转变国家的角色以扭转经济衰退的局面，三是全球化的来临需要国家做出角色调整。[②] 此后，“治理”进入了人们的视野，并于90年代形成研究热潮，学者们也热衷于反复将这一概念引入社会学、政治学和经济学领域之中。谢储键等探讨了“治理”潮流出现的缘由，认为是其概念本身所具备的特质满足实务运作过程中的关键需求以及符合学术研究过程中的高包容度。[③] 正视治理的高包容性，使许多学者热衷于界定治理概念的定义。治理理论的主要创始人之一詹姆斯·罗西瑙在其代表作《没有政府的治理》和《21世纪的治理》中，将治理定义为一系列活动领域里的管理机制，它们虽未得到授权，却能有效发挥作用。世界银行

① Jon Pierre, B. Guy Peters, *Governance, Politics and the State*, London: Palgrave Macmillan, 2000.

② 王绍光：《治理研究：正本清源》，《开放时代》2018年第2期。

③ 谢储键、张镫文、陈敦源：《台湾公共行政领域知识流动的研究：治理概念扩散与连接之初探》，《行政暨政策学报》2018年第66期。

也对治理进行了定义，将其界定为“一国在各个层次执行其经济、社会资源、权力的行为”。90 年代以后，随着全球化的发展，西方政治学家和经济学家赋予治理以新的含义。加拿大学者普伦普特里（Plumptre）等将治理定义为“引导社会与组织的艺术”，是一种责任能力（accountability）与回应能力（responsibility）的权力运作。治理包含正式的、非正式的或者非政府的机制，各色人等和各类组织都可以借助这个机制满足各自的需要。[①] 1995 年联合国全球治理委员会发表的《我们的全球伙伴关系》研究报告指出，治理是各种公共或私人的个人和机构管理其共同事务的诸多方式的总和，治理的范围已从国家治理的概念扩展或转移到社会治理的领域，包括公、私部门以及志愿部门都参与治理的运作。治理的特征表现在过程性、过程的协调而非控制、涉公私部门、强调持续的互动等方面。[②] 王宗礼和李连军认为，学术界将治理理解为“国家中心主义”与“社会中心主义”。[③] 罗兹将治理划分为科层、市场、网络三种模式[④]，从三者比较中提出当代治理的差异，并指出在现实中通常被混合使用。

为了更深入地分析治理的特性，有些学者将治理与传统行政管理、新公共管理的不同之处进行了区分。萨拉蒙（Salamon）将“新治理”与“古典公共行政”进行比较，认为新治理代表许多社会问题的解决已不能单纯依靠公共部门，还包括与“第三者政府”等进行合作，公私部门之间的协调应该更加一致。[⑤] 这类观点与新公共管理的观点有些类似，但不同之处在

---

① Plumptre, Tim, John G., “Governance and Good Governance: International and Aboriginal Perspectives”, Institute on Governance, http://www.iog.ca/publications/govgoodgov.pdf, accessed 5-27-2001.

② 俞可平：《治理和善治引论》，《马克思主义与现实》1999 年第 5 期。

③ 王宗礼、李连军：《新中国 70 年中国特色政治发展道路及其理论超越》，《马克思主义理论学科研究》2019 年第 5 期。

④ Rhodes, R. A. W., “Foreword: Governance and Network”, in Gerry Stoker (ed.), *The New Management of British Local Governance*, New York: St. Martin's Press, 1999, pp. xii-xxvi.

⑤ Salamon, L. M., “The New Governance and the Tools of Public Action: An Introduction”, in L. M. Salamon (ed.), *The Tools of Government: A Guide to the New Governance*, New York: Oxford University Press, 2002.

于，新公共管理者对国家的作用看得较弱，而萨拉蒙的观点则强调了国家在治理中应发挥辅助和协调的角色，并非衰退或终结，而是通过转型镶嵌到社会网络之中。而且，“治理”有别于“新公共管理”，主要体现在其从政府结构之外寻求改革，朝向社会政治共同管理的架构发展。还有学者将治理与政府（government）、统治（governing）、统理（govern）等相近词进行比较。①

随着“治理”的不断发展，至今其概念仍缺一个公认的定义，甚至造成学者之间讨论的“治理”内涵存在截然不同之处。部分学者意识到其概念“含糊不清”②，或质疑“治理”为一个空洞的能指。③ 例如，王绍光开始反思治理本源，即追溯到亚里士多德、荀子对“治理”的见解。有学者认为，“治理”是“治国理政的方式、方法、途径、能力”④，而无关于政府是否民主⑤，无关统治变成治理（government to governance）⑥，也无关于政府角色的转型、弱化或是衰退，要将“治理”与西方的治理理论区别，不能混为一谈。

（二）社区治理的目标是构建社会资本

对治理概念的不同理解导致人们对社会治理、社区治理的理解也有不同，有的强调行政作用为主，有的强调多元社会主体治理。在社会治理概念被提出之前，社会管理这一概念更为普遍。王思斌认为，社会管理不同于任何其他管理，它既不只是对狭义社会生活的管理，也不等于

---

① 孙本初、钟京佑：《治理理论之初探：政府、市场与社会治理架构》，《公共行政学报》2005 年第 16 期。

② Jon Pierre, B. Guy Peters, *Governance*, *Politics and the State*, London: Palgrave Macmillan, 2000.

③ Claus Offe, “Governance: An ‘Empty Signifier’?”, *Constellations*, 2009, (16) 4: 550 - 562.

④ 王绍光：《治理研究：正本清源》，《开放时代》2018 年第 2 期。

⑤ Fukuyama, F., “What is Governance?”, *Governance*, 2013, 26 (3): 347 - 368.

⑥ Rhodes, R. A. W., “The New Governance: Governing without Government”, *Political Studies*, 1996, (44) 4: 652 - 667.

对国家行政事务的管理和社会行政事务的管理，社会管理的对象是社会——它可以是整个国家，也可以是某个社区。[①]这种概念更强调行政作用。而谈到社会治理，几乎所有学者都认同社会治理强调的是一种协商合作的治理。

（三）从管理到治理——我国社区治理的发展历程

从社会治理到基层社会治理，再到社区治理概念的推广，其背景是随着“单位制”解体，需要社区这样一个主体来承接对社会个体的微观管理过程中出现的各种问题。新中国成立以来逐步确立的“单位制”管理体制，在一定的历史时期内与计划经济体制相匹配，为城市居民提供了各种资源。随着改革不断深入，“单位制”逐渐解体，从传统单位中转移出来的社会职能需要有基层来承接。于是，2000 年以后，我国在居委会的基础上开始建立社区制，单位人逐渐转变为社会人、社区人，人们更多的要靠市场和社区，而不完全靠单位来解决生活问题。

我国社会治理重心向基层转移经历了不同阶段，学者们对社会治理发展历程的研究也存在不同立场和角度。对应于社会治理的发展历程，王宗礼、李连军把新中国成立 70 年来基层社会治理的演进历程主要划分为“社会管制、社会管理、社会治理”三个阶段。[②] 这与朱涛对社会治理历程划分的时间节点极为相似。无论划分方式如何，社会治理、基层社会治理的发展变化，都有其内在演化逻辑以及在演化甚至未来发展过程中要坚守的原则和底线。这也为社会组织参与社会治理带来了实践平台和政策空间。笔者认为，在面临突发公共卫生事件时，我们应更加注重思考如何让各方参与主体充分贡献其资源和能力，通过相互合作和分工来实现社区治理目标，构建多元参与的社区治理机制。

---

① 王思斌：《社会管理初论》，《社会科学研究》1992 年第 6 期。

② 王宗礼、李连军：《新中国 70 年来基层社会治理的演进逻辑与主要启示》，《青海社会科学》2019 年第 6 期。

四 疫情防控常态化时期社区治理优化路径

新冠肺炎疫情是新中国成立以来传播速度最快、感染范围最广、社会影响最深、防控难度最大的一次重大突发公共卫生事件，不仅是对国家治理体系和治理能力的一次大考，也是对基层社会治理的一次检视。在疫情防控常态化时期，完善社区治理优化路径，对我国治理体系和治理能力现代化来说必不可少。

（一）发挥党建引领作用，完善社区治理结构

社区居委会、业委会、物业企业作为促进社会善治的“三驾马车”，构成了共建共治共享的社区治理核心共同体，小区物业和业委会必须在社区居委会党组织领导下开展工作。[①] 此次新冠肺炎疫情充分考验了社区党组织的领导力和执行力。要发挥党建的组织优势与统筹协调优势，传递党的声音、坚持正确的服务方向。将基层党建与中心工作紧密结合，充分发挥党组织在基层治理中的领导核心作用，强化政治引领，统筹推进基层党建和基层治理，通过党组织引领，带动多元主体参与到基层治理当中，最大限度地激发多元主体在基层社会治理中的积极作用。在疫情防控常态化时期，要发挥基层党组织“战斗堡垒”作用，加强基层党组织在物业管理中的主体作用，监督物业管理与义务的统一、管理与服务的落实，引导业主党员参选业委会委员，提升党的组织和工作覆盖率。同时，为了提高社区党组织在面对突发公共危机的应急指挥能力，各社区也要加快建立健全风险防范化解机制和应急预案体系，组织党员干部进行应急管理科学知识培训和居民动员能力培训。

① 滕永新：《疫情防控与社区治理——以新华街道新冠肺炎疫情防控工作为例》，载王鸿春、盛继洪主编《北京健康城市建设研究报告（2020）》，社会科学文献出版社，2020，第116页。

（二）加强社区队伍建设，提高社工整体素质

2020 年 2 月 23 日，习近平总书记提出："要发挥社会工作的专业优势，支持广大社工、义工和志愿者开展心理疏导、情绪支持、保障支持等服务。"[①] 这为社会工作专业人才队伍参与新冠肺炎疫情防控和后续工作提供了明确的方向指引。在疫情防控常态化时期，社会工作群体更要发挥专业优势，积极、主动和创造性地开展各项社会服务。

社区队伍建设及社工能力和素质建设，直接关系党和国家的政策方针能否在基层坚决执行、有效落实，影响着社会治理的成效，是基层治理能力和水平提高的关键。社会工作者在介入公共危机事件中不仅要有专业情怀，还要发挥其专业理性的作用。[②] 然而，我国目前社会工作者的能力和素质参差不齐，影响和制约着社会工作专业优势的发挥。在疫情防控常态化时期，建立一支政治合格、素质优良、结构合理、规模适当、适应新时代基层社会治理需求的社会人才队伍迫在眉睫。

2020 年 9 月 11 日，北京市委社会工委、北京市民政局组织召开社会工作专业人才队伍建设联席会议暨社会工作参与疫情防控交流研讨会，提出的下一步工作安排中包括推动社会工作与重点领域、社区工作和民生保障服务平台的融合发展。推动社会工作向医务、教育、城乡等领域深化发展，实施"优才计划"，用 3 年时间选拔培养 300 名优秀社区社会工作专业人才，为城乡社区储备高层次社区工作人才。[③] 北京市委社会工委、北京市民政局在发布的关于社会工作者、志愿者参与新型冠状病毒感染的肺炎疫情防控工作的倡议书中，对全市社会工作服务组织、机构，志愿服务组织，社会工作者，志愿者发出 7 大倡议：服从统一部署、立足服务本

---

① 习近平：《在统筹推进新冠肺炎疫情防控和经济社会发展工作部署会议上的讲话》，人民出版社，2020，第 27 页。

② 王思斌：《社会工作发挥专业优势介入社会危机事件的专业情怀和专业理性》，《社会工作》2020 年第 1 期。

③ 《北京部署社会工作专业人才队伍建设》，《中国社会报》2020 年 9 月 17 日。

地、配合社区防控、发挥专业优势、动员社会力量、协助宣传引导、做好自身防控。[①] 倡议专业社工在原服务单位和区域参与疫情防控；为有需求的医务工作者及家属、患者及家属、其他人员提供危机干预和社会心理支持、心理疏导等专业服务；对生活困难的确诊患者，协助落实国家有关政策、链接社会资源，在物质上、心理上提供援助。这都要求我们大力培养社区教育、社会福利、社会救助等多领域的专业社会工作人才，使其朝着职业化、专业化目标迈进。

（三）强化科技手段应用，打造智慧社区

党的十九届五中全会审议通过的《中共中央关于制定国民经济和社会发展第十四个五年规划和二〇三五年远景目标的建议》，给出了建设新型智慧城市的目标：加强和创新市域社会治理，推进市域社会治理现代化、提高城市治理水平，加强特大城市治理中的风险防控等；指出了新型智慧城市建设的重点：加强数字社会、数字政府建设，提升公共服务、社会治理等数字化智能化水平。北京市是最早开展智慧社区建设的城市之一，2017 年年初北京市的智慧社区覆盖率已经达到了 87%。朝阳区作为北京市经济社会发展的先行先试区域，在智慧社区的建设过程中处于北京市的先进行列。截至 2016 年 12 月，在全区 23 个街道和 20 个地区办事处（乡）中先后建成了 404 个星级智慧社区，智慧社区的数量占到全区社区总数的 80% 以上，在团结湖街道、麦子店街道等 8 个街道实现了智慧社区区域全覆盖。其中，团结湖街道的智慧社区建设还入选了“2014 年全国创新社会治理优秀案例”。[②]

在这次新冠肺炎疫情防控中，国家四部委联合印发的《新冠肺炎疫情

① 《北京市向参与疫情防控的社会工作者、志愿者发出 7 大倡议》，民政部网站，http://www.mca.gov.cn/article/xw/dfdt/202002/20200200024208.shtml，最后访问日期：2021 年 5 月 27 日。

② 陈亚萍：《新型智慧社区建设探索——基于北京市朝阳区社区治理实践》，《电子科技大学学报》（社会科学版）2019 年第 6 期。

社区防控工作信息化建设和应用指引（第一版）》明确指出，要发挥互联网、大数据、人工智能等信息技术优势，依托各类现有信息平台特别是社区信息平台，形成立体式社区防控数据链路和闭环。在疫情防控中，各社区充分利用信息技术手段对出入人员进行信息登记、体温检测、行程摸排、社区封闭式管理等众多防疫工作，不仅提高了效率，也降低了由于人为原因导致的信息错误，大大提高了防疫的效率。① 新华街道“智慧新华”大数据综合平台的建设，“人防 + 技防”两者有效结合，智慧“战役”就是一个很好的例子。但是，也有学者指出，北京市智慧社区已经占到全市社区总数的一半以上，惠民效果显著，但也存在体制机制不畅、信息孤岛、人才不足、经费短缺、多方参与不够等制约因素。智慧社区主要功能与实际使用需求间错位、基层动态数据掌握不及时、不全面，社区网格总有覆盖不到的盲区和死角。在疫情防控常态化时期，提高社区的信息化技术手段，实现类似于“人脸识别”智慧门禁系统的社区全覆盖，对于加强完善社区治理来说至关重要。

大数据、区块链等技术和模式赋能智慧城市、智慧社区建设，对于完善社区治理建设来说刻不容缓，政府在这个方面应加大人才和资金的投入，形成以政府为主导、社会各界力量广泛参与的社区建设运营新模式，积极引入社会资源，结合数据运营、保险配套、智能服务等多种方式创新盈利模式。②

---

① 滕永新：《疫情防控与社区治理——以新华街道新冠肺炎疫情防控工作为例》，载王鸿春、盛继洪主编《北京健康城市建设研究报告（2020）》，社会科学文献出版社，2020，第104～120页。

② 邓琳碧、王婧媛、陈才：《后疫情时代加快智慧社区建设，打造未来社区共同体》，《互联网天地》2020年第6期。

B.6
"玖久缘"社区文化养老与健康促进实践

何景琳　唐建英　庄英甫*

摘　要： 北京市西城区玖久缘文化养老中心以文化养老为切入点，用科学和专业的医养知识指导老年人的居养生活，改善老年人生活中的不良行为及陈旧观念，提高老年人的自我照料能力和风险规避能力，提升老年人的幸福指数，产生了良好的社会效益。在社区助老服务中，秉持"以人为本，一切为老人着想"的服务宗旨，将"真心、细心、爱心、耐心"融入每一次助老服务中，倡导和实践"老助老、老暖老、老爱老"。对社区志愿者、低龄和活力老人进行培训，让他们成为社区助老服务一支重要的生力军。"玖久缘"发挥着纽带、桥梁和磁石的作用，实现社会资源与社区结合、专业资源与志愿者对接和志愿者资源与社区老年人联结，让公益服务在社区形成一种常态和合力。

关键词： 北京市西城区　社区助老服务　文化养老

进入21世纪以来，庞大的老龄人口规模对中国养老体系和服务能力提

* 何景琳，博士，世界卫生组织原高级项目官员，主要研究方向为公共卫生和社会发展项目的效果评估、人力资源开发、传染病和慢性非传染性疾病预防等；唐建英，北京市西城区玖久缘文化养老中心主任，主要研究方向为社区助老公益平台、志愿者培训方法、社区弱势老人照料模式等；庄英甫，清华大学老龄社会研究中心秘书长，主要研究方向为中日养老产业、养老服务业的相关政策和新技术等。

出了严峻的挑战。第七次全国人口普查数据说明，中国人口老龄化程度进一步加深，未来一段时期将持续面临人口长期均衡发展的压力。中国 60 岁及以上人口有 2.6 亿人，占总人口的 18.70%，其中 65 岁及以上人口有 1.9 亿人，占总人口比重达到 13.50%。① 根植于我国传统文化的居家养老，仍然是绝大多数长者首选的养老方式。以居家为基础、社区为依托、机构为补充的养老服务体系建设正在全力推进。由于我国“未富先老”的国情和家庭“少子化”“无子化”现象明显，空巢老人、独居老人、孤寡老人、残障老人的居养照料与服务不足，这是摆在我们面前的社会问题和民生问题。如何激励社会组织发育成长？如何挖掘社会力量加入为老服务？如何让健康的、有活力的老年人为有特殊需求的老年人服务？如何将专业化服务植入社区助老服务？2007 年以来，北京市西城区玖久缘文化养老中心（以下简称“玖久缘”）在北京市民政局、西城区民政局等部门的大力支持下，以文化养老为切入点进行了积极有益的探索，建立了以社区为依托的助老公益平台，依据老年人的需求，策划设计了不同层面的助老公益活动和健康促进活动，从而锻炼了团队，形成了管理体系，产生了良好的社会效益，增强了社区老年人的归属感、充实感和意义感。

一　文化养老成为社区助老服务的切入点

“文化养老”指的是政府、社会或家庭在为老年人提供物质赡养、生活照料的基础上提供的一种精神慰藉。2002 年 4 月在西班牙马德里召开的第二届世界老龄大会指出：促进老年人对民政和文化的参与，将其作为消除与世隔绝和协助增强能力的策略。② 与传统的被赡养不同，文化养老是一种主

① 《第七次全国人口普查公报［1］（第五号）——人口年龄构成情况》，国家统计局网站，http：//www.stats.gov.cn/tjsj/zxfb/202105/t20210510_ 1817181.html，最后访问日期：2021 年 8 月 7 日。

② 《第二次老龄问题世界大会的报告》，道客巴巴，https：//www.doc88.com/p－8806240462251.html？r=1，最后访问日期：2021 年 8 月 7 日。

动的养老，老年人在获得基本物质保障的前提下追求更高层次的精神需求。通过文化活动提高生活质量与生命质量，树立积极生活态度，让每一位长者在生命终结前都有成长和发展的空间与机会，是现代社会发展与传统文化关怀结合的养老理念。

北京市西城区月坛街道是人口老龄化程度较高的中心城区，60 岁及以上老年人口已达 32300 人，占总人口的 22.2%，空巢老人有 6091 人；80 岁及以上老年人口有 6647 人，空巢老人有 1303 人；90 岁及以上老人有 698 人；95 岁及以上老人有 143 人；100 岁及以上老人有 11 人。月坛街道是中央国家机关集中办公区，地区离休干部达到 5000 余人。[①] 针对地区老年人群文化素质高，“玖久缘”率先在月坛街道以社区文化养老为社区助老服务切入点，关注老年人群精神生活的幸福程度。

2007 年 4 月，在正式成立之前“玖久缘”创始人就率先在月坛街道创建了月坛歌友会，主要以深入社区定期为老人进行公益演出为主，歌友会的参与者达 70 余人。随着队伍的不断壮大，公益演出已成为一种常态穿梭在月坛街道的各个社区，深受老年人尤其是那些出不了社区大门的轮椅老人、高龄老人的认可与欢迎。2010 年 1 月“玖久缘”正式在西城区民政局注册为民非社会组织。

“玖久缘”在月坛街道运作近 14 年，经过走近老人、了解老人、解读老人、服务老人，深入探索“无围墙”的社区助老服务体系建设，搭建符合国情、社情、民意的养老平台，深受老人和家属称赞。居家养老文化先行是社区助老服务体系建设的核心与基点。“玖久缘”经过 2007 ~ 2009 年的摸索期、2010 ~ 2012 年的起步期、2013 ~ 2015 的发展期，到 2016 ~ 2018 年的稳固扩展期和 2019 年之后的反思调整期，“玖久缘”逐步形成了特有的文化、管理机制和运作模式。为推进以城市家庭自养为基础、社区为依托的养老战略布局提供了有力的参考，为突破老龄事业人力资源短缺的瓶颈提供了成功范例。

---

① 《文化养老汇编》，北京市西城区社会建设工作办公室、北京市西城区玖九缘文化养老中心，2015 年。

二 社区文化养老与健康促进活动相融的特点

通过与"玖久缘"主要工作人员的访谈、查找资料和阅读内部总结、汇编、指南和媒体报道等，我们对"玖久缘"社区文化养老与健康促进活动的特点总结如下。

（一）明确服务宗旨和定位

（1）服务宗旨。从走近老人、了解老人、解读老人、服务老人着手，将"诚心、爱心、耐心、细心"融入各类文化养老活动、精神慰藉、入户巡视和照料指导。以传承与弘扬"仁者爱人、孝者敬老"中华民族孝道文化和践行北京精神作为切入点，播撒公益文化，为构建和谐社区、和谐社会，促进积极老龄化和健康老龄化做贡献。

（2）定位。扎根社区，致力于策划执行助老公益项目。组建社区"助老天使"志愿服务队伍，提升照料人员专业技能。培训实施"机构联盟，互动互助，实现双赢"的方针，普惠老年群体，为政府分忧解难。

（二）明确社区助老服务目标

通过"三送"（送知识、送快乐、送健康）、"三防"（防衰弱、防残障、防意外）和"三减"（减孤独、减痛苦、减风险），实现安全养老、快乐养老、积极养老、健康养老，确保社区老年人"老无所忧"和"老有所乐"。

（三）明确社区助老服务路径

根据老年人不同的需求，通过不同的方式和服务路径，提供适宜的服务和帮助。能出户的老年人"走出来"，鼓励他们走出家门、融入社区，参与夕阳茶座、心理沙龙、才艺展示、养生专业讲座和电影放映等各种社区活动。对不能出户的特殊老年人，由"助老天使""走进去"，有资质的"助老天使”对老年人进行健康评估、入户指导、巡视、精神慰藉和监护照料等贴心服务（见图1）。

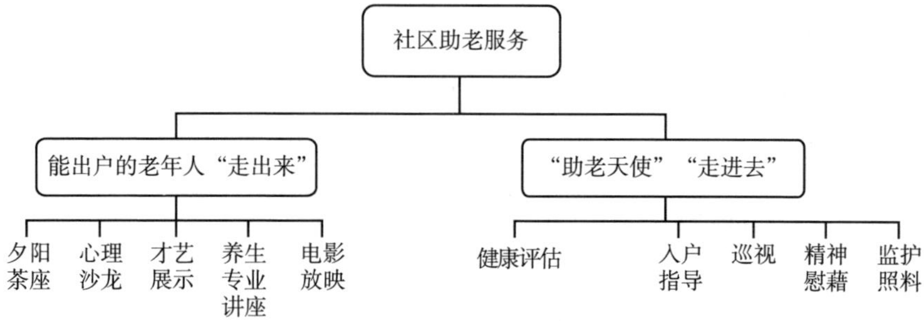

图1　社区助老服务路径

（四）落地的助老服务内容

经过多年尝试、探索和实践，“玖久缘”在社区的助老服务有“五大服务菜单”：快乐照料、居养学习、风险规避、心结疏导和入户照料指导。

1. 快乐照料

快乐照料是遵循用心传递快乐、用爱实现照料的宗旨。在专家指导下，通过游戏、游艺、才艺展示等形式，引导老年人追忆童年、实现“三动”（脑动、手动和嘴动），从而愉悦身心，防残障，减意外，实现老有所乐。

2. 居养学习

居养学习主要是带领老年人学习科学养生、健康养老、自我照料的知识、理念和方法，提升自我照料能力。

3. 风险规避

风险规避是指导老年人认识老年急症及慢病的发生症状，如跌倒、中风、心梗、晕厥、抑郁、痴呆、泌尿系统感染、药物中毒、食物中毒、热伤风等，学会预防和处理，促进安全养老，减少居养意外与风险。

4. 心结疏导

心理疏导是倾听老年人的烦心事，请专业人员进行疏导与干预，帮助老年人缓解焦虑、烦忧。通过平台活动，让老年人广交朋友、沟通情感、交流思想、放松身心，拥有健康向上的生活态度，形成老年人群和谐友善的生活形态，实现积极养老和快乐养老。

5. 入户照料指导

入户照料指导是在老年人及家人自愿的前提下，派有医护专业资质的工作人员和志愿者到老年人家中进行健康评估，并提供照料建议与方案，共同商定巡视指导的时间，按时入户指导、督促照料老年人的家政人员和家属用专业化的技能照顾老年人。

（五）特别关注的服务对象

在社区助老服务中，需要特别关注高龄、空巢、失独、失能和低保老人。要对这些重点老年人进行分组，确立志愿者联系人，实行志愿者包干负责制，使老年人有归属感和安全感。更重要的是降低老年人与国家的养老成本、减少老年人的精神负担和经济负担。

（六）规范的社区助老服务流程

1. 社区调研，摸清社区基本情况

对社区老年人的数量，以及空巢、失能、残疾老人的数量，聘请专业人员进行评估。

2. 确定重点服务对象

以空巢老人、高龄老人、失能老人和残障老人等为重点服务对象。

3. 制订活动计划

根据社区老人的特点，对快乐照料、居养学习、风险规避、心结疏导和入户照料指导等五个菜单进行选择和组合。

4. 形成工作团队

“玖久缘”与社区居委会密切合作，挖掘社区骨干力量，在举荐和自荐的基础上，根据志愿者的意愿进行有针对性的培训与实践指导，提升他们的公益服务技能，以便更好地服务于社区。

5. 活动开展

按活动计划开展保健讲座、夕阳茶座、入户巡视、精神慰藉等社区活动。

6. 收集资料，反馈总结，建立项目档案

在社区活动过程中，“玖久缘”重点提供技术指导和风险把控，同时作为“指导师”将策划活动、改进活动的方法与路径传递给社区和志愿者，使志愿者和老年人在这个平台上都能够愉快和有成就感，从而形成可持续发展的核心力。

三　社区助老服务可持续发展的保障机制

“玖久缘”在社区文化养老与健康促进实践活动中不断扩大公益平台，得到了社区的认可和老年人的积极参与。这些得益于长期发展的设计和思路，以及在实践中逐步形成的可持续发展的保障机制。

（一）街道办事处和社区居委会的支持

“玖久缘”文化养老项目启动的初期就得到了月坛街道办事处的认可和支持，随着“夕阳茶座”平台在22个社区的建立和各类活动的开展，社区居委会和居委会的书记、老龄主任给予了积极配合与支持。月坛街道免费为“玖久缘”提供了办公场地。“玖久缘”还利用政府购买服务资金建立了“助老天使培训基地”。

（二）提升助老服务的专业化技能

寻找、引进社会专业人员，将医学专业知识转化为助老服务的公益行动，“玖久缘”与多家科研机构和医院保持长期合作，如北京老年医院、北京大学护理学院、北京第二医院康复科、广安门中医院护理部、北京回龙观医院护理部、北京大学人口所、北京劳动社会保障学院等，推动政府、社区、社会组织和优质社会资源合作，发挥各自优势，合作共赢。

（三）打造一支“助老天使”服务团队

借开展“邻里互助、幸福守望”居民结对活动的契机，“玖久缘”吸收党员、文化团队成员、社会热心人士、青少年加入志愿者队伍。依据其不同特长与自身意愿合理分配服务任务，实现尽力而为，量力而行，人尽其才。在街道办事处的主导下，每个社区举荐了5~6名志愿者，进入“玖久缘”专业照料培训体系，每年定期培训，使这支队伍不断壮大，成为社区助老服务的主力军。到目前为止，社区共培养了500余名“助老天使”，其中有50~60名“助老天使”成为核心骨干。

建立和培养“助老天使”团队的具体做法如下。

——建立：让社区志愿者熟悉《助老天使服务守则》，进行登记管理；

——培训：培训考核、外出取经、工作例会；

——评选表彰：优秀志愿者、“助老天使”服务成效展示；

——奖励：根据奖励细则执行。

（四）形成管理制度

“玖久缘”在十余年项目执行和管理过程中，形成了一套较为完善的管理制度，具体内容如下：

——活动计划制度；

——活动平台（场所）管理制度；

——安全制度；

——资金管理制度；

——志愿者的团队管理制度、培训制度、工作例会制度、激励制度；

——活动宣传制度、团队信息通道制度；

——服务成效评估制度；

——档案留存制度。

（五）企业和金融机构等的支持

“玖久缘”在推进社区文化养老、精神慰藉和入户巡视指导的过程中，得到了爱心企业和金融机构的经费支持，如恒安集团等。这些支持促进了社区养老服务，解决了老年人的居养困难，从而提升了老年人的幸福指数，实现了社会和谐发展。

综上所述，“玖久缘”以社区老年人的需求为核心，扎根社区，动员社会各方力量，形成了“玖久缘”社区助老服务模式（见图 2），产生了良好的社会效果和社会影响。

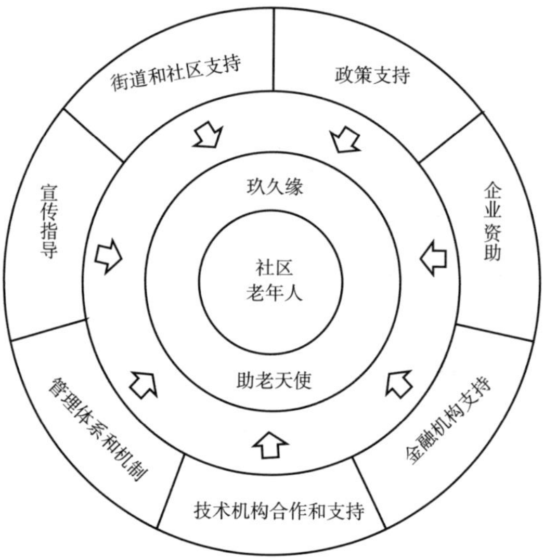

图 2　“玖久缘”社区助老服务模式

四　“玖久缘”社区助老服务的效果和影响

“玖久缘”扎根社区，致力于策划及执行社区助老公益项目，近 14 年来，在西城区月坛街道和德胜街道建立了 30 多个社区助老公益平台，服务老年人 20 余万人次，以科学和专业的医养知识指导老年人的居养生活，改善老年人生活中的不良行为及陈旧观念，从而提升了老年人的自我照料能力和风险规避能力，降低了老年人的养老成本，提升了老年人的幸福指数。

（一）深受欢迎的“夕阳茶座”

自2010年起，“玖久缘”在月坛街道22个社区建立文化养老乐园——“夕阳茶座”，组织社区老年人参加文化活动，如举办文化讲座、健康指导、观看公益演出，以及互相交流养老关怀和精神慰藉等。在每次活动中，视高龄空巢老人、轮椅老人为贵宾，热心服务，让老年人在活动中感受社会的尊重和关爱。截至2018年底，累计举办活动4916次，参与人员达112621人次。22个社区“夕阳茶座”的开办年份、2010～2018年间举办活动的次数和参与者数量等如表1和图3所示。

表1　22个社区“夕阳茶座”活动一览（2010～2018年）

社区编号	社区名称	活动数量(次)	参与者数量(人次)	开始年份
1	一区	16	160	2018
2	二区	245	8000	2012
3	三区一	408	6120	2009
4	三区三	240	4800	2012
5	铁二一	56	1092	2016
6	铁二二	149	3309	2013
7	铁三	240	6000	2013
8	铁四	640	16000	2010
9	复北	144	4320	2015
10	复外	93	1000	2016
11	汽南	192	4800	2017
12	汽北	170	5100	2014
13	广一	251	6701	2013
14	广二	184	5401	2013
15	三里河	165	3300	2013
16	白云观	110	2000	2013
17	公安	260	780	2013
18	月坛	159	2714	2013
19	全总	341	12000	2013
20	南礼士路	223	4074	2013
21	真武庙	160	3200	2013
22	西便门	470	11750	2010

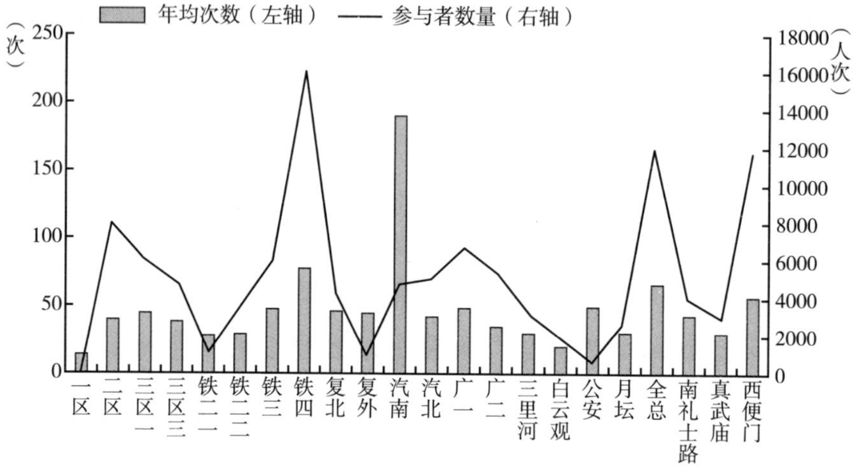

图3　2010～2018年22个社区“夕阳茶座”年均活动次数和参与者数量

“夕阳茶座”已成为玖久缘文化养老的一个知名品牌项目。举办“夕阳茶座”有流程也有要求：每次活动实行“三三三制”，即用30分钟进行锻炼、30分钟进行学习、30分钟进行交流和自主活动，从而达到脑动、手动和嘴动的“三动”效果。

以月坛街道公安社区和西便门社区的“夕阳茶座”为例。①

公安社区“夕阳茶座”活动自2013年8月开办以来，开展活动260余次，参加活动老年人达780余人。每月的活动计划都在社区内张贴公告，每周三上午9点，由项目负责人带领社区的志愿者主持并有序开展各种形式的活动，每次一小时，每次活动统计签到、记录考勤，留存活动照片和老年人的反馈意见。在活动开始前，主持人及社区志愿者先带领大家做手指操，进行简单的热身运动。随后组织内容丰富多彩的活动，其中以唱歌、做手工编织、切磋厨艺、组织读书会、玩各种益智类兴趣游戏、做认知功能训练、折纸、看图书、搭积木等训练老年人大脑反应速度和逆向思维能力的活动为主。在“玖久缘”的组织帮扶和培训下，社区项目负责人和众多志愿者都

① 《“夕阳茶座”项目成果汇编》，北京市西城区玖久缘文化养老中心，2018。

能够做到学以致用。

月坛街道西便门社区最早建立“夕阳茶座”社区文化养老平台，茶座越办越兴旺，凝聚的老年人特别是空巢老人越来越多。银发飘飘的茶座老人们那一张张灿烂的笑脸，展现着对生活的热爱。茶座成员全是年龄大的离退休人员，最小的有 72 岁，80 岁以上的有 12 人，最大的为 88 岁。每到活动日，老人们就像上班族一样准时进门入座。茶座老人们说：“茶座不是家胜过家，茶座的人不是亲人胜过亲人，这里是咱们的康复院和快活林!”

（二）对失能老人进行有针对性的服务

“玖久缘”与专业机构合作，对有特殊需求、不能出门的失能老人给予入户巡视指导。尽管入户巡视、照料指导的志愿者人数有限，占整个“助老天使”团队 500 余人的比例不到 10%，但服务人数和次数还是在逐渐增长。例如，月坛街道复外社区的“爱心助老服务队”① 于 2017 年 5 月成立，服务队由 6 名志愿者对社区失能老人进行有针对性的服务，成果显著。

（三）“玖久缘”自身不断发展和成熟

经过不断努力，“玖久缘”申报的“社区高龄空巢老人、失能老人精神慰藉”项目连续两年获北京市民政局助老项目特等奖，“社区老人认知干预项目”连续两年获西城区社工委优秀项目奖，“社区老人精神关怀”项目荣获北京市社工委优秀项目奖；“玖久缘”被北京市人民政府评为优秀助老社会组织、西城区 4A 社会组织；2016 年，“玖久缘”荣获北京市社工委十大品牌优秀社会组织金奖。“玖久缘”培养的助老志愿者有许多成为北京市或西城区的“孝星人物”“北京好人”“北京榜样”。

在社区实践过程中，“玖久缘”和社区助老服务得到了媒体的关注。例如，中央电视台《夕阳红》节目组来到月坛街道西便门社区的“夕阳茶座”

① 《“夕阳茶座”项目成果汇编》，北京市西城区玖久缘文化养老中心，2018。

参与活动和拍摄，《人民日报》《北京日报》《中国老年报》《西城报》等媒体也有相应的报道。

五 “玖久缘”的实践经验和启发

“玖久缘”扎根社区助老服务近14年，其成功的经验和产生的社会效果，非常有挖掘和分享价值。笔者将“玖久缘”的成功经验归纳为如下三点。

（一）扎根社区，以服务于老人需求为着眼点

“玖久缘”的服务宗旨是“以人为本，一切为老人着想”。从最开始的歌友会，到社区搭建“夕阳茶座”文化养老平台，随着社区文化养老的扩展和内容的丰富，通过专业机构的技术支持，对有特殊需求老人，如失能和残障老人进行健康评估、入户指导、巡视、精神慰藉和监护照料等个性化服务。“玖久缘”每迈出一步，始终贯彻的都是根据老年人的实际需求，将“真心、细心、爱心、耐心”融入每一次的实践活动。贴心、务实、持久的社区助老服务得到了社会和老年人以及家属的认可和赞扬。

（二）倡导并实施“老助老、老暖老、老爱老”

第七次全国人口普查数据表明，我国处于以低龄化为主的老龄化时期，且老年人群受教育程度不断提高。这些低龄化老年人大多具有知识、经验、技能的优势，身体状况也还不错，发挥余热和作用的潜力较大。“玖久缘”社区的“助老天使”团队，就是实现“老助老、老暖老、老爱老”的真实榜样。老年人以互助自助为核心，形成共享生活经验、健康知识和快乐活动的老年共享机制。低龄化、有活力的老年人作为志愿者获得满足感和成就感，高龄孤独老人获得归属感、充实感和意义感。在服务过程中，低龄化老人多了一份理解和关爱，同时多了一份责任和期许。“玖久缘”的经验提

示，通过对社区低龄化、有活力老年人的培训，可以使其成为社区助老服务的一支重要生力军。

（三）发挥纽带、桥梁和磁石的作用

“玖久缘”是社会组织，在和谐社区建设和社区助老服务中，起到了纽带、桥梁和磁石的作用，实现了社会资源与社区结合、专业资源与志愿者对接、志愿者资源与社区老年人联结。“玖久缘”引领、唤起和吸纳志愿者加入公益行动，帮助社区完成为老服务公益体系建设，推动政府、社区、社会组织和专业机构合作，让公益服务在社区形成一种常态和合力，使助老活动持久和传承。

尽管“玖久缘”取得了有目共睹的成绩，得到了老年人和社会的认可，但是作为一个社会组织，“玖久缘”在实践和发展过程中也遇到了困难和挑战，尤其是在自我成长、团队稳固和自我孵化、人力和财力保障、服务深化和持久、公益服务与市场格局的有效对接等方面尚面临一些问题。“玖久缘”的领导模式是以创始人唐建英主任为核心，其个人魅力和感染力，使更多的社区骨干愿意开展文化养老。今后，文化养老和健康促进需要扩展到更多社区，除了依靠社区精英的个人魅力，还应思索如何培育社区精英，加强制度保障。

“玖久缘”团队将大胆创新、不断实践，动员和撬动社会为老服务的资源，提升社区老年人的生活质量并延长其健康寿命，使他们生活幸福、有意义和有尊严，为中国城市社区居家养老提供可操作、可接受、专业化的社区养老服务的“实用模式”，造福社会。

B.7
北京零碳生态示范村建设及碳中和实践研究报告*

张　燕**

摘　要： 碳达峰是全球应对气候变化问题的阶段性目标，碳中和是应对气候变化问题的最终目标。北京碳排放基本处于达峰后的平台期。北京乡村产业高质量发展、美丽乡村建设、农业农村各项改革均取得明显成效，但也存在农业科技资源富集优势发挥不充分、人居环境整治成效不扎实、城市居民对美好生态产品和服务的新需求与乡村供给不平衡不充分之间的矛盾日益凸显等问题。因此，北京市在打造零碳生态示范村方面必须具备五大思维：系统思维、绿色思维、景区思维、开放思维、共享思维。建议从产业生态化、村庄宜居化、建筑零碳化、生活绿色化、乡风文明化、治理多元化、城乡融合化、身心和谐化八个维度打造零碳生态示范村。

关键词： 零碳生态村　碳中和　乡村振兴

---

* 特别致谢：本文是在北京市委党校第84期副处级干部培训班第3研修小组研修报告《关于"十四五"时期打造零碳生态示范村的思考》的基础上修改完成的。感谢研修小组的同学张欣欣、孙梦洁、王宏乐、郭晓萌、王潇潇，感谢指导老师石红亮和北京市委党校一分校的老师们。

** 张燕，北京市农村经济研究中心社会处副处长，高级工程师，主要研究方向为农村人居环境整治、低碳乡村和乡村振兴。

2020 年 9 月 22 日，习近平主席在第七十五届联合国大会一般性辩论上发表重要讲话，提出了中国碳达峰、碳中和的“3060”目标，彰显了大国的责任和担当，对全球可持续发展具有重要的意义。在中央经济工作会议上，“2030 年碳达峰”和“2060 年碳中和”被列为 2021 年八项重点任务之一。在 2020 年全国“两会”上，碳达峰和碳中和被首次写入政府工作报告，这两个概念持续成为全社会关注的热点。

碳达峰是全球应对气候变化问题的阶段性目标，碳中和是应对气候变化问题的最终目标。碳达峰与碳中和的本质是一场告别资源依赖的发展转型，实现发展的绿色低碳转型，包括增长方式的绿色低碳转型、能源系统的绿色低碳转型和生活方式的绿色低碳转型。习近平总书记强调，实现碳达峰、碳中和是一场广泛而深刻的经济社会系统性变革，要把碳达峰、碳中和纳入生态文明建设整体布局，拿出抓铁有痕的劲头，如期实现 2030 年碳达峰、2060 年碳中和的目标。①

在这场经济社会系统性大变革中，广袤的乡村地区有着城市无可比拟的空间消纳性、产业包容性。在此情况下，首都农业农村如何为碳中和贡献自己的一份力量？如何将碳达峰、碳中和与实施乡村振兴战略工作紧密结合起来？在研究制定北京市“十四五”乡村振兴战略实施规划的专家咨询会上，中共中央党校（国家行政学院）张孝德教授提出，北京市可以开展零碳生态示范村的试点，在京郊乃至全国形成可复制、可推广的碳中和乡村样本，形成辐射带动作用，引领京郊农村绿色低碳发展。围绕“零碳生态示范村”，在充分了解北京市碳排放基本情况的基础上，本文旨在解读什么是零碳生态村、零碳生态示范村可以解决哪些问题、打造零碳生态示范村需要进行哪些思维方式的变革、如何建设零碳生态示范村等。

---

① 《实现碳达峰、碳中和是一场系统性变革》，中国日报网，http://www.china.com.cn/opinion2020/2021-03/19/content_77327605.shtml，最后访问日期：2021 年 8 月 7 日。

一 北京市碳排放基本情况和目标愿景

（一）北京碳排放基本处于达峰后的平台期①

北京市在“十三五”规划纲要中提出了2020年万元GDP二氧化碳排放比2015下降20.5%的目标，在“十三五”节能降耗及应对气候变化规划中提出了2020年排放总量达到峰值、万元GDP二氧化碳排放比2015年下降20.5%的总量和强度双控目标。

从碳排放强度来看，2019年，北京市万元GDP二氧化碳排放为0.45吨，保持全国最优水平，“十三五”时期碳强度累计下降率达到19.1%。2020年的新冠肺炎疫情没有对碳排放控制带来负面影响，估计全年碳排放强度下降7%左右，将较2015年下降22%以上，能超额完成“十三五”时期碳强度下降20.5%的目标。

关于二氧化碳排放总量达峰目标，从数据分析来看，得益于产业结构调整、大气污染治理和非首都核心功能疏解，北京市二氧化碳排放总量峰值出现在2012年，为1.5247亿吨。从总体判断，北京市碳排放处于达峰后的平台期，符合发达国家和国际大都市碳排放达峰后有10年左右平台期、出现一定幅度波动的规律。

（二）北京碳达成率排第一

中国人民大学重阳金融研究院和生态金融研究中心以碳达成率为指标，对城市绿色转型中碳减排目标的达成效果、进展和前景进行全面和均衡的跟踪、测量和分析。该研究突破了传统的依靠单一指数体现城市绿色低碳发展状况的做法，开发出综合系统的预测分析工具，采取经济发展、科技创新、碳达成率、宜居宜业、政策法规、绿色金融“六维一体”综合评价体系，

① 资料来源：北京市生态环境局。

涵盖21个指标。经研究测算，北京市在一个组别的评价中以83.02分排第一。[①]

（三）北京市在减碳领域的实践探索

北京市进入了后工业化阶段，碳排放强度高增长的发展阶段已经过去。北京市在清洁能源高效利用、大气污染治理、低碳交通设施及绿色建筑推广等节能低碳方面的技术研发和应用水平处于全国领先地位，且碳交易机制比较成熟。北京市碳市场自2013年11月28日正式启动以来，总体运行平稳，交易日趋活跃。截至2020年12月底，配额累计成交量为4143万吨，成交额为17.4亿元；线上成交均价为62元/吨，在7个试点省份碳交易市场中最高。[②]

北京推出国内首个绿色出行一体化服务平台，覆盖全市95%以上的公交线路，实时信息匹配准确率超过97%。依托该平台，在国内首次以碳普惠方式鼓励市民全方式（包括公交、轨道、步行、骑行、合乘和小汽车停驶）参与绿色低碳出行，持续建立绿色低碳出行的可持续激励机制，在全国都具有重要的示范推广意义。[③]

（四）北京市碳中和目标愿景

2020年底，《中共北京市委关于制定北京市国民经济和社会发展第十四个五年规划和二〇三五年远景目标的建议》，提出了生态环境根本好转，优质生态产品供给更加充足，绿色生产生活方式成为社会广泛自觉，碳排放率先达峰后持续下降，天蓝、水清、森林环绕的生态城市基本建成的要求。

碳达峰和碳中和行动计划，是推动我国高质量发展转型的倒逼机制。北京要积极响应国家碳中和计划，体现负责大国首都形象，努力将北京建设成

① 中国人民大学重阳金融研究院、中国人民大学生态金融研究中心：《“碳中和”中国城市进展报告2021（春季）》，《今日国土》2021年第1期。

② 资料来源：北京市委改革办。

③ 资料来源：北京市交通委。

为全国节能环保产业的技术创新“策源地”、高端装备“引领者”、服务资源“聚集地”和市场应用“示范区”，争做碳中和先锋城市，为中国兑现国际承诺贡献北京力量。

二　京郊“三农”发展面临的问题分析

（一）乡村产业高质量发展取得明显成效，但是农业科技资源富集优势发挥不充分，农业生产效率亟待提升

一方面，化肥利用率从2015年的29.8%提高到40.7%，化学农药利用率从39.8%提高到44.2%，农田灌溉水利用系数达到0.735，农产品“三品一标”覆盖率达到81.7%。[①] 另一方面，北京市虽然集中了全国最好最多的科研资源，但是农业科技转化不高，复合型研究能力比较差，科研和市场脱节较为严重。2014~2018年，北京市农业劳动生产率为2.65万元/人左右，低于全国平均水平（3.2万元/人）。[②]

（二）美丽乡村建设取得重要进展，但是人居环境整治成效不扎实，管护机制尚未形成，“政府干、农民看”现象依然存在，村民共谋、共建、共治、共评、共享的乡村治理体系尚不完善

“百村示范、千村整治”工程深入实施，村庄规划实现“应编尽编”，行政村生活垃圾处理基本实现全覆盖，农村生活污水处理设施覆盖率达到50%以上，无害化卫生户厕覆盖率达到99.3%。城乡供水一体化加快推进，“四好农村路”建设成果丰硕，农村地区“煤改清洁能源”工作成效显著，平原地区农村基本实现“无煤化”。[③] 但是，美丽乡村建设项目仍主要聚焦于硬件设施，在因地

① 《北京市人民政府关于印发〈北京市“十四五”时期乡村振兴战略实施规划〉的通知》，京政发〔2021〕20号。

② 《北京市召开农村工作会议 陈吉宁讲话》，《北京日报》2020年4月15日。

③ 《北京市人民政府关于印发〈北京市“十四五”时期乡村振兴战略实施规划〉的通知》，京政发〔2021〕20号。

制宜打造农村宜居环境、培育绿色产业和管护投入上仍显不足，传统农村文化符号、住房风貌、乡土气息日渐衰落，对乡村文化的保护开发与利用不足，农民主体作用发挥十分有限，“等靠要”意识严重，乡村自主发展意识不足。

（三）农业农村各项改革扎实推进，但村集体经济薄弱、农民增收动能不足、城乡居民收入差距较大，城市居民对美好生态产品和服务的新需求与乡村供给不平衡不充分之间的矛盾日益凸显

一方面，“三块地”改革稳妥推进，承包地确权村比例达到98.3%。随着“疏整促”“大棚房”整治及新版国土空间规划的推进，受生态保护、耕地保护、疏解腾退养殖等政策的影响，农业产值下行压力较大，农业结构调整任务艰巨。2020年，在北京市3944个村级集体经济组织中，有834个年经营性收入低于10万元，经营性收入低于5万元的达到664个。[①] “十四五”时期，北京市要努力将城乡居民收入比缩小到2.4∶1，这意味着农民收入要保持9%的增长。另一方面，北京聚集了中国最强大的消费能力，却没能提供高质量的服务型产品和优质的农产品，供给不足已成为当前和未来一段时期内要着力解决的重点和难点问题。

三 打造零碳生态示范村必须具备五大思维

（一）再认识首都乡村的价值和功能

理念是行动的先导。要想打造好零碳生态村，需要进行思维方式的革命，重新认识首都乡村文明的时代价值与功能，重新思考乡村文明整体复兴的战略。[②]

首都乡村的价值和功能是什么呢？在“十四五”乡村振兴战略实施规划

① 资料来源：北京市农业农村局。

② 张孝德：《生态文明视野下乡村文明价值新解读——走向现代化的“中国例外论”》，《中国井冈山干部学院学报》2016年第2期。

编制专家咨询委员会成立座谈会上，郑新立、张孝德、赵弘、朱启臻等强调了这个问题，认为要再认识首都乡村的价值和功能。总体意见是，首都“三农”具有特殊性，不能简单以农业 GDP 来衡量。除了基本的生产功能外，更为重要的是满足可持续发展基本需求的生态涵养功能、广大市民对美好生活向往的休闲观光功能和带动引领京津冀协同发展的政治功能。未来首都的乡村，从价值上来衡量，首要的是安居乐业的价值，“出门见绿、三步有景、五步有闲、十步有业”，是最基本的价值体现；其次是文化价值、生命价值和生活价值，乡村文化具有生命的自然感和归属感，首都乡村可成为城市人的田园生活后花园、文化人和艺术家的乐园、耕读教育基地、高质量的儿童教育基地和大中小学生开展劳动教育的场所，甚至成为总部基地和大学的科研基地。

（二）明晰零碳生态村的定义

在明确首都乡村的价值和功能的基础上，我们需要思考什么是生态村、什么是零碳生态示范村。

什么是生态村？罗伯特·吉尔曼（Robert Gilman）在 1991 年给出了定义。他写道：“生态村是一种人性化的、规模适宜的、功能齐全的栖息地，人类活动以和谐无损的方式融入自然界，其方式可以在促进人类健康发展的同时延续到永久的未来。”在实践中，我们应该把生态村理解为过程，而不是结果。①

什么是零碳生态村？“零碳生态村”就是通过生态、绿色、低碳的生活方式、生产方式，实现尽可能低的碳排放、尽可能小的不利环境影响、尽可能和谐的身心平衡、尽可能融合的城乡关系，进而实现乡村的可持续发展。我们提出的“零碳”并不是不排放二氧化碳，而是在人们的社会生活各个方面尽可能节能减排并且降至最低。

（三）五大思维方式革命

打造“零碳生态示范村”要具备“五大思维”：系统思维、绿色思维、

① 汪明杰译《生态村作为可持续教育的校园——兼论学院式教育的潜课程》，《世界教育信息》2020 年第 6 期。

景区思维、开放思维、共享思维。

系统思维指的是要将生态文明建设融入农业农村发展的各方面和全过程，推行绿色发展方式与生活方式，正确处理好人与自然、经济发展与环境保护、城市与乡村、农民与市民的关系，坚持人的价值、自然价值与经济价值有机统一，实现资金统筹、资源统筹、时间统筹、部门统筹、人员统筹。绿色思维指的是要以生态农业、有机农业为依托，以循环经济理念为指引，以可持续发展为目标，加强对农村生态环境的保护和治理，加强对农村生活方式的传承和改造，用生态的办法解决生态问题，将生态变成产业。景区思维指的是要把村庄按照景区来打造，实现田园变景区；把村庄按照景区来管理，实现农民变职工；用创意把农产品开发成衍生品，实现土特产变伴手礼；把农民的生活开发成农事体验活动和城市人向往的生活。开放思维指的是要目光长远，打破思维定式，欢迎能人回乡、新农人下乡，多视角、全方位地看问题，坚持高标准规划、高起点实施。共享思维指的是要把乡村当成城乡融合的基地和城里人寻找乡愁的地方，引导全民参与，让乡村成为城乡共享的美好家园，让城乡居民均享有更多的获得感、幸福感与安全感。

四　从八个维度打造零碳生态示范村

要实现碳中和，不仅要实现增长方式、能源系统和生活方式的绿色低碳转型，还要实现经济和生活循环发展，从资源依赖走向技术依赖，从而将人类活动对大自然的损害降到最低。这些都有赖于科学和技术的发展与进步。在“两山”理念发源地的浙江省安吉县余村，作为省级近零碳排放社区试点，2019 年，余村全村农民人均纯收入近 5 万元，直接碳排放强度仅为 0.04 吨/万元，趋近零①，也证明了零碳生态村的可操作性。

如何打造零碳生态村、如何实现生产生活“零碳”呢？我们认为，可

① 朱智翔、晏利扬：《浙江全力推进碳达峰行动——为尽早实现全省二氧化碳排放达峰开好局、起好步》，《中国环境报》2021 年 3 月 4 日。

以从产业生态化、村庄宜居化、建筑零碳化、生活绿色化、乡风文明化、治理多元化、城乡融合化、身心和谐化8个维度进行建设（见图1）。

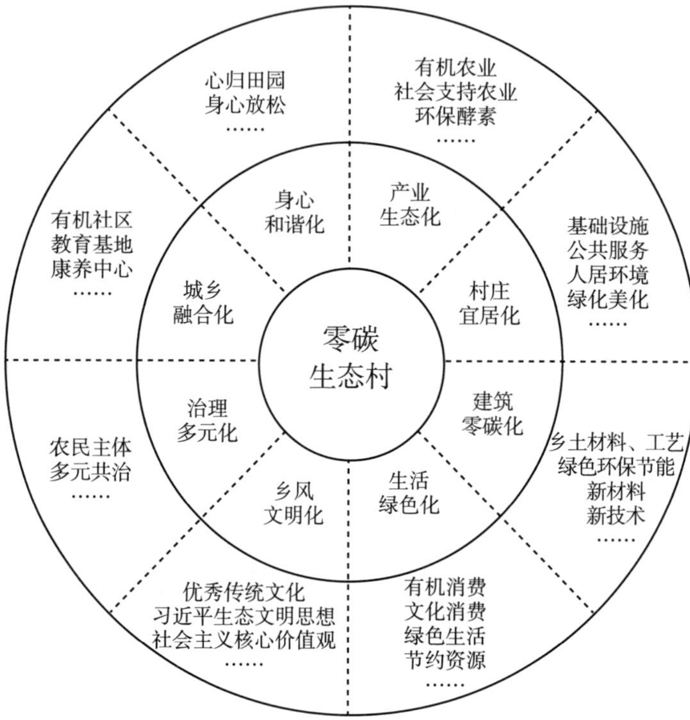

图1　打造零碳生态示范村的8个维度

（一）产业生态化，发展科技引领、提质增效的生态经济

在知识经济时代，发展北京农业一定要靠科技创新。借助循环经济、低碳经济模式，积极推广应用土壤有机质提升、节水控污、生态养殖、废弃物循环利用等绿色环保、高效技术，不仅有利于提升农业产品质量和服务供给能力，而且能够持续提高农业创新力、竞争力和全要素生产率，使生态经济真正成为农业供给侧结构性改革的强大动力。

在产业选择上，要坚持发展绿色、有机、高效农业及社区支持农业，不断提高农产品竞争力。在发展模式上，要调整种养模式，发展节水高效生态种植，推广农业节水技术。在农业面源污染治理上，要优化施肥结构，使用环保酵素推广有机肥，使用绿色防控产品，提高绿色农药施用比例，推动农业生产型废弃物的资源化利用，构建生态农业循环经济产业链。在生产经营上，要着力培育规模经营的专业农户、农业龙头企业、专业合作组织等新型农业经营主体，强化农产品产地环境保护治理，提升绿色农业质量安全水平。同时，要注重延伸产业链条，挖掘农业多重功能，培育农业新业态、新载体，挖掘相关成果的知识产权，优化生态农业和特色产业发展，让新业态的科技价值和文化价值带来市场价值和经济价值，让农村三次产业在融合发展中同步升级、同步增值、同步受益。

（二）村庄宜居化，营造设施齐备、环境优美的人居环境

通过科学合理的规划布局，优化各类用地之间的关系，完善村域交通、基础设施和各类公共服务设施，优化水、电、路、气、房的相互配套。扎实开展农村人居环境整治，有效治理村域内污水，进行垃圾源头分类和资源化利用，保证户厕公厕均可正常使用，营造洁净优美的村容村貌。村庄做到应绿尽绿、见缝插绿，把绿色作为村庄的底色。村庄绿化要以固碳耗碳能力强的地方果木、乔灌木为主，提升绿化养护水平，提高林木生长质量；在房前屋后打造“微菜园”“微田园”“微果园”“微公园”；在村内“特色主题景观带”以及绿篱、绿带要保持整洁美观；古树名木与大树要得到有效保护。

（三）建筑零碳化，实现传统元素与居住零碳的有机融合

积极推广可再生能源建筑，探索零能耗建筑。建设超低能耗建筑，并科学匹配太阳能光伏发电设备，有效覆盖农村的农户住宅、农村公共场所建筑等，实现产业和居住双重零碳。村庄改建和新建建筑既要采用乡土材料、乡土工艺，融合传统历史文化元素，又要合理鼓励绿色环保节能的新材料、新技术应用，推动优质建材下乡，推广应用绿色建材，开发建筑高新科技在乡村的应用新场景。提升农村公共建筑绿色化水平，加大超低能耗建筑示范项

目在京郊农村的推广力度。推广太阳能热水系统，因地制宜地推广热泵技术。清洁能源的推广与农村居住建筑节能改造要同步进行，建成以户为单元的“微生态”。

（四）生活绿色化，培育简约适度、绿色低碳的生活方式

从改变消费理念、倡导绿色生活方式入手，提倡农村居民过绿色生活，通过订立村规民约和宣传教育，杜绝铺张浪费。要倡导简约适度、绿色低碳的生活方式、健康的物质消费和文化消费，遏制过度物质化的高消费，拒绝奢华和浪费，形成文明健康的生活风尚。[①] 要倡导环保意识、生态意识，构建全社会共同参与的环境治理体系，让生态环保思想成为社会生活中的主流文化。要倡导低碳健康的物质消费和文化消费，有效推动生态经济的发展。要倡导尊重自然、爱护自然的绿色价值观念，让“天蓝地绿水清”深入人心，形成深刻的人文情怀。借助信息化的技术手段，开发简单易操作的手机App、交易平台等。

（五）乡风文明化，树立发扬传统、尊重自然的社会风尚

深入挖掘传统文化蕴含的生态观念、人文精神、道德规范，树立乡村文明典范。弘扬浩然正气和社会主旋律，促进形成文明乡风、良好家风、淳朴民风，提升农民精神风貌，提高乡村文明程度。大力弘扬生态环保价值，赋予新的时代内涵，培育生态道德，让绿色环保理念成为乡村主流价值，在乡村发展的血液中注入“绿色基因”。充分发挥基层党组织的作用，加强习近平生态文明思想教育和社会主义核心价值观教育。深刻领会和努力践行习近平生态文明思想，从思想观念、规划决策、政策扶持、科技支撑、措施推进、文化熏陶等各方面牢固树立人与自然和谐共生的新发展理念，不断增强乡村社会绿色发展的定力。

---

① 张孝德：《生活方式革命是化解能源环境危机治本之策》，《中国经济时报》2016年4月8日。

（六）治理多元化，聚力实现“七有”[①]“五性”[②]的美好愿景

乡村治理，农民应该是主体。但是，有首都特色的乡村治理，仅仅依靠农民是不够的，要实现多元共治，政府、村民、企业、社会组织均能有效参与乡村治理。加大已有的节能减碳好经验、好做法在零碳生态示范村的应用，突出数字化、智能化、智慧化，布局新产业、新模式，探索新技术、新理念。按照“七有”“五性”要求，推动城市教育、医疗、养老等公共服务资源向农村延伸，办好农民群众最期盼、最关心的民生实事。建立完善城乡结合医疗卫生服务保障体系、养老体系，全面提升乡村医疗保障水平，实现“老有所养、弱有所扶、病有所医”。鼓励社会力量在乡村开设教育机构，让城乡居民子女“幼有所育、学有所教”。充分调动农民参与乡村振兴和乡村自治，实现“劳有所得、住有所居”，充分体现出以人民为中心的理念。进一步完善碳交易机制，通过市场交易促进碳中和。

（七）城乡融合化，构建城乡互补、共生发展的互助关系

城乡之间的融合发展之路，就是城乡各自发挥其不可替代的功能，推动各种要素资源高质量双向流动的城乡互补共赢、共生发展的新模式。北京市已经到了逆城市化的阶段，在此阶段，人一定是往农村流的，这是客观规律。乡村产业发展市场在城市，而城市未来需求在乡村，连接城乡市场最重要的稀缺产品就是乡村生活。通过在乡村设立教育基地、发展社区支持农业，使市民与农民建立稳定的经济合作关系、社会文化关系，形成一个融社会与文化、生产与生活于一体的新社区。在新社区中，市民不仅可以得到安全的优质食品，也可以形成一种稳定的熟人社会特有的互助关系。未来的乡村，

---

① “七有”是指“幼有所育、学有所教、劳有所得、病有所医、老有所养、住有所居、弱有所扶”。这是习近平总书记在党的十九大报告中首次提出的，体现了以人为核心、以人民为中心的执政理念。习近平：《决胜全面建成小康社会　夺取新时代中国特色社会主义伟大胜利——在中国共产党第十九次全国代表大会上的报告》，人民出版社，2017，第23页。

② “五性”是指便利性、宜居性、安全性、公正性、多样性五个方面，是北京市委书记蔡奇2018年1月12日在北京市委理论学习中心组学习（扩大）会议上提出的。

除了给市民提供安全健康的农副产品和美好生态环境，也可探索扩大碳交易范围，将乡村的森林碳汇包装成交易商品，用来抵扣城市发展所释放的碳排放，实现有形的经济收益。

（八）身心和谐化，提升城乡居民的幸福感和满足感

追求以生态化、文化与艺术为内涵的人生价值提升，追求回归自然的智慧生活，将是引领未来最前沿的消费。生态、文化与智慧组成的就是生态文明时代新消费的生活样式。[①] 在城市环境污染、高压力、高成本生活倒逼下，乡村特有的环境优美、天人合一的绿色慢生活表现出了巨大的吸引力。对于城市人来讲，乡村可以融合生态、旅游、人居、健康、精神需求等多方资源与服务，可以还原大自然赋予的真善美，可以让生命回归本真体验之旅，可以满足市民身心放松、心归田园的梦想。与乡村共荣，与城市共享，与生态共生，有助于实现市民和农民每一个个体的身心和谐。

小约翰·柯布院士说："生态文明的希望在中国。"[②] "零碳生态示范村"就是未来首都生态文明建设的重要实践。可喜的是，京郊已经有了一些与"零碳生态村"思路接近的探索和实践，如顺义区的分享收获农场、昌平区兴寿镇辛庄村、平谷区大兴庄镇西柏店村等。我们要顺应广大农民过上美好生活的新期待，建设与国际一流的和谐宜居之都相匹配的零碳生态村，在目前的基础上继续深化，不断升华。

---

① 张孝德：《乡村生活价值的再发现及实现路径》，《行政管理改革》2019 年第 6 期。

② 〔美〕小约翰·柯布：《生态文明的希望在中国》，《人民论坛》2018 年第 30 期。

健康服务篇

Healthy Service

B.8

北京市中医治未病现状调查报告（2016~2018年）

李桂英　王月兰　赵允帅*

摘　要：中医“治未病”理论不论在临床中医还是在预防中医上，都有重要意义。近年来，中医“治未病”理论得到了广泛认可和实践。在北京市开展的调研显示，大部分人对“治未病”的主要内容理解为提供咨询，其次为免费体检和免费发放调理产品。从社区人口中最常就诊的单位来看，社区卫生服务中心占39.0%、社区卫生服务站占10.7%，而选择就诊单位的最首要原因在于方便就诊。建议各方面加强宣传中医“治未病”理念，创新中医“治未病”服务模式，政府也需要进一

* 李桂英，教授，北京国经中医治未病促进中心主任，主要研究方向为中药对慢性病干预效果评价、中医药外治法应用；王月兰，中国民族卫生协会中医药预防医学分会理事，主要研究方向为中医药外治法应用；赵允帅，北京国经中医治未病促进中心办公室主任。

步加大对中医“治未病”的支持力度。

关键词： 治未病 中医 北京市

一 引言

中医药是中华民族的瑰宝。2000多年前，《黄帝内经》中就写道：“尚工治病，不治已病治未病。”张仲景医生在临床实践中运用“无病治疗”理论并提出“见肝之病，知肝传脾，当先实脾”的经典论述。流行病学家叶天士在清代提出的“无恶无忧”理论，有助于理解“无病治疗”理论。其核心就是从源头防病治病，治病之根，治体之伤。“治未病”理论不论在临床中医还是在预防中医上，都具有重大的开创意义。

二 北京市中医“治未病”的服务模式

（一）研究对象

研究设计：以社区人群为基础进行横断面研究。

研究对象：北京市西城区前往街道社区卫生服务中心接受中医“治未病”服务的社区人群，样本量为323个。

（二）研究结果

1. 社区人群对中医“治未病”服务模式的理解和需求

（1）社区人群对“治未病”内容的理解。在此项调查中，听说过“治未病”的受访者对“治未病”的理解是，选择“提供咨询”有163人，占50.5%，选择“提供调理服务”和“组织讲演体验”的较少，分别占20.9%和21.5%（见图1）。

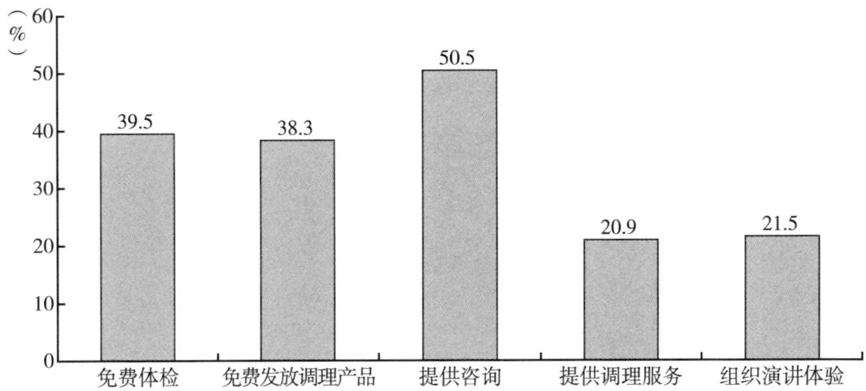

图1　社区人群对“治未病”内容的理解

（2）社区人群“治未病”信息的主要获取途径。在受访者接受中医“治未病”服务的途径中，“治未病中心宣传”是主要途径，54.5%（176人）的受访者通过这一途径了解中医“治未病”服务的内容，仅有4.3%（14人）的人通过网络了解“治未病”的内容（见图2）。

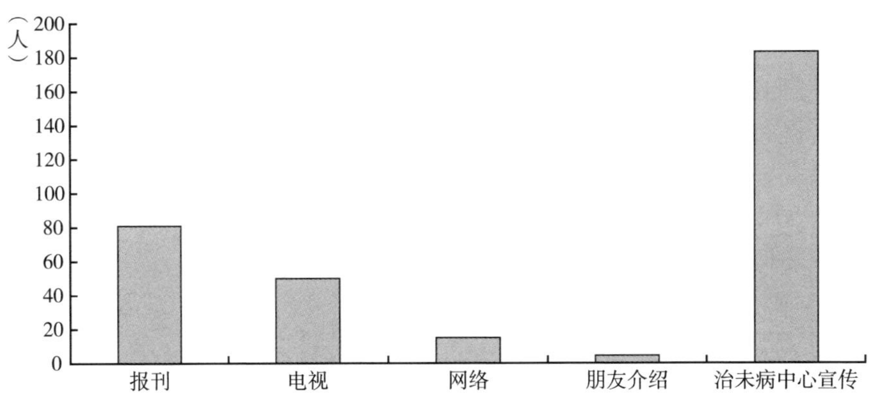

图2　听说“治未病”的主要途径

（3）社区人群对“治未病”健康教育意义的评价。有62.6%的受访者认为，社区“治未病”健康教育很有意义，认为“不太有意义”和“没有意义”的受访者仅占2.5%（见图3）。

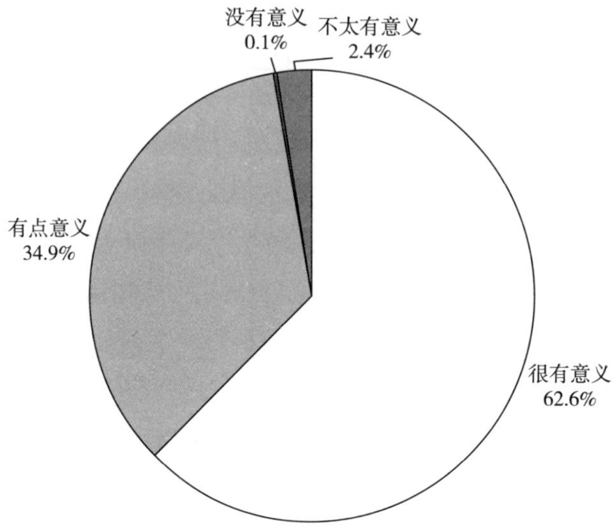

图3　社区人群对“治未病”健康教育意义的评价

（4）社区人士已准备好接受传统中医药。在社区人士已准备好接受中医药的方式中，选择“药膳调理”的最高，占59.8%，其次为“中药调理”，占55.2%，选择“足浴调理”的比例也较高，占44.6%，选择“音乐调理”的人最少，为14.7%（见图4）。

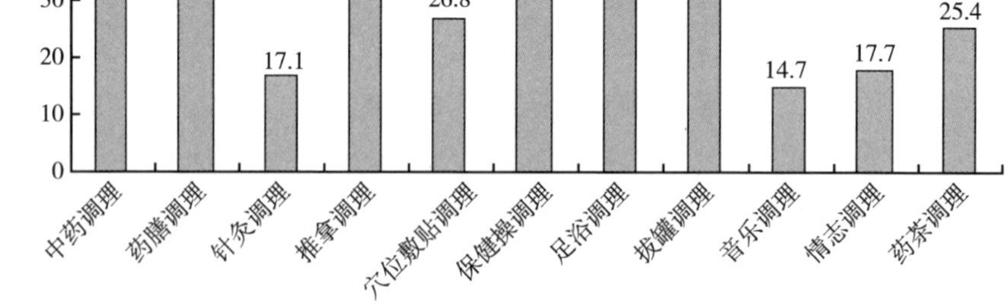

图4　社区人群愿意接受的中医药方式

2. 社区人群的健康调理方式分析

本调查显示，平日注意健康调理的受访者有 247 位，占 76.5%，不注意调理的占 23.5%。在 247 位注意调理自身健康的受访者中，平日自身保健的方法选择“药膳调理”的人数最多，为 127 人，选择率为 51.4%，“足浴调理”和“中药调理”分别为 34.4% 和 31.6%，选择“针灸调理”的人最少，为 6.9%（见图 5）。

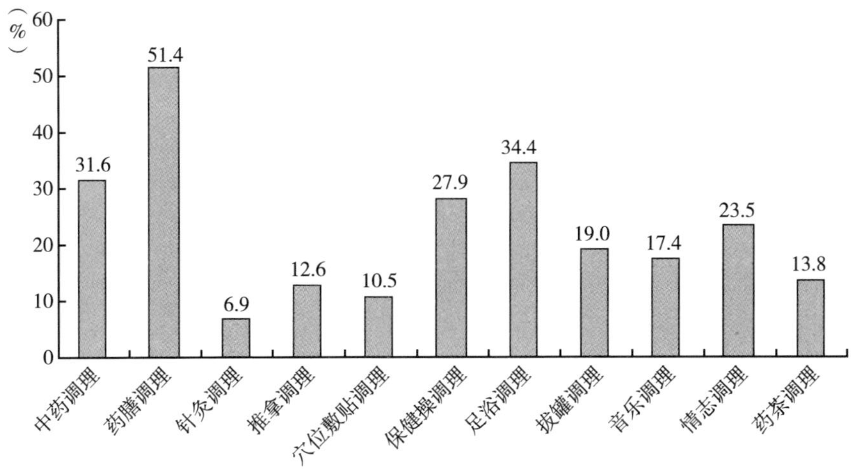

图 5　社区人群对自身健康的调理方式

（三）讨论

中医理论是构建具有中医特色的预防卫生体系的理论和技术基础。随着疾病谱和医学模式的变化，人们的健康需求正在发生变化，对预防和保健的需求也在不断增加。

作为中国的传统医学，中医在疾病治疗和保健预防方面具有独特的优势和特性。中医药在社区卫生服务中的参与是中国社区卫生服务的标志，也是发挥传统医学效益、发展现代社区卫生服务的有益尝试。①

① 杨帆、李航、黄雯琪、俞志新：《中医“治未病”社区工作模式探讨与实践》，《中医药管理杂志》2011 年第 10 期。

1. 了解疾病治疗人群及其影响因素

调查数据显示，社区人口中最常就诊的单位为：社区卫生服务中心占39.0%、社区卫生服务站10.7%，而选择就诊单位的最首要原因在于方便就诊（占55.0%），在对于中医“治未病”服务的认知上，有62.6%的社区人群认为社区健康教育是有意义的，从一方面提示社区健康教育取得了成功。在认为“治未病”重要的人群中，男女认知有明显差别，女性较男性对“治未病”的重要性更为重视，这与之前中医接受态度一致。参加过健康教育的人群对“治未病”的重要性更为肯定。

大部分人对“治未病”的主要内容理解为提供咨询，其次为免费体检和免费发放调理产品。居民听说治未病的主要途径为“治未病”中心的宣传，然后为报刊等，网络作为新兴的媒体在各方面都有其优势，但是在传播“治未病”的过程中并未发挥其作用，仅有4.3%的人通过网络听说过“治未病”，因此今后“治未病”的宣传在网络的发展空间还很大。

2. 社区准备接受的中医治疗模式

这项研究表明，社区不同的性别组对中医“治未病”服务项目的选择较为一致，药膳调理、中药调理和足浴调理三个项目依次列于前三位。

中医专家认为，中医治疗方法符合社会卫生服务经济、适用、有效和广泛的需要，更容易被广大公众所接受。这更符合中国医疗改革的内容和社区居民的消费需求，可以更好地改善整个社会的健康状况。此外，在建立健全医疗保健体系过程中，社区医疗机构无疑是最好的承担机构。

三 优化中医“治未病”服务的相关建议

（一）加强宣传中医“治未病”的理念

北京市大多数居民没有参加“治未病”宣传和教育，因此缺乏对“治未病”这一概念的合理理解。鉴于这种情况，应通过多种方式加强宣传，以弘扬中医“治未病”理念，构建中医“治未病”健康文化传播平台，提高居民的意识和感知能力。①

（二）创新中医“治未病”服务模式

虽然北京不少社区开展了中医“治未病”服务，但不能很好地适应社区的基本医疗需求。有鉴于此，需要基于中医“治未病”概念，研究新的城市中医“治未病”服务模式。

（三）政府加强对中医“治未病”的支持力度

政府应继续加强社区中医“治未病”工作的支持力度，帮助并指导医疗卫生机构建立中医“治未病”疾病预防和保健平台，让中医“治未病”给更多的居民带来益处。

① 郭建恩等：《河北省社区居民对中医“治未病”的认知现状及发展策略》，《世界中医药》2017 年第 6 期。

B.9

北京市大兴区0~6岁儿童健康服务发展报告（2016~2020年）

修青永　刘广美　王奇娟　秦立民*

摘　要： 2016~2020年，大兴区5岁以下儿童死亡率明显下降，而超重肥胖、龋齿和视力低常等公共卫生问题仍是我们要继续关注的重点。在0~6岁儿童健康服务方面，儿童健康管理水平不断提高，儿童营养改善和儿童早期发展促进工作不断推进，龋齿、视力低常和残疾等儿童重点疾病防治服务不断改善。主要经验有：政府主导，部门协作，推进儿童健康事业健康发展；完善体系，全程管理，加强儿童健康全周期支持保障；创新发展，做优做实，优化儿童健康服务模式；广泛宣传，大力引导，培养儿童健康生活方式。在全力保障儿童生存的基础上，大兴区将继续提升服务内涵，加强重点疾病防治，促进儿童全面发展。

关键词： 儿童保健　儿童健康服务　北京大兴区

儿童健康是全民健康的基础，儿童发展是国家发展的基石。做好儿童健

* 修青永，北京市大兴区妇幼保健院院长，主任医师，主要研究方向为儿科；刘广美，北京市大兴区妇幼保健院副院长，主任医师，主要研究方向为妇幼保健；王奇娟，北京市大兴区妇幼保健院儿童群体保健科副主任，主治医师，主要研究方向为少儿卫生与妇幼保健；秦立民，北京市大兴区妇幼保健院保健部科员，中级中药师，主要研究方向为中药学。

康服务工作，最大限度地满足儿童生存和发展的需要，对于提高全民健康水平、提升人口素质，进而推进健康中国建设、推动经济社会可持续发展具有重要意义。

大兴区位于北京市南郊，总面积为1036平方千米，辖8个街道办事处和14个镇，2020年第七次全国人口普查结果辖区常住人口达199.36万人。2020年全区在册管理的0~6岁儿童数达82105人，目前全区有4家助产机构、21家社区卫生服务中心、93所在册托幼机构，以区妇幼保健院为核心共同承担辖区0~6岁儿童的健康服务工作。

本文对近年来北京市大兴区0~6岁儿童健康服务现状及变化情况进行分析，发现问题、总结经验、把握机遇、迎接挑战，以期为进一步增强儿童健康服务工作，满足新形势下多样化的儿童健康服务需求，促进儿童健康成长提供依据。

一　大兴区0~6岁儿童健康状况

5岁以下儿童死亡率、婴儿死亡率及新生儿死亡率是衡量国家和地区社会经济发展水平的重要指标，也是反映儿童生存状况和妇幼卫生工作质量的核心指标之一。营养不良（生长迟缓/低体重/消瘦）、超重肥胖及微量营养素缺乏等的患病率是反映经济社会发展和健康水平的综合指标。[①] 儿童龋患率是反映儿童口腔健康状况的核心指标，4~6岁儿童视力低常患病率反映托幼机构儿童的视力健康情况。

（一）儿童死亡情况

2016~2020年，大兴区5岁以下儿童死亡率、婴儿死亡率和新生儿死亡率下降趋势明显，分别从2016年的3.11‰、2.49‰和1.97‰，下降至

① 杨振宇、张环美、王烨、赖建强：《中国5岁以下儿童营养改善策略与措施》，《食品科学技术学报》2020年第2期。

2020 年的 1.96‰、1.43‰和 0.78‰（见图 1）。近五年 5 岁以下儿童平均死亡率、婴儿平均死亡率和新生儿平均死亡率分别为 2.26‰、1.70‰和 1.15‰。

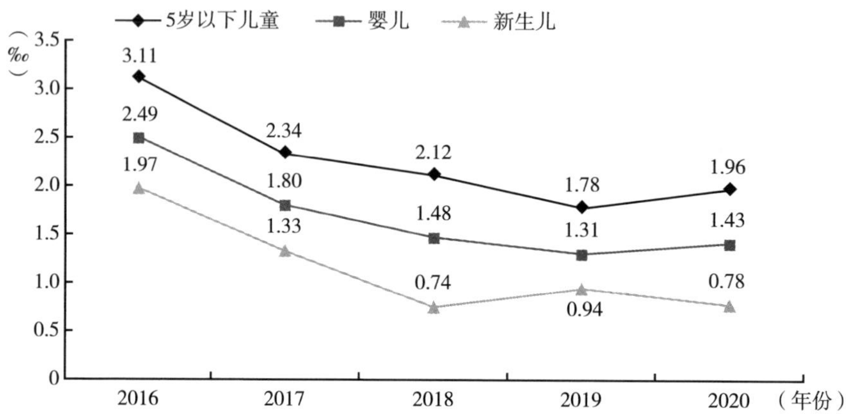

图 1　2016～2020 年大兴区 5 岁以下儿童死亡率、婴儿死亡率和新生儿死亡率变化趋势

（二）0～6岁儿童营养状况

1. 营养不良患病率

2016～2018 年大兴区 0～6 岁儿童消瘦、生长迟缓和低体重患病率呈现上升趋势，2018～2020 年基本呈下降趋势。2020 年消瘦、生长迟缓和低体重患病率分别为 0.26%、0.28% 和 0.20%（见图 2），2016～2020 年平均患病率分别为 0.25%、0.24% 和 0.17%。

2. 超重肥胖患病率

2016～2020 年，大兴区 0～6 岁儿童肥胖患病率趋势平稳，平均为 3.51%，2017 年最高为 3.75%，2019 年最低为 3.21%。0～6 岁儿童超重患病率总体呈上升趋势，近三年趋于平稳。近五年平均患病率为 10.38%，2017 年最低为 8.79%，2019 年最高为 11.62%（见图 3）。

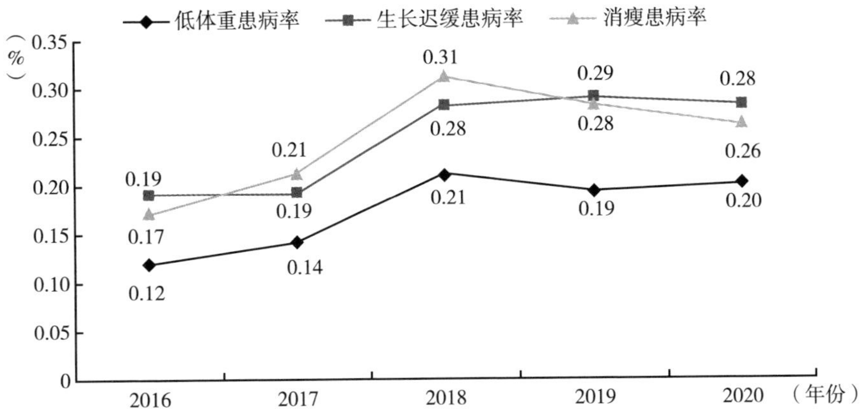

图2　2016~2020年大兴区0~6岁儿童营养不良患病率变化趋势

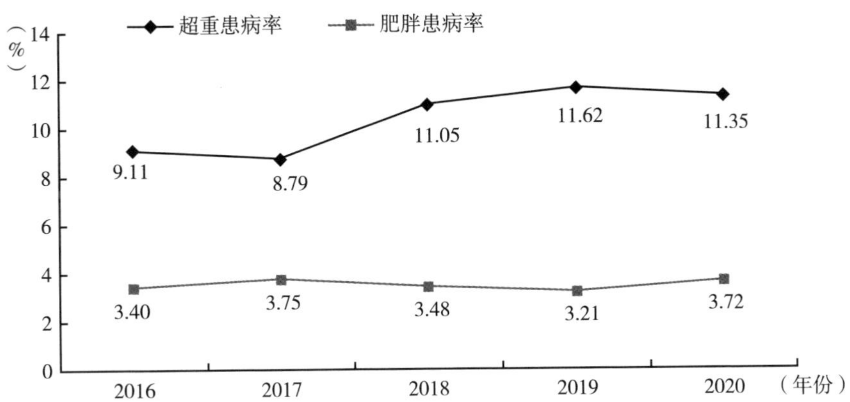

图3　2016~2020年大兴区0~6岁儿童超重和肥胖患病率变化趋势

3. 儿童贫血患病率

2016~2020年，大兴区0~6岁儿童贫血患病率逐年小幅上升，2020年略有下降。五年平均值为1.60%，2016年最低为1.13%，2019年最高为1.92%（见图4）。

（三）0~6岁儿童五官保健状况

2016~2020年，大兴区0~6岁儿童平均龋患率为17.90%，2019年最

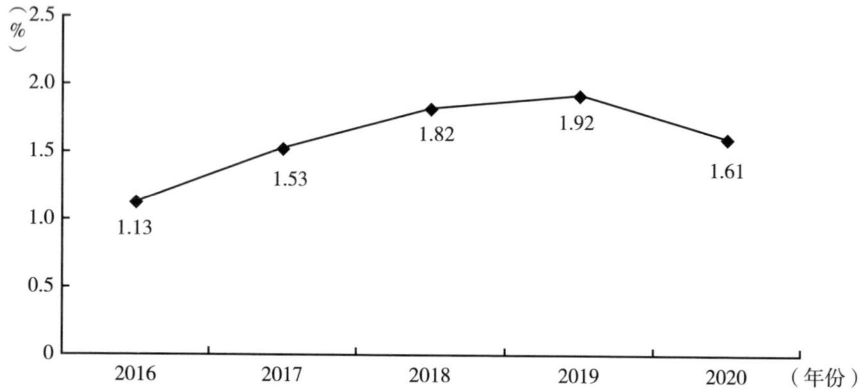

图4　2016～2020年大兴区0～6岁儿童贫血患病率变化趋势

高为19.14%，2020年最低为14.85%。4～6岁儿童视力低常平均患病率为6.12%，2017年最高为7.36%，2020年最低为4.13%（见图5）。

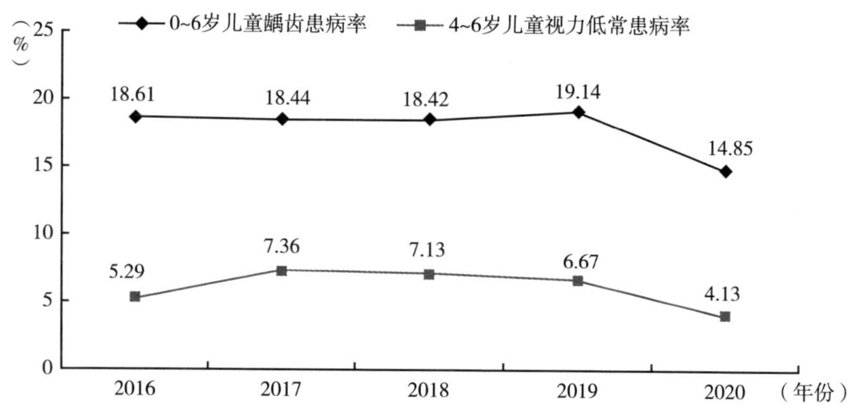

图5　2016～2020年大兴区0～6岁儿童龋患率和4～6岁儿童视力低常率变化趋势

二　0～6岁儿童健康服务

大兴区坚持以人为本、以儿童健康为中心的服务理念，坚持从保障儿童生存到促进儿童发展的儿童健康发展策略，坚持保健与临床相结合、面向群体、面向基层、预防为主和防治结合的工作方针，以提高儿童健康水平和提升人口素质为目标，以保障新生儿安全与健康为服务底线，以改善儿童营养状况、促进儿童早期发展和预防儿童常见病为服务重点，以落实国家基本公共卫生为基础保障，逐步完善妇幼健康服务体系，推动妇幼健康事业发展，多举措优化儿童医疗保健服务，努力为儿童提供全方位的健康服务，有效满足新时期人民群众对儿童健康的新需求、国家高质量发展对儿童健康的新期盼。

（一）加强儿童健康管理

推进新生儿保健服务项目、提升新生儿保健服务能力、完善危重新生儿救治网络、提高危重新生儿救治和管理水平、提高新生儿访视覆盖率和访视水平是保障新生儿安全与健康的重要途径。落实国家基本公共卫生服务中的0~6岁儿童健康管理服务、加强儿童系统管理是保障儿童健康的基础和必要措施。

1. 推进新生儿保健服务项目，提高保健工作水平

世界卫生组织提出，降低可预防的新生儿死亡，可以借助于一些简单基本实用、成本低廉的保健措施来实现。[①] 2016 年，大兴区妇幼保健院加入全国新生儿早期基本保健技术试点项目，成为全国 6 家试点医院之一。该项目是世界卫生组织推广项目，要求对正常新生儿、早产儿以及患病新生儿从出生时刻就开始采用基本的临床保健技术，重点关注分娩时和出生后 24 小时内的新生儿保健。2017 ~2020 年，大兴区妇幼保健院新生儿早期基本保健技术覆盖率从 74.35% 上升到 89.39%。2017 年大兴区在以往高危儿管理的基础上，进一步加强早产儿保健工作，完善早产儿保健服务网络，加强早产儿保健管理，即实行住院前、住院期间和出院后的早产儿管理，提高早产儿医疗保健水平，改善早产儿生存质量。

2. 完善危重新生儿救治网络，畅通转会诊渠道

2016 年，大兴区开始建立辖区危重新生儿救治网络，成立了两家区级

① World Health Organization, United Nations Children's Fund, *Every Newborn: An Action Plan to End Preventable Newborn Deaths*, Geneva: World Health Organization, 2014.

危重新生儿救治中心，同时与北京儿童医院建立危重新生儿市级对口转诊关系，在畅通危重新生儿转会诊绿色通道的同时，借助市级中心不断提升辖区助产机构新生儿复苏、产儿配合等临床救治能力。2019 年，大兴区危重新生儿市级对口转诊中心调整为解放军总院第七医学中心附属八一儿童医院，网络运转更加高效有序，服务可及性得到提升。2017 ~ 2020 年市区两级危重新生儿对口转诊比例从 6% 上升到近 70%。

3. 加强新生儿疾病筛查，打造筛查新格局

2014 年，大兴区 3 家助产机构率先参与北京市新生儿遗传代谢性疾病扩大筛查项目，筛查病种包括 23 种氨基酸、脂肪酸和有机酸代谢疾病以及先天性肾上腺皮质增生症（CAH），2018 年 CAH 列入常规免费筛查。2019 年，在 0 ~ 6 岁儿童先天性心脏病筛查基础上，大兴区在助产机构开展新生儿先天性心脏病筛查项目，实现了关口前移。通过不断完善新生儿疾病筛查网络、增加筛查病种等，大兴区目前已实现先天性甲状腺功能减低症、苯丙酮尿症、先天性肾上腺皮质增生症、先天性听力异常、先天性心脏病、发育性髋关节脱位、新生儿耳聋基因常住人口新生儿免费筛查全覆盖，形成了新生儿疾病筛查“6 + 1”新格局。2016 ~ 2020 年，大兴区新生儿遗传代谢性疾病筛查率、耳聋基因筛查率、听力筛查率均在 98% 以上；2020 年新生儿先天性心脏病筛查率为 96.12%。

4. 落实国家基本公共卫生服务，加强新生儿访视服务

新生儿访视服务是国家基本公共卫生服务之一。[①] 大兴区常抓新生儿访视服务不放松，通过喂养、发育和防病等方面的保健指导以及异常和疾病的早期发现、处理和转诊确保新生儿的安全和健康。2016 ~ 2020 年，大兴区新生儿访视覆盖率五年平均值为 98.74%，历年均处在高水平，其中 2017 年最高为 99.29%，2019 年最低为 97.28%（见图 6）。2019 年新生儿访视人数的概念由“出生后 30 日内”改为“出院 1 周内”接受 1 次及以上访视的常住新生儿人数，因此 2019 年新生儿访视率略有下降。

---

① 国家卫生计生委：《国家基本公共卫生服务规范（第三版）》，国家卫生健康委网站，http://www.nhc.gov.cn/ewebeditor/uploadfile/2017/04/20170417104506514.pdf，最后访问日期：2020 年 6 月 6 日。

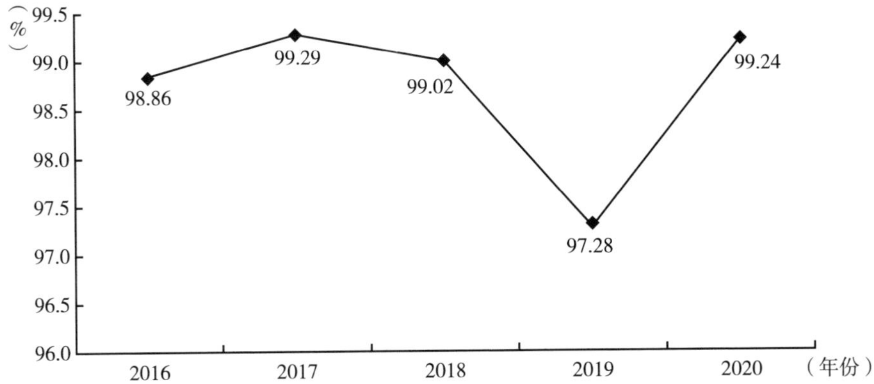

图6　2016～2020年大兴区新生儿访视覆盖率变化趋势

5. 落实国家基本公共卫生服务，加强儿童系统管理

大兴区结合儿童不同时期的生长发育特点，按照相应频次要求开展健康指导、发育评估和重点疾病筛查等，保障和促进儿童身心健康。2016～2020年，大兴区7岁以下儿童健康管理率五年平均值为98.38%，2018年最低为97.45%，2017年最高为99.08%，均达到97%的指标要求。2016～2020年，3岁以下儿童系统管理率平均为95.86%，2016年最低为95.38%，2019年最高为96.85%，均达到95%的管理要求（见图7）。

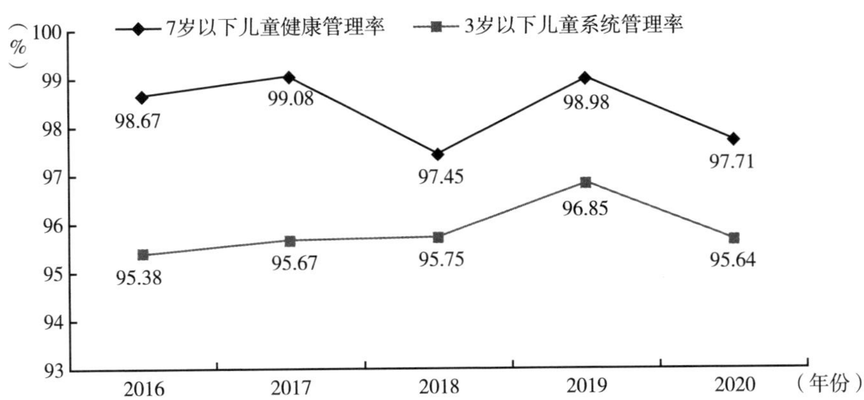

图7　2016～2020年大兴区7岁以下儿童健康管理率和3岁以下儿童系统管理率变化趋势

（二）改善儿童营养状况

促进和支持母乳喂养，改善婴幼儿期营养状况，实现生命早期健康营养，同时加强 0～6 岁生长发育监测，提高儿童生长发育水平，有利于提高儿童生存质量和健康状况，促进儿童健康成长。

1. 全面推进爱婴服务，支持和促进母乳喂养

爱婴医院和爱婴社区是宣传推广母乳喂养的重要阵地。从 2013 年起，北京市开始施行爱婴医院三年一复核机制，全面规范助产机构爱婴服务管理。在 2020 年市级评估中，大兴区 5 家助产服务机构再次全部通过爱婴医院复核评估，爱婴医院覆盖面为 100%。2016 年北京市全面推进爱婴社区建设工作，大兴区 20 家社区卫生服务中心积极申请创建，2017 年大兴区已实现爱婴社区全覆盖，爱婴社区覆盖面为 100%，形成了爱婴服务“在医院、下社区、进家庭”的连续管理和促进模式。此外，大兴区卫健委联合大兴区总工会等单位，推进企事业单位母婴设施建设，截至 2021 年 5 月已建设母婴关爱室 75 家，其中大兴区总工会直属工会 16 家，卫健委工会 14 家，教育工会 28 家，基层企业工会 17 家，母乳喂养深入人心。2016～2020 年，大兴区 6 个月内婴儿平均母乳喂养率为 92.69%，波动范围为 92.24%～93.26%；五年平均纯母乳喂养率为 73.45%，波动范围为 72.33%～75.21%（见图 8），历年均达到 70% 的指标要求。

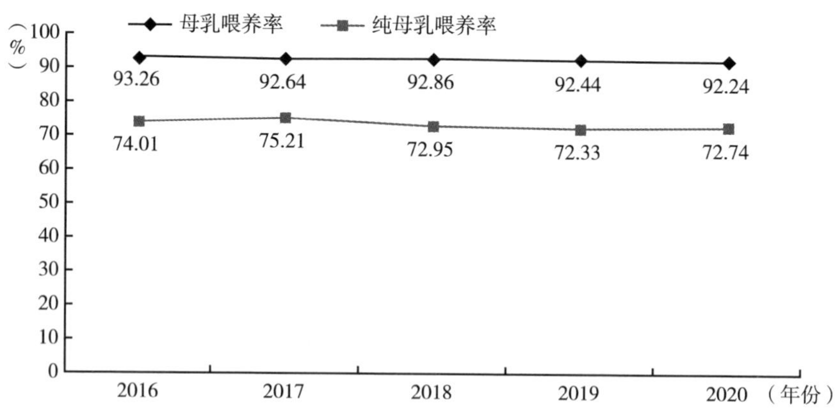

图 8　2016～2020 年大兴区 6 个月内婴儿母乳喂养率和纯母乳喂养率变化趋势

2. 持续进行生长发育监测，避免营养问题发生发展

面临儿童营养不良与肥胖超重的双重营养问题，大兴区结合0～6岁儿童健康管理，在各个年龄阶段均开展儿童生长发育的监测和评价，强化儿童个性化营养指导，对于有必要干预的儿童进行及时的转诊和规范的治疗，预防和减少儿童营养不良和肥胖的发生。3～6岁是脂肪重聚期，学龄前期是肥胖控制的关键时期。大兴区相关部门指导托幼机构在该阶段及早开展针对儿童超重肥胖的干预工作，通过家园共育的形式共同促进儿童平衡膳食和适量运动，培养儿童健康的生活方式。2019年12月，大兴区妇幼保健院成立区级儿童健管理中心，采取“社区－学校－医院”的合作模式，为包括超重肥胖儿童在内的辖区儿童提供专业、科学、连续和有效的健康管理服务。

（三）促进儿童早期发展

儿童早期发展是指从受精卵到8岁这一期间儿童体格、运动、语言、认知以及社会情绪等领域的发展，其中3岁以前是最重要的核心阶段，是儿童生理发育和社会心理发展的关键期。儿童早期发展工作不仅决定了个体自身的发展潜力，更决定了国家层面人力资本的竞争，还被公认为是卫生及发展公平性的均衡器。①

1. 推进儿童早期发展服务中心发展，提升服务内涵

2012年，大兴区成立儿童早期综合发展服务中心，按照北京市儿童早期发展服务常规开展工作，同时大兴区不断推进专科建设，提升服务内涵，目前已开展0～3岁儿童早期发展评估指导、高危儿动态监测、营养评估及喂养指导、骨龄评价及身高管理、神经心理发育测评、心理行为问题干预治疗、语言评估指导、婴幼儿保健推拿、儿童早期发展训练课程、特殊儿童康复训练、儿童口腔保健及眼保健等多种服务项目。2019年12月，大兴区儿

① 江帆：《从生存到发展：推动儿童早期发展在中国妇幼健康领域的实践》，《中华儿科杂志》2021年第3期。

童早期综合发展服务中心开通了“育儿学校”线上平台，在进行线上儿童健康档案管理的同时，采用推送科普知识、举办父母课堂等形式进行健康宣教和家庭养育咨询指导，提高父母科学养育技能，促进儿童营养、体能、智能、心理、社会适应能力的全面发展。

2. 加强托育机构卫生评价，促进婴幼儿照护服务发展

为儿童提供最优的养育照护环境是促进儿童早期发展，使其潜能得到最大限度发挥的重要途径。2019 年《“健康中国 2030”规划纲要》将儿童早期发展作为推进妇幼健康工作的一项重要内容正式纳入，上升为国家战略，并发布了《关于促进 3 岁以下婴幼儿照护服务发展的指导意见》。[①] 2021 年大兴区已对多家登记备案的托育机构进行了卫生评价并提出指导性意见，确保托育机构能够为确有需要的家庭提供更加安全和规范的托育服务，促进婴幼儿安全健康成长。

（四）维护儿童口腔健康

0～6 岁儿童是口腔疾病的敏感、高发人群，因此做好儿童早期的口腔保健服务工作，可以及时预防和控制龋齿的发生发展，促进儿童全身心健康。

1. 加强儿童口腔保健，预防龋齿发生发展

大兴区严格落实国家基本公共卫生 0～6 岁儿童健康管理项目，在做好儿童健康检查的同时进行口腔保健指导和口腔疾病筛查，对于早期龋齿儿童指导其尽早接受口腔专业干预。2016～2020 年，大兴区 0～6 岁儿童口腔保健覆盖率五年平均值为 98.43%，2019 年最高为 98.96%，2020 年最低为 97.11%；龋齿矫治率平均为 47.56%，2017 年最高为 50.56%，2020 年最低为 40.56%（因新冠肺炎疫情影响略有下降）（见图 9）。

---

① 国务院办公厅：《国务院办公厅关于促进 3 岁以下婴幼儿照护服务发展的指导意见》，中国政府网，http://www.gov.cn/xinwen/2019－05/09/content_5390023.htm，最后访问日期：2021 年 6 月 6 日。

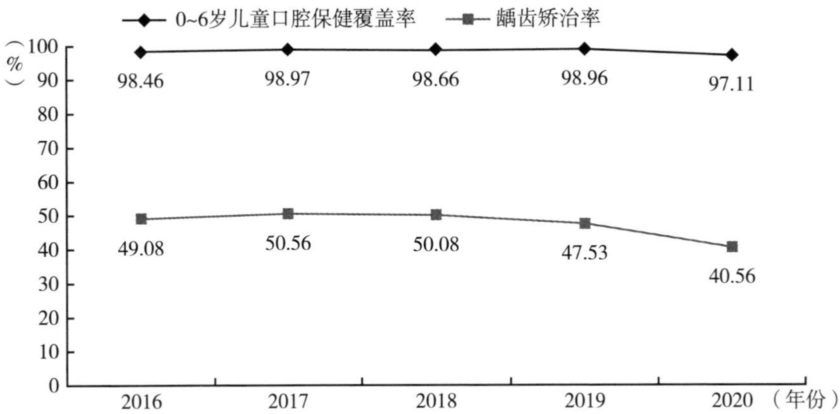

图9　2016～2020年大兴区0～6岁儿童口腔保健覆盖率和龋齿矫治率变化趋势

2. 落实口腔保健责任，探索口腔预防适宜技术

大兴区妇幼保健院是辖区口腔公共卫生指定机构之一，该机构从2011年起承担辖区内部分3～6岁儿童氟化泡沫防龋工作，每年对他们进行免费口腔检查1次、局部使用氟化泡沫2次，年服务儿童1万人次左右。为进一步落实口腔保健责任，大兴区妇幼保健院积极开展口腔预防适宜技术，2017年口腔门诊新增龋易感性检测项目，对被检对象的龋易感风险进行量化分级，为每位受检者建立口腔健康档案，持续跟踪管理，减低易感人群患龋率，目前月筛查量约为400人次。

（五）防控儿童近视

0～6岁儿童期是孩子视觉发育的关键期。做好儿童早期眼保健和视力保护，可以预防近视的发生，防控近视的发展。

1. 加强儿童眼保健，强化视力低常儿童服务

大兴区严格落实国家基本公共卫生服务中0～6岁儿童眼保健工作要求，通过开展眼外观检查、儿童发育问题预警征象和4岁以上儿童视力检查等，早期发现影响儿童视觉发育眼病和高危因素，对于视力低常等筛查阳性儿童按照转诊网络及时转诊到大兴区妇幼保健院复筛，促进眼和视力异常儿童早

诊早治。2016～2020 年，大兴区 4～6 岁儿童眼保健覆盖率五年平均值为 98.98%，2017 年最高为 99.89%，2020 年最低为 97.19%（因新冠肺炎疫情影响略有下降）（见图 10）。

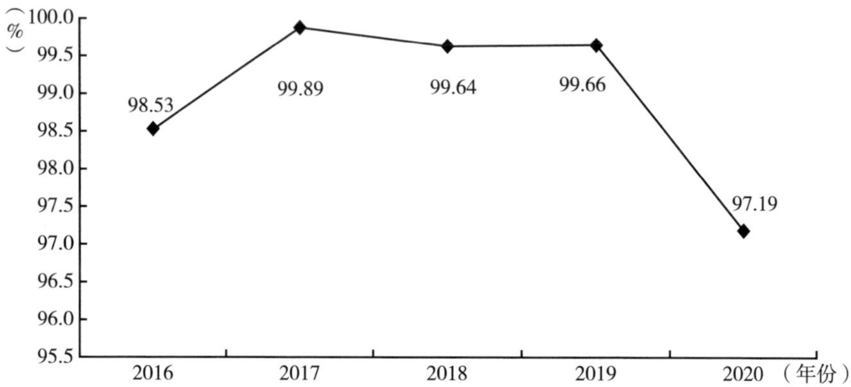

图 10　2016～2020 年大兴区 4～6 岁儿童眼保健覆盖率变化趋势

2. 落实近视防控责任，创新眼保健服务模式

为落实儿童青少年近视防控责任，推进辖区 0～6 岁儿童眼保健工作，大兴区妇幼保健院不断创新眼保健服务模式，增加服务内容，如开展 0～6 岁儿童视觉发育动态监测项目，建立儿童视觉发育档案，保障儿童视觉正常发育；利用耳穴压丸、针灸、穴位按摩、刮痧等中医特色疗法防控儿童近视；开展“送医入园”活动，集中为学龄前儿童进行屈光和眼位检查，对于异常者及时给予指导和干预。

（六）促进儿童残疾预防与康复

加强 0～6 岁儿童残疾筛查服务，提高残疾儿童早期筛查、早期诊断和早期干预率，为发育偏倚儿童和残疾儿童提供及时、科学、规范、专业和精准的康复服务，可以预防残疾的发生，减轻残疾的严重程度，提高儿童健康水平和人口素质，减轻家庭和社会的负担。

1. 推进0～6岁儿童残疾筛查，完善筛查服务网络

从 2014 年 4 月起，大兴区参加北京市 0～6 岁常住儿童听力、视力、肢

体、智力（包括脑瘫）和孤独症谱系障碍五类残疾筛查试点工作，为全市推广积累经验。2016 年大兴区入选“全国残疾预防综合试验区”，开始进行为期四年的试点创建工作，其中 0 ~ 6 岁儿童残疾筛查诊断列为重点干预项目。从 2018 年 12 月起，北京市结合 0 ~ 6 岁儿童健康体检，正式开展 0 ~ 6 岁儿童五类残疾筛查工作，形成了社区初筛、区级妇幼保健机构复筛、市级专业机构诊断干预的服务网络。2016 ~ 2020 年，大兴区共对 329516 人次的 0 ~ 6 岁儿童进行了残疾筛查，2019 ~ 2020 年各类残疾筛查率均在 99% 以上。

2. 加强0 ~ 6岁儿童残疾康复工作，防控残疾发生发展

2016 年，大兴区妇幼保健院与大兴区残联合作成立了大兴区唯一一家为儿童提供综合性康复服务的公立康复机构——儿童康复园，为各类存在运动、言语、认知、心理和脑发育障碍的 0 ~ 6 岁儿童提供康复评估、治疗训练及心理康复服务。为充分满足辖区残疾儿童的康复需求，2020 年大兴区妇幼保健院与大兴区残联再次合作成立了集康复门诊、康复病房、日间托养为一体的儿童康复部。截至 2021 年 11 月，儿童康复园/部开展康复治疗项目及训练课程 50 余项，共收治发育偏离及残疾儿童 500 余人，累计提供康复服务 10 万余人次。

三　0~6岁儿童健康服务发展经验

（一）政府主导，部门协作，推进儿童健康事业健康发展

1. 强化政府职能，保障经费投入

大兴区政府高度重视妇幼保健工作，将控制婴儿死亡率和 5 岁以下儿童死亡率等妇幼健康核心指标和其他重点政策落实纳入各镇（街）绩效目标管理责任制，强化属地政府的协调管理职能，明确各级政府管理责任，确保各项政策、任务和措施有效落实。财政部门统筹各级资金财力，全力保障妇幼公共卫生服务项目开展，增加危重经费投入力度，确保危重新生儿救治工

作落实，加大残疾儿童康复补贴力度，全面落实残疾儿童康复救治政策。

2. 加强部门合作，保证政策落实

大兴区建立了保障儿童健康的多部门协作配合机制，以政府为主导，卫生部门指导，区内各级各部门合作，全社会参与，各尽其责，共同推进儿童健康服务工作持续发展。大兴区妇幼保健院联合财政、民政、工会、团委、妇儿工委等部门，全力优化生育全程基本医疗保健服务，提高儿童健康全周期保健意识等；与大兴区残联合作建立辖区儿童康复中心，通过资源整合充分发挥妇幼医疗康复技术优势以及残联康复政策指导优势；加强与大兴区教委等部门的协作，促进托幼机构卫生保健工作的开展和儿童健康生活方式的养成等。加强与疾控部门、牙防所等的密切合作，联防联控儿童传染病、龋齿和近视等。

（二）完善体系，全程管理，加强儿童健康全周期支持保障

1. 加强网络建设，完善服务体系

大兴区不断加强服务体系建设，形成了以妇幼保健机构为核心，以21家基层医疗卫生机构为网底，以二、三级医院为技术支撑的保健与临床相结合的覆盖全区的妇幼保健服务体系，并且依托全区93所托幼机构的卫生保健人员进行儿童的卫生保健管理，共同为辖区0～6岁儿童提供健康服务。同时，大兴区充分依托市级优质资源，加强转诊网络建设，为儿童健康保驾护航，搭建并不断完善市区两级危重新生儿救治网络、新生儿疾病筛查，以及0～6岁儿童残疾筛查的筛查、复筛、诊断和干预网络。

为强化网底和基层，大兴区从2015年开始推进社区卫生服务中心妇女和儿童保健规范化门诊建设工作，2018年实现全覆盖，2019年建成辖区首家AAA级规范化门诊，2021年开始提档升级工作；为坚决筑牢服务网络，大兴区不断提升医疗机构和托幼机构人员能力，增强辐射带动力。开展理论培训、病例评审，进行进修观摩、技能演练，举办竞赛和论坛等，加强人员队伍建设，提升人员服务能力和管理能力。

2. 加强全周期支持保障，促进儿童健康

儿童健康始于生命孕育阶段。大兴区积极提供从婚前孕前开始，经孕产期到新生儿期和儿童期的整个周期的支持保障，共同促进儿童的健康。一是2018年区妇幼保健院通过部制改革进行标准化建设，设立孕产保健部、儿童保健部、妇女保健部和计划生育技术服务部，为妇女儿童提供全生命周期的保健和医疗服务。二是大兴区在落实新生儿疾病筛查和残疾筛查等出生缺陷三级预防措施的同时，优化婚前与孕前保健服务，加强产前筛查和诊断，构建涵盖婚前、孕前、孕期、新生儿和儿童各阶段的出生缺陷防治体系，提高人口素质。三是重视孕期营养保健，将营养评价、膳食和运动指导等纳入孕期保健服务，在助产机构中开展孕期营养筛查干预，预防和控制孕期体重异常增加；加强生命早期1000天的营养健康管理，抓住生长发育的“机遇窗口期”，促进儿童正常生长发育。

（三）创新发展，做优做实，优化儿童健康服务模式

1. 打造“智慧妇幼”，改善医疗保健服务

大兴区推进“互联网+妇幼健康”，促进儿童健康服务信息化。借助妇幼保健信息化管理系统，实现助产机构分娩、社区保健、托幼卫生保健管理和区级管理儿童信息无缝衔接；依托微信等公众服务平台进行业务管理、培训考核、信息推送等，提高管理和服务效率；提供在线预约诊疗、候诊提醒、结果查询和移动支付等便捷服务方式，改善患儿及家长的就医体验；在疫情期间儿童康复园通过录制家庭康复训练课程、尝试直播课堂和远程康复训练等，实现停课不停训练。

2. 打造中医妇幼，充分发挥中医药作用

大兴区妇幼保健院秉持中医妇幼发展理念，充分发挥中医药在儿童医疗保健服务中的作用。2018年与北京中医药大学东方医院成立中医儿科专科医联体，从学科建设、医疗技术、人才培养方面深度整合，不断推进中医妇幼的发展。积极开展中医儿科诊疗项目，相继开展了中医儿科、中医眼科、中医康复、中医保健等不同专业的医疗保健服务，推出了小儿推拿按摩、穴

位贴敷、药浴等一系列中医外治项目；尤其是在眼保健方面利用耳穴压丸、针灸、穴位按摩、刮痧等中医特色疗法防控儿童近视，并取得了良好疗效。

（四）广泛宣传，大力引导，培养儿童健康生活方式

1. 重视健康教育，提高儿童养护人责任

坚持社会动员，统筹社会、行业和家庭，调动各方参与健康教育工作，充分发挥全社会在维护儿童健康中的建设性作用，积极营造有利于儿童健康保障的社会氛围，提高儿童健康水平，保护和促进儿童全面发展；以婚前、孕前和孕期保健以及助产机构和基层医疗机构等为平台，向年轻夫妇传播儿童保健信息，将相关保健内容纳入孕妇学校培训内容，强化儿童养护人为儿童健康第一责任人的理念，提高儿童养护人的健康素养。

2. 创新宣教方式，丰富健康教育内涵

充分利用电台、报社等主流媒体与官网、官微等新媒体平台的宣传优势，结合六一儿童节、母乳喂养日、爱眼日、爱耳日、爱牙日、助残日等宣传节点，针对儿童营养健康、早期发展和重点疾病防治内容以及相关惠民政策等，在线上线下共同开展健康宣教活动，普及儿童保健知识和技能，营造促进儿童健康的氛围；发挥托幼机构家园共育优势，促进健康教育进家庭，加强养育人对儿童的健康管理，培养儿童健康生活方式；尝试与社区合作，促进健康教育进社区，提高婴幼儿照护者的科学育儿水平，提高儿童早期发展水平。

四　0~6岁儿童健康服务工作未来展望

“三胎时代”的到来对母婴安全的保障和出生缺陷的预防带来了更严峻的挑战。生育率低潮和人口老龄化对儿童的健康和早期发展提出了更高的要求。《中华人民共和国国民经济和社会发展第十四个五年规划和2035年远景目标纲要》提出要全面推进健康中国建设，实施积极应对人口老龄化国家战略。站在新的历史起点，儿童健康事业迎来了新的机遇和挑战。

面对新的发展环境，大兴区将继续强化政府统筹，坚持问题导向，加强健康宣教，创新服务模式，在继续全力保障母婴安全和强化出生缺陷综合防治的同时，预防减少儿童超重肥胖的发生，加强儿童口腔保健，推进近视防控，全面加强儿童早期发展工作，支持托育机构发展，为儿童提供全方位健康服务和全周期支持保障，力争保障和提高各年龄段各方面的儿童健康水平；更加注重提供温馨、便捷的人文关怀和有温度、有情感的儿童医疗保健服务，切实增强广大儿童和家长的幸福感、获得感和安全感；提高全社会对儿童健康的重视程度，提高儿童养育人的健康素养，培养儿童健康生活方式，积极构建政府、社会、家庭和个人都参与的“大妇幼、大健康”格局，树立共建共享的健康理念，筑牢全民健康基石。

B.10
智慧城市框架下的数字急救体系建设

韩　陆*

摘　要：　人工智能、大数据、物联网和高速移动互联网之类的突破性技术正在世界范围内使用，催生了智慧城市，使城市的行政管理、交通系统管理、能源管理等领域的运行都更加高速有效。这些创新的智慧城市理念和技术还具有改善大都市地区医疗服务的巨大潜力。智慧医疗保健既包括患者也包括健康人与医护人员之间的互动、数字急救和健康体系建设、远程医疗和健康管理以及更好地获取和分享医疗信息和资源，等等。到2050年，全世界居住在城市地区的人口预计将增长68%，联合国已确定智慧城市为一项长期发展需求。特别是面对全球已持续一年半之久的新冠肺炎疫情，智慧城市框架下的数字急救—健康体系建设变得尤为重要。世界各地的医院和医疗服务机构在应对新型大传染病时正面临前所未有的挑战，这种新型大传染病也凸显出人类安全和人口老龄化的特殊需求。开发智慧医疗服务技术可以提供最佳解决方案，以主动应对突发公共卫生危机并制定长期战略。

关键词：　数字急救　辅助 AI　主动健康　移动健康　医疗物联网

---

* 韩陆，北京老龄产业协会副会长，北京红十字会原常务副会长，主要研究方向为公共卫生、大健康、老龄产业、红十字文化。

大数据固然蕴含着价值，但是如果不通过适当方法将其价值挖掘出来，数据就毫无用处。只有真实、可靠的数据才有意义。城市智慧化离不开大数据的运用，我们要用数据来驱动城市治理的现代化、产业发展的智能化和市民生活的便捷化。尤其是我国在抗击新冠肺炎疫情的进程中，应用大数据的信息（例如，人脸识别、手机定位及个人行迹追踪、健康宝等）已经在密切接触者的追踪、排查，地域或社区的人员健康识别，防止疫情扩散等方面取得了显著效果，大流行病防控的大数据时代正在到来。进一步开发智慧城市框架下的数字急救与健康保健，可以使城市更加安全、市民更加健康、生命有更多保障。

一　急救历史和北京市急救现状

与绵延几千年的中医和发展了几百年的西医相比，急救医学服务是相对年轻的学科。美国现代急救医学服务的发展可以追溯到20世纪60年代初。此后不久，英国、澳大利亚、加拿大、香港地区和新加坡也紧随其后，分别在70年代和80年代开发了各自的急救医疗系统。北京市最早的急救站设立于1952年（原名是北京市红十字急救站），其不多的“救护车”主要是由苏联的小轿车改装的，功能主要是将患者送往医院。1983年意大利政府与中国政府合作兴建了北京急救中心，1988年3月25日正式投入运行，同时在国内首次开通了“120”急救电话。2001年9月19日，北京市红十字会紧急救援中心（以下简称北京999急救中心）启用999急救电话，以补充北京居民的急救需求。至2020年底，北京急救中心和北京999急救中心共有各类救护车辆840余辆，急救医生1100多人，护士860多人，全市分布有急救站389座，年出车数达70.9万次。除地面急救之外，2011年“999直升机”应急救援首先开航，迄今已完成国内外航空医疗转运任务300余例（包括使用固定翼飞机），初步实现了跨省份的地面、空中急救转运立体化。2006年，北京999急救中心率先开通了一键通紧急呼救系统，实现了语言系统与数字信息的相互转换。该系统经过升级换代，不仅具有呼叫急救的功能，还具有定位、警笛的功能，这些功能通过一个按键（手机、座机或呼救器）就能完成。急救指挥调度台根据来电呼救的信息可迅速调出事先储存的个人资料（患者住址、既往病史、亲属联系方式、医保单位等），并通过呼救手机 GPS 定位系统确定呼救人的位置；同时，通知其亲属，将被救者的相关资料提供给与被救者距离最近的救护车和接诊医生。尽管急救指挥调度台显示的是事发前存储的静态数据，但该系统无疑为急救提供了更多的抢救时间。据统计，在北京市 2000 多万人口中，目前只有不到 50 万用户加入了一键通紧急呼救系统。自 2008 年起，北京两大急救中心先后建成和升级改造了急救指挥调度系统，整面墙宽的巨幅电子地图与北京市交管局联网，实时显示交通状况；通过车载全球定位系统，实时显示救护车的位置和运行等信息；接到呼救后，可在数秒钟内迅速优化路线和资源，调配就近救护车赶往呼救地点，提供急救服务。该系统不仅与北京市交管局、公安局、消防局、应急办以及多家政府部门联网，还与北京市各大医院联网，从而实现了急救的呼救受理、指挥调度、信息汇集、多部门联动及实时监控的急救系统数字化显示和调控。

二　急救响应和急救模式

急救是院前急救和院内急救的总称。院前急救是指患者被送到医院之前第一目击者或赶到的医护人员，在事发现场或在救护车上对患者进行的诊断、救治活动；院内急救是患者被送到医院后对患者进行的救治活动。

国际上院前急救主要有两种模式。一是美英模式，其核心理念是尽快将患者送往医院进行抢救，在事发现场或救护车上仅对患者进行简单必要的抢救（如止血、包扎、心肺复苏）。因此，车载急救设备是简而精的，对随车的救护人员要求较低，仅为经过培训的志愿者或消防队员，而非专业的医护人员。美国、加拿大、澳大利亚和英国及我国的香港地区和台湾地区多采用这一模式。二是德国、法国、俄罗斯等国的欧洲大陆模式，其核心理念是尽早地实施急救，这意味着在护理人员的协助下，医生会在事故现场、在患者家中或在救护车中为患者提供紧急治疗，然后再将他们送往医院进行进一步的救治。因此，救护车担负着“流动医院”和运送患者的双重职责。所以，所需的车载设备更加复杂、齐全；对随车的医护人员要求更高。

目前北京市院前急救的主要流程是：急救中心接收紧急呼救，急救中心派车尽快抵达现场，实施必要的抢救并将患者送达距离最近的医院。从受理急救电话到将患者送达医院全程由急救中心负责，即所谓的独立模式。多年来提升急救效率的举措主要着重于能够更迅速派车，增添急救站，缩短急救半径。但是，随着人口密度和机动车数量的持续增高，城市用地更是寸土寸金，再增添急救站难度很大，北京市 2019～2020 年仅增添了 4 家（见图 1）。此外，北京的交通拥堵已成常态，即使再多建急救站对提升急救效率也帮助甚微。

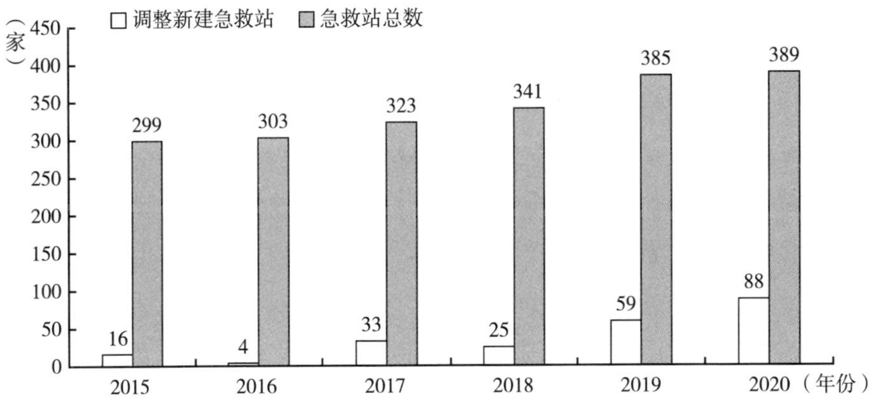

图 1　北京急救站的扩增

资料来源：北京市卫健委。

三　影响北京市急救的三大要素

（1）人口。北京市总面积为 16410.54 平方公里，下辖 16 个区，2000 年北京人口为 1364.0 万人，2020 年增加到 2189.3 万人，在严格的人口管制政策下 20 年间增长了近 61%（见图 2）。

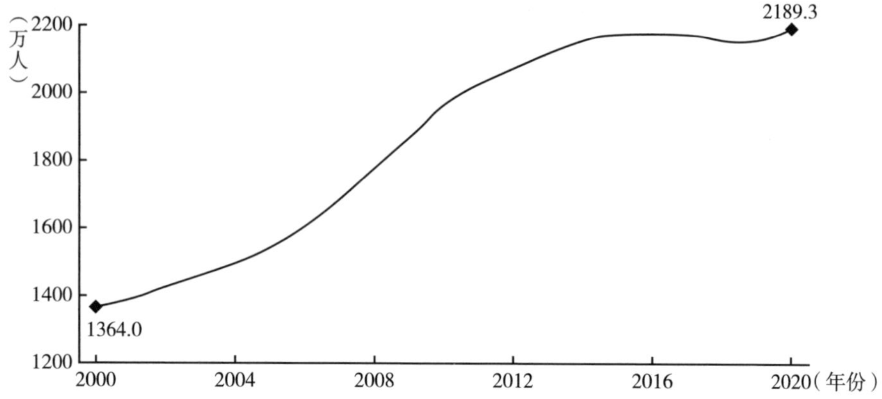

图 2　北京市的人口

数据来源：国家统计局。

（2）交通。在城市经济快速增长的同时，北京市的面积并没有增加，城市的街道和公路的扩展远远滞后于人口和车辆的激增的需求。尽管采取了严格的汽车限购管制，2020 年北京还是成为我国第一个汽车保有量超过 600 万辆的城市（见图 3）。即使对本地车限号出行，对外地车限制进京，在新冠肺炎疫情突袭而至前的 2019 年，北京仍位居亚洲城市拥堵指数排行榜前十位。

（3）老龄化。大量的外来人口和新生儿并没有使北京更加年轻化，2015 ~ 2019 年，北京市 65 岁及以上常住老年人口总量从 222.8 万人上升到 246 万人，增长 23.2 万人；65 岁及以上常住老年人口占常住总人口比例从 10.3% 上升到 11.4%（见图 4）。

随着高龄老年人不断增加，北京市百岁老年人首次突破了 1000 人，老龄人口需求更为复杂化和多样化，尤其是对急救的需求。

有限的医疗资源和急救资源面对密集的人口，特别是面对城市人口快速老龄化；救护车接送患者和抢救生命的黄金时间面对着拥堵的交通，使北京市的年急救量节节攀升（见图 5），北京市的急救工作面临着巨大的挑战。

汽车保有量（万辆）	2015年	2016年	2017年	2018年	2019年	2020年
北京	535	548	564	574	593	603
成都	366	412	452		520	546
重庆	279	328	371	419	463	504
苏州	269	313	355	382	419	443
上海	284	322	359	393	416	440
郑州	239	268	304		382	404
西安	219	244	271		343	374
武汉		231	261		337	366
深圳	315	318	322		343	354
东莞		224	263		324	341
天津	273	274	287	299	309	329
青岛		221	246		293	314
石家庄		227	247		288	302

图 3　2015 年以来部分城市的汽车保有量

资料来源：公安部交通管理局。

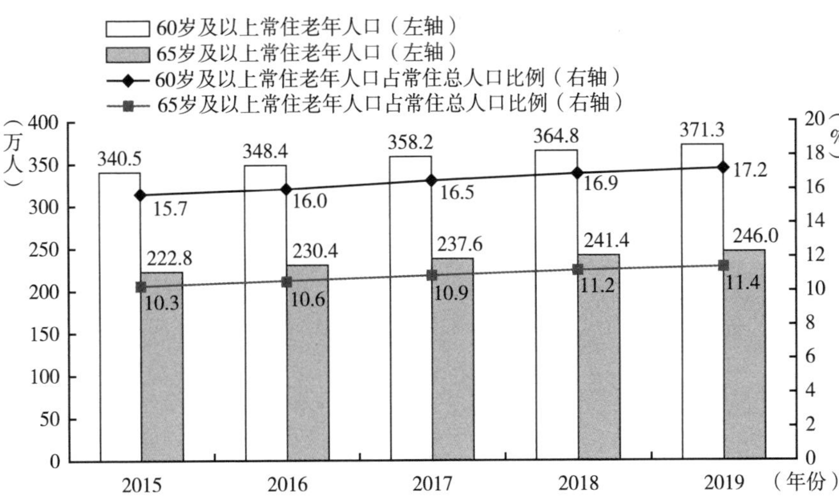

图 4　2015 ~ 2019 年北京市常住老年人口情况

资料来源：北京市老龄办、北京市老龄协会、北京师范大学中国公益研究院：《北京市老龄事业发展报告（2019）》，北京市卫健委网站，http：//wjw. beijing. gov. cn/zwgk_ 20040/tzgg/202010/t20201023_ 2119958. html，最后访问日期：2021 年 5 月 27 日。

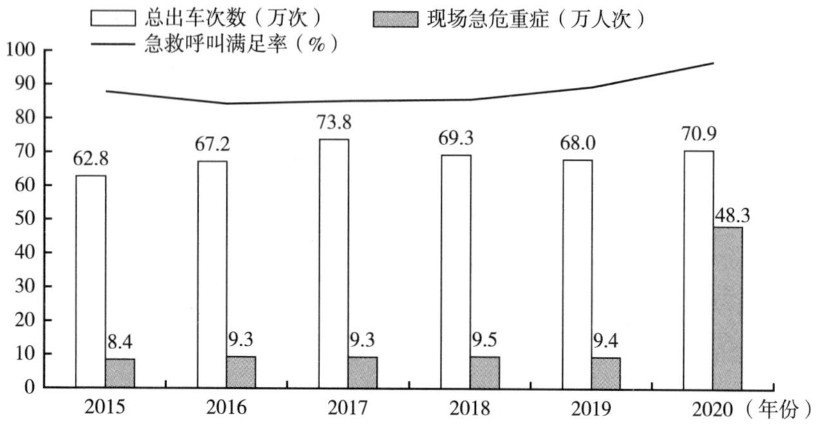

图5　北京市近年急救出车和现场抢救统计

注：自2020年起，统计方式稍有变化，以现场急危重症为统计口径，现场急危重症包含危重病人。

资料来源：北京市卫健委。

四　开发智慧城市框架下数字急救的对策和建议

目前，自动语音识别、机器学习、人工智能、大数据、物联网和高速移动互联网等推动了许多领域的创新和发展，正在深刻地改变社会和我们的生活。与健康和医疗相关的智能设备、便携设备、可穿戴设备以及现代医疗设备的个体及整体互联性和创新水平已经或正在改变所有已知的医学实践，并将改变整个卫生健康行业。全球医疗保健的发展基于人类智慧发展的最新成就，以及自主式自学技术解决方案的惊人前景。伴随着如此迅速的发展，紧跟时代的步伐是十分必要的。鼓舞人心的是，我国医疗技术已经与国际先进技术并驾齐驱——从诊断到治疗，医疗急救领域也大有可为。

（一）改善应急响应，开发应急呼叫的人工智能辅助系统

国外一些应急管理机构已经把这些技术与应急大数据库（类似于一键通紧急呼救系统的数据库）相结合，开发出应对急救呼叫的人工智能辅助

系统。

接听呼救电话是急救开始的第一步，这时接线调度员的响应速度、效率和有效性是正确应急响应的关键。首先，接线调度员必须确定他们正在接听的呼叫内容的真实性、重要性和准确性，但接线调度员的判断通常基于正在接听的求救呼叫者的讲述和接线调度员自己的经验。对于已经加入一键通紧急呼救系统的患者而言，尽管系统会帮助接线调度员快速调出事先录入的相关信息，接线调度员还是要结合呼救的实时情况作出决策。而对于没有加入一键通紧急呼救系统的患者而言，这一决策的过程更长，也更容易出错。尽管一键通系统已经录入了几十万份数据，每天数千次的呼叫服务也可捕获大量可以帮助接线调度员采取行动的数据，但如果对这些数据无法实时进行综合分析并提供最佳方案，接线调度员也就无法更好地了解复杂的紧急情况，以致错过最佳救援时机。解决这一问题最有希望的工具是人工智能辅助系统，因为人工智能可以更有效地利用现有数据集（大数据）深度学习或自我学习，从一系列看似无关的事件或呼叫中识别出相似之处，来弥合许多应急服务面临的信息鸿沟，从多项选择中为接线调度员提供最佳方案，使他们能更快地作出更准确的决策并相应地指导现场人员。因突发情况复杂多变，人工智能辅助系统仅仅是辅助工具，决策者始终是接线调度员。

建议急救中心今后的工作重点是开发人工智能辅助系统，使其成为重塑应急响应方式的关键技术之一。人工智能辅助系统通过连接和综合分析各方信息来为接线调度员提供重要的参考，使他们获得尽可能多的帮助、尽快作出正确的决策，提高应急响应的效率。例如，与计算机辅助调度系统集成在一起的人工智能辅助系统和机器学习，可以通过在历史数据和实时数据之间找到联系，快速发现解决问题的关键。这种主动的方法不仅可以减轻呼叫中心人员的压力，而且可以告知第一响应者如何对紧急情况进行处置；同时还会标记出对理解紧急情况可能是至关重要的关键点，例如人工智能辅助系统可以通过单独的一个求救信息来发现更多的潜在危机。

人工智能辅助系统有助于在急救工作人员精神高度紧张的情况下增强他们的正确判断力，并提醒急救指挥中心工作人员不该忽略的（或尚未想到的）问题。该技术还能使急救呼叫中心专业人员更好地专注于协调对多层面紧急情况的实时响应（如群体突发事件），在不忽略重要信息的情况下确保急救人员和公众的安全。在急救中心升级改造时，人工智能辅助系统必须稳妥地集成到现有流程中。

急救与公共安全问题密不可分，处理不好可能会给社区带来灾难性的后果，并严重影响急救人员的能力和绩效。如果急救部门和急救人员及时掌握了更准确、更及时的复杂紧急情况信息，作出正确的判断，则可以更快地采取行动。当急救呼叫中心人员以最好的技术装备从事工作时，整个城市和社区都会变得更加安全，而人工智能辅助系统可以帮助做到这一点。拥有人工智能辅助系统的呼叫中心将在帮助处在最危险境遇中的人时，更智能地分析数据，并为他们提供更多更准确的援助。在应急响应的关键工作中（接听呼救电话），及早开发和使用人工智能辅助系统将使急救工作更加高效。

（二）促进院前急救与移动物联网结合

在出现医疗紧急事件和高危患者的情况下，分分秒秒的延误都可能减少伤患者生存或康复的机会，有时甚至会导致死亡。实际上，当缺氧时，永久性脑损伤仅在4分钟后开始，而死亡可能在4～6分钟后立即发生。延迟可能是由于交通状况，例如交通拥堵、道路问题以及医院的位置或患者的位置太远。在不能及时入院抢救时，院前急救至关重要。随着便携式医疗器械、医疗物联网、高速移动通信科技的发展，许多高新技术正逐步引入医疗急救系统，紧急服务将更加高效和更加以患者为中心，将会有更多更加有效的“流动医院”（救护车）。要实现救护车导航定位、病人生理数据传输、救护现场音频与视频传输、远程诊疗协助等；实现救护车的联网化、信息化、智能化；实现救护车与主要急救中心或医院之间急救信息的双向传输。在患者被送进医院之前，医生可以通过无线设备指导救护车中的（或现场的）医护人员对患者进行救治，救治人员也可以随时上传有关患者的数据，给院内医护人员临床决策提供支持。可以期待的是，所有车载医疗设备的数据如都能对接院内中央监护系统，就可以实现数据集成及病人全流程管理等更高级功能的支持，实现院前急救和医院急诊室的无缝衔接。急救中心或医院将有更多的时间提前了解患者病情，并针对患者准备所需的医务人员和设备，避免入院后的重复检查，因而会争取到更多抢救患者生命的宝贵时间。

（三）推动以医院为中心的被动治疗转变为以个人为中心的主动健康

被动治疗是患者突发疾病之后才急忙呼叫急救中心或去医院找大夫，结果往往是耽误最佳的治疗时机。目前绝大多数医院是被动地接收患者、救治病人，这是以医院为中心的被动治疗。医疗资源不抵人口和病人的增长，医院和医生不堪重负。缓解被动治疗压力的有效措施是主动健康。实际上，相当多的重大疾病如能被早期预警或者早期发现，通过早期干预及早期治疗，可以在相当大的程度上延缓疾病的进展，提高患者治愈率与生活质量，减轻医疗费用及对社会和个人造成的负担。

主动健康对个人而言是主动获得持续的健康能力、拥有健康完美的生活品质和良好的社会适应能力。实现主动健康首先是需要教育和培训。实现全民的主动健康对社会、社区、医院、医疗健康的管理者和医务人员而言能够提前帮助市民预防疾病，使市民理解和掌握预防疾病的知识；尤其是对一些慢性病的预防和管理，使慢性病患者能很好地控制住自身的疾病，避免急性发作；教会市民在突发疾病时如何应对和处理的相关知识和技能，在突发事件时应该怎么样自救互救，怎么样呼救急救中心，正确选择救生和就医途径。另外，应该更好地普及心肺复苏知识，培训更多的能够进行心肺复苏和使用心脏自动体外除颤器的持证志愿者。社区医院应能够持续地对服务对象进行科普教育和健康指导，教授健康的生活方式和正确的就医方式等。实现主动健康不仅是个人的行为，还需要有大数据的配合。社会和社区的健康管理部门必须及时收集、掌握、分析、管理和更新被服务群体的数据，包括辖区内人员的构成（年龄、性别、文化程度、工作环境等），被服务对象的健康状况、经济状况、子女的状况，形成可以为日后数字医疗服务的大数据。主动健康的另一个方面是院前疾病筛查和健康管理。随着城市化的推进、老龄化的加快与公众健康意识的提高，院前筛查的需求也在不断提高。人工智能、大数据、物联网、高速移动互联网和数字化的便携设备为院前疾病筛查和健康管理提供了低成本、简单易行且可信度高的方法，在基层医疗机构或者体检中心对无症状的发病率高的年龄段人群或者高风险人群做相应的检查，检查结果录入数据库，以达到早期预警、早期发现、及早干预、及早治疗、提高疗效、拯救生命与减轻疾病负担的作用。只有这样，才可以大幅度地减少慢性病的急性发作，避免突发意外事件，大幅度地减轻急救医疗的负担。因此，主动健康是从个人和社会两个方面把防病、治病、抢救和救治、康复的关口前移，类似于古人所言的“治未病”。

（四）进一步开发可穿戴设备，促进和推广移动健康

（1）物联网。许多可穿戴设备（传感器、执行器等）已与其他物理设备（智能手机等）集成，可以使用蓝牙等不同的通信协议来监控和交换信息，组成物联网。在医疗保健应用中，嵌入或可穿戴在人体上的传感器用于从用户身体收集生理信息，例如温度、血压、心电图、脑电图、血糖、血氧饱和度等。此外，还可以记录温度、湿度、日期和时间等信息。这些数据有助于对用户的健康状况作出准确的推断。由于获取或记录的数据来源（传感器、移动电话、电子邮件、软件和应用程序）多种多样，因此数据存储和可访问性在物联网系统中也很重要。

（2）移动健康。最近，世界卫生组织将移动健康定义为“使用移动和无线技术来支持实现健康目标”。美国国立卫生研究院将移动健康定义为“使用移动和无线设备（手机、平板电脑等）来改善健康结果、医疗保健服务和健康研究”。当然，这些定义中的关键词都是“移动”。在智能手机与智能手表以及各种可穿戴设备相结合之前，这些有关身体健康的设备通常被视为指导用户健康的技术，属于运动、健身和健康类别。随着物联网和智能手机等移动技术的普及，移动健康已经成为一种新型的远程医疗：基于自我保健的理念，一种由消费者提供支持的应用程序，通常根本不涉及临床医生。从广义上讲，移动健康是一组应用程序、设备和连接，允许用户在各种

活动中以各种方式随时随地捕捉、记录、监测、上传或分享自身的健康数据。这些数据的判读已由大数据和人工智能支持的应用程序自动完成，而不需要临床医生的帮助或解释。一旦出现非正常信号，设备会马上发出警告，上传信息，通知医疗部门或急救部门的有关医师，可以真正做到早发现、早治疗，因而大大减少急救服务的工作量。与手机购物、手机银行一样，过去十几年中发展起来的移动健康已成为电子医疗的子领域之一，即使用计算机、移动电话、通信卫星、患者监护仪等信息和通信技术提供医疗服务和信息。移动健康使用移动设备收集社区和用户的健康数据，为医务工作者、研究人员和用户提供或共享医疗保健信息，实时监测用户生命体征，通过移动远程医疗直接提供护理。

移动健康为个人提供了远程参与群体医疗保健的能力，但参与并不意味着仅仅使用医疗保健服务。在许多情况下，远程用户是收集有关疾病和公共卫生问题（如户外污染、疾病传播）数据的宝贵贡献者。为防治新冠肺炎疫情而开发出的“健康应用宝”等手机应用程序就是移动健康的一个例子。

（五）加速智慧城市框架下的医院急救建设

我国医疗资源与城市人口、病人数量扩增不对称，尤其是此次疫情再次给医院急救敲响了警钟。一旦有城市出现突发意外事件，医院应该能迅速拓展隔离区，或者是迅速建立局部的方舱医院，利用附近的展览馆、体育场馆、停车场等，迅速建成能够用于隔离的就诊区。

（1）能够合理地分配病人，判明这些病人是高危传染病还是群体伤害，以使患者能够比较平均地合理分配到各个医院的各个病区。

（2）医院在进行急诊室建设时，应该将扩展的就诊区与日常在医院里就诊和住院的病人完全分开。也就是说，在有突发意外事件、灾难或天灾人祸的时候，在有群体受伤害者需要救治的时候，不应该影响现有的住院病人和门诊病人就医。在有公共卫生突发事件的时候，特别是在疫情突发传播的时期，这类隔离区尤为重要。

（3）有些医院还应该能够对接空中救援，医院附近能有供直升机起降的十字路口或停车场，救援直升机能把远程的突发疾病患者或者突发意外伤害的伤员及时送到医院来。

（4）有能力迅速派出急救医疗队，支持自然灾害重灾区、疫情重灾区或者是突发事件的重灾区。

（六）国家、企业和个人共同推进智慧城市框架下的数字急救建设

自 2020 年初新冠肺炎疫情突袭而至以来，急救服务尤其是院前急救受到了前所未有的重视。例如，2020 年 1 月，京东方健康科技与北京急救中心就“物联网 + 院前急救”项目签约，双方将共同开发“物联网 + 院前急救”新模式，推动物联网技术与院前急救全过程深度融合。

2020 年 6 月，北京市卫生健康委和北京市规划自然资源委印发了《北京市院前医疗急救设施空间布局专项规划（2020 年—2022 年）》，这也是北京首次对院前医疗急救设施进行统一规划。

2021 年 5 月，北京市第十五届人大常委会第三十一次会议表决通过了新版《北京市院前医疗急救服务条例》。条例提出，北京市将加强社会急救能力建设，鼓励具备医疗急救专业技能的个人在急救人员到达前，对急、危、重患者实施紧急现场救护，其紧急现场救护行为将受到法律保护。

许多企业也开通了免费的急救服务，如百度地图、高德地图分别开发了“救护车让行播报”功能，向沿途使用车载地图导航的用户发送注意让行的语音播报。

可以期望的是，政府、企业和个人开发出更多更有效的数字医疗服务技术，不仅可以帮助患者更快、更有效地获得急救治疗，而且可以支持急救部门更安全、更有效地处理各种情况。随着先进技术的不断出现，紧急医疗服务在不久的将来会变得更加高效和以患者为中心，形成以数字技术为动力的更高效的智慧城市数字急救体系。

健康文化篇

Healthy Culture

B.11

康养城市（镇）：发展现状、发展误区与建设路径*

张祖群　吴秋雨　谢心怡**

摘　要：　基于康养休闲需求背景、老龄化背景、多元城镇化背景，康养城市（镇）发展迅速兴起。康养城市（镇）的文化内涵在于把握“康”和“养”、“城”和“市（镇）”两对辩证关系。文章梳理了康养文化传统，分析了国内外康养城市

* 基金项目：北京理工大学研究生教育实践改革重点项目“设计艺术学（文化遗产与艺术创新方向）硕士生教育‘三位一体’综合改革探索”（2020SJJG005）；2020 年校级教育教学改革立项项目“美育与专业教育有效融合：困境、改革和创新”；2020 年校级研究生教育培养综合改革项目“以学生为导向的研究生培养模式：精益课程、理论素养与综合实践——以设计艺术学（文化遗产与艺术创新方向）为例”；2021 年校级教育教学改革重点项目“将延安自然科学院校史融入我校‘四史’学习教育研究（学生思政教育类）”；2021 年校级研究生教育培养综合改革一般项目“当代文化思潮 - 研究生‘课程思政’示范课程建设”。

** 张祖群，博士后，北京理工大学设计与艺术学院文化遗产系副教授、硕士研究生导师，主要研究方向为文化遗产与艺术设计等；吴秋雨，北京理工大学设计与艺术学院硕士研究生；谢心怡，北京理工大学设计与艺术学院硕士研究生。吴秋雨与谢心怡并列为第二作者，排名不分先后。

（镇）发展现状，呈现了八种类型的康体养生模式。文章对康体养生进行定义辨析与内涵剖析，以马斯洛需求层次理论为基础构建了康养城市（镇）三个需求层次。初步判别出康养城市（镇）发展中的四个误区：误将中老年人作为主要目标消费主体、误将康养当成纯粹的养老、误将康养城市（镇）建设“五化”、误将医疗服务作为主要发展产业。最后总结康养城市（镇）的三个建设路径：以人为本的健康导向路径；技术抓手、目标市场与生态资源复合导向路径；挖掘文化内涵的品牌导向路径。

关键词：　康养城市（镇）　健康细胞　健康文化

一　研究背景

（一）康养城市（镇）发展背景

1. 康养休闲需求背景

2014～2018 年中国养生旅游产品开发模式与区域投资机会调查显示，我国“都市白领”超过 2/3 处于亚健康状态，此比例还有逐渐攀升趋势。[①] 另一抽样调查显示，大城市人群中亚健康人群比例高达 80%。中老年群体患有三高（高血脂、高血压、高血糖）、癌症等重度疾病的比例远远高于世界平均水平。[②] 在社会迅猛发展与人民群众物质生活水平提高的同时，越来越多的人开始关注自身身体健康与心理健康，康养产业能极大地满足亚健康群体精神和物质上的双重需求。

① 黄文胜：《中国养生旅游研究可视化分析》，《南宁职业技术学院学报》2018 年第 1 期。

② 程臻宇：《区域康养产业内涵、形成要素及发展模式》，《山东社会科学》2018 年第 12 期。

2. 老龄化背景

2021 年第七次全国人口普查显示，我国 60 岁及以上人口超过 2.6402 亿人，比重高达 18.70%。[①] 养老带给社会的压力日渐显现，但同时中老年群体在旅游市场中占据不小的分量。我国人口老龄化和城市化加速，老龄群体和亚健康群体不断增加，养老需求、养生保健、健康需求等不断增强，养生旅游的市场潜力逐渐凸显出来，生态旅游、养生旅游、健康产业等迎来了较好的发展机遇，许多康养城市、康养小镇随之出现。

3. 多元城镇化背景

自 1990 年以来，中国城镇化逐步进入高速发展阶段，已逐渐形成了政府与市场共同推进的成熟局面。2020 年，我国城镇人口占总人口的比值高达 63.89%。[②] 未来 15 年，平均每年城市化率还将提高 1 个百分点。我国城镇化的发展模式逐渐多元化，可以概括为建立开发区、建设新区和新城、城市扩展、旧城改造、建设中央商务区、乡镇产业化和村庄产业化七种类型。[③] 开发区的建设主要依托政府政策支持，协调各方资源实现共赢。政府规划与制度设计对社会经济、城市发展产生巨大影响力，从而明确一个城镇的主导功能、目标定位、文化内涵。建设新区和新城则主要依托政府规划，新区多分布在高密度大城市周围，在生态上、空间上可以平衡城市人口、城市环境之间的关系，在经济上转移与促进大城市内部产业转换升级。城市扩展则依据城市发展机理，扩大城市辐射，提供新的发展空间。旧城改造是依靠原有的城镇基础对传统的历史街区、老旧小区进行现代化改造，形成新的发展方向。中央商务区建设更多在于集聚城市商务中心功能，提升城镇形象。乡镇与村庄的产业化发展业主要是依靠政府与资本投入，统筹城乡发展，平衡发展区域经济。我国某些城市（镇）以独一无二的区位优势、多

---

① 朱子健：《第七次全国人口普查结果发布》，《中学政史地（初中适用）》2021 年第 Z2 期；梁海艳：《中国人口的新特征、新趋势与思考——基于 2020 年第七次全国人口普查公报数据的分析》，《曲靖师范学院学报》2021 年第 4 期。

② 穆光宗、张团：《我国人口老龄化的发展趋势及其战略应对》，《华中师范大学学报》（人文社会科学版）2011 年第 5 期。

③ 李强、陈宇琳、刘精明：《中国城镇化“推进模式”研究》，《中国社会科学》2012 年第 7 期。

元的城市（镇）资源、优美的自然与人文环境为基础，形成了“南国明珠”深圳、“天府之国”成都、“塞上江南”银川、“东瓯鹿城”温州、“中国小商品之都”义乌、“中国拉链之乡”浙江省桥头镇、“小提琴之乡”平谷东高村等丰富多元的城市（镇）名牌，呈现出独有的多元化城镇发展模式。

中国城镇的发展道路正逐渐向多元化与一体化兼容。康养城镇的规划与发展需要对城镇发展基础有深入理解，需要因地制宜，发挥不同地域的自身特色，在“康养”这一理念下实现独特多元化发展。

（二）康养城市（镇）概念

1. “康”和“养”的辩证关系

中国首部《康养蓝皮书》将康养产业的核心阐述为“尽量提高生命的长度、丰度和自由度”。[①] 刘丽勤较早提出了“康养”概念。[②] 王赵则结合海南国际旅游岛建设，认为康养应该以观赏、休闲、康体、游乐等多种形式，达到康养休闲、延年益寿、强身健体、修身养性等目的。[③]

2016 年国家旅游局发布了《国家绿色旅游示范基地标准》《国家蓝色旅游示范基地标准》《国家人文旅游示范基地标准》《国家康养旅游示范基地标准》4 个重要旅游行业标准，对康与养、人文与自然、旅游与蓝色、健康文化和健康产业（文化与产业）等作出了政策性界定。

2. “城”和“市（镇）”的辩证关系

恩格斯在《家庭、私有制和国家的起源》中指出：“用石墙、城楼、雉堞围绕着石造或砖造房屋的城市，已经成为部落或部落联盟的中心；这是建筑艺术上的巨大进步，同时也是危险增加和防卫需要增加的标志。”[④] “市”则是进行商品交易的场所，即“买卖之处也”。随着人类社会的发展，在漫长而复杂的历史过程中，诸多政治、经济、文化等因素叠加，“城”“市”

---

① 何莽主编《中国康养产业发展报告（2017）》，社会科学文献出版社，2017，第 4 页。

② 刘丽勤：《久藏深闺的木王国家森林公园》，《陕西林业》2004 年第 4 期。

③ 王赵：《国际旅游岛：海南要开好康养游这个“方子”》，《今日海南》2009 年第 12 期。

④ 《马克思恩格斯文集》第 4 卷，人民出版社，2009，第 182 页。

两者结合在了一起，既在语言交流中形成人们约定俗成的复合型词语，又在空间上形成了军事防御与市场交易的二重特征，反映出城市早期的主要功能主要在于政治军事功能和经济功能。[①]

二　国内外康养城市（镇）发展现状

（一）国内康养城市（镇）模式

中国自古有注重健康养生的传统。养生主要是养护保养生命，以至长寿。中国古人写作了《道德经》《黄帝内经》《易经》等养生学著作。[②] 韩愈认为，养生为奉养父母，他以“衣服无所得，养生之具无所有”[③] 描述养生为维持生计之意。一些历史古籍中对于居住环境体现“尊重地形，顺势而为；结合自然，乘气立宅；轻松安逸，健康长寿”特征。李宁以长寿之乡、人居环境科学和宜居城市建设等研究为样本，基于民间养生长寿环境的调查（自然环境要素、室外空间要素、情感空间要素），分析归纳居住环境设计要点，探索出一套与康养小区设计相结合的行之有效的应用方式，以满足现代人对居住环境宜居性、养生性、健康性的需求。[④] 城市居住环境设计中注重营造养生微气候、打造养生居住环境、创造养生活动空间三个方面。人们在选择居住环境的时候，都崇尚顺应自然、依山傍水、坐北朝南、吸天地之灵气、取日月之精华，从而使身心得以放松，达到健康长寿的目的。2020 年突袭而至的新冠肺炎疫情，使人们越来越关注身体和环境的健康。从中医药角度来看，建设健康城市（镇），要体现“三全”理念，即生命全周期（中医药服务网应该涵盖老百姓的生命

---

① 赵大鹏：《中国智慧城市建设问题研究》，吉林大学博士学位论文，行政管理专业，2013。

② 綦翠华：《养生旅游的新内涵及老年人养生旅游产品开发模式》，第八届全国中西医结合营养学术会议，中国银川，2017 年 7 月。

③ 《与李翱书》。

④ 李宁：《养生长寿要素在城市居住环境中的应用研究》，河北建筑工程学院硕士学位论文，建筑设计及其理论专业，2017。

全周期）、全业态（包括体检、养生、康复，护理，甚至包括急救）、全要素（中医产业包括健康服务、医疗、看病、养生，中医文化进校园等）。[①] 利用城市特有的文化资源融入康养服务建设，在康体强身的基础上提高和升华精神需求、陶冶情操，把文化纳入养生，是康养城市（镇）建设中的高层次路径。

最近十多年来，一些城市（镇）抓住得天独厚的环境资源优势，纷纷加入打造“健康城”的队伍，全国多地纷纷开启康养旅游建设热潮。例如，海南省建设国际旅游岛（2009 年），四川省攀枝花建设乌蒙片区阳光康养旅游城（2012 年），四川省雅安市提出康养与旅游融合发展（2015 年），江西省南昌市打造生命阳光城与远郊型文旅康养新城（2015 年），四川省广元市打造康养产业（2015 年），贵州省贵阳市建设太阳谷国际康养社区（2015 年），四川省万源市建设秦巴生态康养旅游文化名城（2015 年）。另外，云南省滇中地区和滇西北地区、安徽省大别山区、湖北省鄂西神农架林区与大宁河流域、山西省阳泉市、内蒙古自治区包头市、新疆维吾尔自治区特克斯县、吉林省长春等均提出发展康养旅游或森林康养旅游或全域旅游示范区。“大健康”“康养”成为时尚代名词，“健康”事业进行得如火如荼。纵观国内康养实践，呈现智慧康养型、文化养生型、长寿资源型、中医药膳型、生态养生型、度假产业型、养老综合型、体育文化型、医学结合型等类型的康体养生模式。其中最为典型的有两个。①智慧康养型：四川省攀枝花市积极推进城市基础信息设施建设，发展以康养为核心的智慧住宅，开发康养智能产品，发展康养服务型大数据与“一站式”信息化集成服务，培植和孵化具有攀枝花特色的“智慧康养”产业，形成康养智能产品生产集散地。[②] ②生态养生型：河北省秦皇岛市基于自身所具有的山海之间资源禀赋，结合康养顾客群的不同需求，着力发展以温泉、海滨、森林等要素为核心的生态

① 杨亮：《道教养生文化与养生旅游融合发展研究》，《郑州航空工业管理学院学报》（社会科学版）2016 年第 4 期。

② 张杰、朱珺：《攀枝花智慧城市背景下“智慧康养”发展路径研究》，《攀枝花学院学报》2018 年第 6 期。

养生游；以海上、海岸运动娱乐为主的运动健体游；以高端体检与中医药调理为重点的健康管理游。① 秦皇岛推出的三种康养旅游主打产品受到了社会各界一致好评。

（二）国内特殊的康养类型：小汤山温泉康养案例

1. 小汤山区位与资源特征

小汤山镇位于北京市昌平新城东南 10 公里，地处首都南北中轴线上，素有“龙脉”“龙脊”之美誉，被称为“温泉古镇”。小汤山镇辖区内有 11 个行政村，占地面积约为 28. 25 平方公里。

温泉是典型的休闲与体验性旅游资源，温泉沐浴能让人得到体能、生理、精神上的享受，达到休闲、度假、保健养生的目的。② 小汤山地热资源丰富，温泉出水量大，水质优良。经过近 30 年高速发展，形成了九华山庄、温都水城、龙脉温泉、军都温泉度假村等温泉旅游度假集群，也出现了区内温泉资源保护不力、文化底蕴缺失、企业同质竞争、市场客源同构、业态与功能不强等弊端。③

2. 小汤山温泉养生旅游模式

小汤山以温泉旅游为核心，以“一体（中心地区）两翼（东翼主要发展现代工业、高新技术产业和现代服务业等创意型现代产业，西翼主要发展观光农业与休闲旅游产业）”为基本格局，以现实的资源条件和经济发展状况为基础，扶持重点企业，着力打造小汤山温泉生态型会展产业链，积极培育富有活力的优势产业群。④ 小汤山镇作为北京市确定的 42 个重点小城镇之一，是昌平打造商务花园城市的主战场。小汤山从单纯地利用温泉进行种

---

① 赵杨、孙秀亭：《我国沿海地区康养旅游产业创新发展研究——以秦皇岛市为例》，《城市发展研究》2020 年第 6 期。

② 沈惊宏、余兆旺、周葆华、石张宇：《区域温泉旅游开发适宜性分析及其对策》，《自然资源学报》2013 年第 12 期。

③ 周学江：《北京昌平小汤山温泉旅游转型发展战略研究》，《城市规划通讯》2015 年第 22 期。

④ 本刊记者：《打造商务花园城市　创建生态和谐新城小汤山——小汤山镇人民政府镇长张新亮答〈小城镇建设〉记者问》，《小城镇建设》2010 年第 1 期。

养殖，到开发生态休闲旅游业、会展业，温泉生态型会展经济已经成为小汤山地区经济增长的主力。

（三）国外特殊的康养类型：日本温泉康养案例

日本作为一个岛国，地处太平洋板块与亚欧板块的火山地震带，温泉资源极为丰富，有“温泉王国”的美称。根据不同温泉的特点，日本温泉旅游有疗养型（一些山区泉质对特定的疾病有医疗效果）、保养型（优质的温泉、良好的环境）、健康增进型（环境优美、适宜运动）、宴会娱乐型（以温泉搭配相应的宴会和娱乐活动）及大型温泉健康中心型（以温泉疗养促进健康为核心）。[①]

该案例具有以下几个特征：①在日本，逢年过节时，大家拖家带口、扶老携幼去各种温泉水池里享受家人团聚、身心愉悦的欢乐时光，这已经成为日本人的生活习惯。日本温泉旅游历史悠久，不仅本国人民喜欢，外国游客也纷纷前往日本寻找健康养生美容的温泉之旅。②得益于优越而特殊的地理位置，日本的温泉规模大且数量多，这为温泉旅游业提供了极好的物质基础。③日本温泉旅游往往将文化深度融入相应活动设计之中。人们聚集在温泉周围，用泉水洗去平日的辛苦和烦恼，在温泉宴会上品尝丰富的乡土料理，体验浓郁的大和文化，已成时尚。[②] ④旅店服务、浴池的清洁服务等精细入微，以人为本，游客可以得到全方位的服务和享受，从而吸引并留住大批游客。

三　康养城市（镇）的需求层次

经典的马斯洛需求层次理论将人的需求按照递进顺序划分为以下几个阶段：①初级阶段：生理需求和安全需求，如良好的生活环境、稳定的工作和

① 邹芳芳、郑耀星：《借鉴日本、台湾经验发展福州温泉旅游》，《台湾农业探索》2009年第3期。

② 陈小飞、胡建国：《温泉旅游开发的困惑与出路——兼谈日本温泉开发的启示》，《中国城市经济》2011年第11期。

收入、没有疾病的威胁等，这是最底层的需求，与人类的生活息息相关。②中级阶段：归属与爱的需求，尊重需求。③高级阶段：自我实现需求。

康养需求也可以划分为健康需求、文化需求、情感需求三个层次。康养所关注的健康是人的身、心、灵三个层次的整体健康。按照马斯洛需求层次划分，康养属于人类综合性的需求，除了关注物质意义上的健康，还要关注人类的精神健康。优质的康养业态应当充满人文关怀与情感表达，贯穿康养的各个层次，“人们借此了解彼此间的生活和思想”。[①] “康养文化”涵盖整个旅游活动发生的所有行为及其影响，体现出精神性与物质性的统一、多样性和综合性的统一。基于这样的契合性，康养城市（镇）构建三个层次的需求：基本层次——基于物候条件的健康追求；认知层次——基于人文关怀的文化熏陶；感知层次——人文精神的情感共鸣（见表1、图1）。

表1　康养旅游层次分析

序号	层次级别	层次名称	内容	目的
1	基本层次	自然景观追求层	自然生态疗养	健康养生、延年益寿
2	认知层次	具象人文关注层	文化疗养	文化熏陶
3	感知层次	抽象人文领悟层	精神疗养	人文感知、情感共鸣

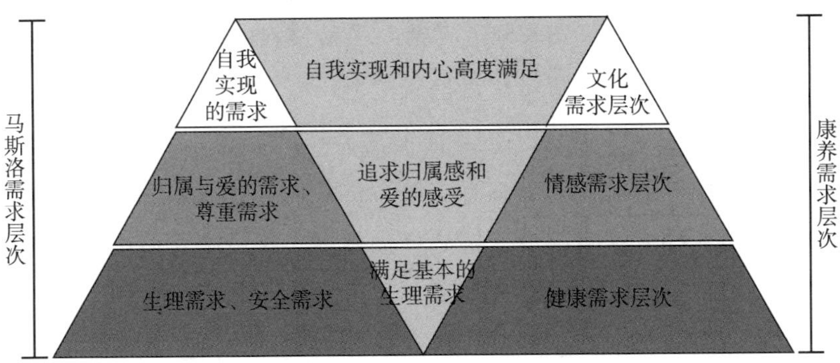

图1　马斯洛需求层次与康养需求层次的契合

① 〔美〕罗伯特·麦金托什、夏希肯特·格波特：《旅游学——要素、实践、基本原理》，蒲红等译，上海文化出版社，1985，第1～4页。

从需求层次来看，康养城市（镇）包含多种层次的需求，人们的基本生活需要体现在对身体生理健康、延年益寿的追求；在满足基础需求之后，产生安全需求和归属需求等更高层次的需求，体现人们对文化的追求和重视。康养旅游的最高阶段是实现人内心的自我满足感，满足人们对精神文化生活的追求和精神生活的享受。马斯洛需求层次与康养旅游、康养城市（镇）建设具有很高的契合度。

四　康养城市（镇）的发展误区

（一）误将中老年人作为主要目标消费主体

虽然在康养产业、康养城市（镇）发展过程中，中老年群体确实是主要服务对象，但一座康养城市（镇）的发展不能仅针对中老年人，不能局限于中老年人服务与消费建设。康养包含养老但不完全等同于养老。养老是指社会或个体对老年人的晚年生活的社会保障服务。康养城市（镇）能够为老年群体提供良好的养老服务与养老设施，提供便捷舒适的医疗条件、绿色自然的生活环境等。康养城市（镇）的价值绝不仅仅局限于养老服务。如同前文所分析的一样，康养城市（镇）的最终目的是打造全民性的休闲、健康、自然、舒适氛围，塑造优良健康的城市（镇）环境，赋予多元化的城市（镇）功能。康养城市（镇）不只是疗养院，也不只是纯养老小镇。过分强调养老属性会削弱整个城市（镇）的活力，过于单一的目标形态会阻挡新鲜血液的导入，使城市（镇）逆向发展。建设康养城市（镇）的目的不是建设城市养老院，它的出现不只适于中老年群体，同样可以成为年轻人健康旅游和职业发展的选择。康养城市（镇）应是全龄阶段的城市（镇），布局合理，充满活力。

（二）误将康养当成纯粹的养老

首先，“康养”与“养老”两者的概念、内涵并不相同。早在 20 世纪

90 年代，世界卫生组织就开展了“健康促进”运动，国外学者认为康养产业能够覆盖个人行为与生活方式、社会与社区、城市地方规划体系、整体社会经济、文化、环境条件这几大方面。[①] 国内学者在对康养产业讨论中，比较趋同一致的观点是：康养城市（镇）建设也是康养产业的重要分支。随着相关理念的传入与实践，康养旅游、森林康养、阳光康养等业态不断涌现。“养老”针对的是特定年龄段的老人（一般界定为年满 60 周岁）。养老体现年轻一代对老年人的生活照顾、社会政策对老年人的照顾、第三方对老年人的照顾等，旨在扶养缺乏生活自理的老人，关怀老年人的健康。

如前文所述，康养是一个大范围的概念，“康养”包含“养老”，但是不等同于养老。“康养”既包含适合中老年人的医疗、休闲等服务，也有针对年轻群体的游乐、健体等服务。随着社会发展，“康养”已不再只是中老年群体的独特需求，部分工作生活压力很大的年轻人或亚健康群体也有康养需要，需要对自己的身心健康进行休养调整。

部分康养项目存在误将康养当成纯粹养老、养生文化主题与旅游项目主题脱离、重养身轻养心倾向、盲目模仿雷同的文化项目、以养生为幌子招揽游客、“养生产品”低俗不利身心健康等现象。[②] 笔者认为，康养的目的是通过多种手段改善自然与人文环境、加强服务设施建设，使人的身心状态在康养过程中处于最佳状态并且一直保持。

（三）误将康养城市（镇）建设“五化”

部分康养城市（镇）缺乏特色，忽略养生与人脉、地脉、文脉的有机联系，造成千篇一律；没有将当地养生资源、现代养生需求与市场、时尚养生理念等有机结合，形成“千养一面”。如前文所述，康养产业的良好发展需要三个产业融合一体，文化经济交融发展。部分观念误认为，康养城市（镇）是打造充满客栈、餐厅或景点的旅游目的地，或是形成覆盖健康产业

① 韩秋、王欢欢、沈山：《我国康养产业发展的实践路径》，《旅游纵览（下半月）》2019 年第 12 期。

② 蒋剑岚、曹诗图：《试论旅游与养生》，《地理与地理信息科学》2011 年第 2 期。

上下游的园区聚集地（如最早提出特色小镇的云栖小镇），这些做法实际上与康养城市（镇）的基本初衷相悖。华云认为，城市（镇）应以居民基本的居住属性为主，充满活力，并体现当地社区特色，是居民与外来顾客群体日常行为的空间。[①] 一个城市（镇）如果成为纯旅游景点或纯产业园区，或是商业景区，其整体未来发展必定与康养文化、康养产业脱节。康养城市（镇）的发展需要避免“五化”（过度商业化、过度旅游化、城市景观化、景观同质化、文化缺失化）。康养城市（镇）发展并不完全依托于第三产业，提倡康养城市（镇）与旅游产业结合、实体设施与软性服务融合、文化经济与文化内容兼容。

张朝枝等认为，旅游是建筑遗产活化的重要形式，旅游开发能够有效结合建筑遗产价值传承与城市更新发展。以旅游的方式活化建筑遗产，能够让公众了解到遗产价值，促使公众以更积极的方式保护遗产。将空置的建筑遗产通过“商业＋旅游＋文化”等形式活化利用，能促使文化遗产得到更有效的管理，摆脱城市发展进程中的两难境地。[②] 康养城市（镇）的发展也同理，需要吸取遗产旅游的发展经验，将优美的自然环境、浓厚的文化内涵、便捷的服务设施进行“商业＋旅游＋文化＋康养”活化利用，实现自然与文化资源的有效管理与充分利用，实现人的康体休闲与人本关怀。

康养城市（镇）的发展是立体化的，突出任何一个方面都会使整个天平倾斜。建设美好康养城市（镇）需要牢牢把握以人为本、为人服务，以健康为主旨，促进城市（镇）、产业、人等协调发展。康养城市（镇）的建设是打造健康主题、绿色舒适的康养环境，不只针对养老服务、为中老年群体提供安度晚年的环境。同时，应迎接多种机遇和挑战，兼具旅游城市的特点和长久适居的魅力。城市（镇）产业能够多方位服务多个群体，城市（镇）多方位发展。康养城市（镇）不需要过度商业化、过度旅游化，要根据自身的区位条件因地制宜、合理规划，实现特色发展。山区城市（镇）、

① 华云：《康养小镇开发模式探究》，《城市住宅》2018 年第 11 期。

② 张朝枝、刘诗夏：《城市更新与遗产活化利用：旅游的角色与功能》，《城市观察》2016 年第 5 期。

平原城市（镇）必定和沿海城市（镇）不一样，周边森林密集的城市（镇）和湖泊水乡城市（镇）也不一样，北方冰雪城市（镇）与南方热带海滨城市（镇）也不一样，每个康养城市（镇）都应该以自身特色吸引外来游客、外来产业，提供更高质量、更长久的康养服务。

（四）误将医疗服务作为主要发展产业

康养城市（镇）产业覆盖了养老、医疗、文化、经济建设等多个领域。在康养城市（镇）中突出医疗服务，并不能最优地体现城市的多元化、多层次特点。不可否认，医疗服务是康养城市（镇）建设中的一个重要环节，医疗设备、医疗服务的体系完善对康养城市（镇）的建设必不可少。自2006年以来，我国的医疗器械产业发展迅速，医疗行业的创新产品呈良好趋势增长，医疗器材的产业研发状态逐渐提高，整个医疗行业平稳向上发展。[①] 依据王能洲的调研，城市医疗产业大多围绕着城市中心、商业中心分布，多靠近城市交通便捷的地方（见表2）。

表2　中国部分城市中心城区医圈布局现状

医圈	医院	健康业态	公共交通
上海闵行医院莘庄商圈	闵行区中心医院	多家药店、养生会馆、敬老院	地铁莘庄站
杭州浙二医院商圈	浙大附属第一医院、第二医院	多家药店、医疗器械店、中医街	地铁城站、杭州火车站
广州广省院中华广场商圈	广东省人民医院	多家药店、康复器材店、全景医学影像中心	地铁烈士陵园站
郑州河医商圈	郑州大学第一附属医院	25家药店、9家医疗器械店	地铁医学院站

资料来源：王能洲：《医疗健康驱动型城市开发模式研究——以南京国际健康城为例》，《城市学刊》2021年第1期。

① 褚淑贞、王恩楠、都兰娜：《我国医疗器械产业发展现状、问题及对策》，《中国医药工业杂志》2017年第6期。

良好的医疗条件是整个康养城市（镇）的健康保障与生活依托。但是，康养城市（镇）应以促进相关产业深度融合、体现人文关怀为基本初衷。医疗产业不等于康养产业，医疗服务是康养城市（镇）发展的重要组成部分。康养城市（镇）应当各方面协调可持续发展，打造健康优质的自然与文化环境，突出地域康养特色，实现产业链延伸。

康养城市（镇）要精准定位区域康养主导产业和服务产品，催生一系列新型业态和产业链，使之成为新时期区域经济发展的新引擎。要充分利用自然资源或人文资源，突破休闲养老、民俗旅游、慢病疗养等单一角度，发展“康养 + 农业”“康养 + 林业”“康养 + 渔业”“康养 + 工业”“康养 + 旅游”“康养 + 度假”“康养 + 医疗”“康养 + 运动”等特色产业，实现康养产业融合互动局面，形成多元化、多层次、多谱系、全链条的康养产业发展局面。①

五　康养城市（镇）的建设路径

笔者参考大量案例，初步总结认为，康养旅游城市（镇）发展有健康导向、复合导向、品牌导向三种发展路径。

（一）以人为本的健康导向路径

随着特色小镇系列政策的出台，健康养生、养老产业市场前景可观，国内以健康、养生、养老为主题的特色小镇建设兴起，并且出现了不少以人的健康为目标建设康养城市（镇）的重大举措。①在城市（镇）建设过程中，融合各种健康养生的文化元素，发展专业体育、公共体育设施与健康事业，丰富人们的业余文化生活，提高人们的健康生活水准和生活质量。江西高安市杨圩镇百峰岭（马术）、河北怀来（滑雪）、云南大理慢谷（“慢乐”“慢

① 潘家华、李萌、吴大华、马先标：《发展康养产业坚守“两条底线”》，《经济日报》2018 年 12 月 20 日。

学”“慢养”“慢游”“慢居”）、江苏张桥（旺山）、攀枝花市红格、济南市长清区等体育康养小镇成为其中的典型。②推进全民健身运动，开展帆船、游泳、铁人三项、足球进校园等特色活动，保障学生每天体育锻炼不少于1小时；加快公共体育场地配套设施建设，建设综合性公共体育场所，免费向社会公众开放；推动新建社区全面覆盖相应体育设施，建立10分钟健身圈；推进医保卡用于健身消费试点。① ③一些中医药资源好、地理位置优越的地方，开展中医药养生、保健、医疗、康复服务活动。② 北京已建立了22个中医药文化旅游示范基地，中青旅、国旅等大旅行社也设计了很多中医药养生旅游线路。③ 北京第一次提出打造全国文化中心（全国的中医药文化中心）。中医药旅游养生以旅游为载体，融入中医药元素（包括中医、中药及中医药文化等），观赏多彩的中医药文化景观，参与体验多种养生项目，达到健康休闲、养生保健、身心健康、文化传承的目的。④ 旅游靠中医药养生吸引人气，中医药养生借旅游发展推广，部分地区将两者精心融合，开发了不少中医药旅游经典产品（见表3），逐渐形成共赢模式。⑤ ④要批判继承中国的古老养生文化和养生观，以健康为导向，以康体养生为目的，兼具自然生态资源和人文内涵，引导健康的旅游活动。人们在旅游中除饱览各地自然风景、人文景观、文化遗产的真情实景外，还能品尝到各地风味小吃，享受到饮食养生文化的特色与甜美。必须了解饮食养生文化，理解饮食养生原理，掌握饮食养生方法。饮食养生旅游的过程，同时也是饮食养生文化传播的过程。⑥

---

① 矫晓虹：《10分钟健身圈将现身社区——我市〈关于建设健康城市的意见〉解读》，《威海日报》2016年2月5日。

② 刘立红等：《关于云南发展中医药养生旅游产业的思考》，《云南科技管理》2017年第3期。

③ 唐靖宇、张志辉、康克佳：《以中医“三全”发展打造健康北京——专访北京市中医药管理局局长屠志涛》，《中国城市报》2016年4月25日。

④ 黄凯、俞双燕、孙汉、尚菲菲：《我国中医药健康旅游发展研究综述》，《世界中医药》2018年第2期。

⑤ 杨静、满林华：《贵州中医药养生旅游发展策略研究——以铜仁市为例》，《城市旅游规划》2015年第9期。

⑥ 冯玉珠、张彦辉：《饮食养生旅游初探》，《四川旅游学院学报》2015年第3期。

表 3 中医药旅游经典产品

产品	内容
甘肃省皇甫谧中医养生旅游	建立中医药科普区、观赏体验区、皇甫谧文化园、国医保健养生馆、中医专科医院、中医教育培训基地，开发特色的中医药旅游商品
云南中医药养生旅游	建立普达措、曼听公园、傣族园、澜沧江国际风情园和南贡山热带雨林国家公园等景区，挖掘云南特有的生物医药资源，进行医药产业资源的整合
贵州铜仁市中医药养生旅游	开展集养生授课、名医问诊、苗医药体验等服务，将生态环境、佛教文化、中药材资源等有机融合，建设中医药养生体验馆、食疗食补饭店及药膳食材特色商店等

（二）技术抓手、目标市场与生态资源复合导向路径

1. 以技术为抓手，发展“智慧康养”

任宣羽指出，康养旅游的发展首先应该找准市场。① 按照康养的功能，可以将康养市场初步划分为银发市场、亚健康人群市场和追求生活品质人群市场三种。按照年龄，可以将康养市场初步划分为老年人群市场、中年人群市场和青年人群市场三种。在建设康养城市（镇）的过程中，要分析市场潜在人群结构，找准康养发展的市场，针对不同的人群推出对应的康养旅游产品。例如，对老年人群，应结合当地资源推出以康体养生为主的产品，增加更多的体验项目和学习项目，给予老年人更大的平台和空间。亚健康人群对新鲜事物的接受度、敏感度高，可以推出文旅休闲类、心理治疗（心理干预）类产品。

采用“智慧康养”技术建立起综合数据服务平台，运用“云”监测人们的健康状态，掌握全民健康数据，建设智慧康养平台，提供精准的一站式服务。② 发展养老服务业、养老制造业，充分利用智慧城市与物联网等技术，推进连续可监测的健康管理和国家养老大数据平台等建设，通过国家层

① 任宣羽：《康养旅游：内涵解析与发展路径》，《旅游学刊》2016 年第 11 期。

② 张杰、朱珺：《攀枝花智慧城市背景下“智慧康养”发展路径研究》，《攀枝花学院学报》（综合版）2018 年第 6 期。

次、产业层次、社区层次的连接，将社区养老、康体休闲落到实处。[①] 发挥地方特色资源优势，以得天独厚的生态自然资源为基础，以服务为导向，进行自然型（气候、季节、森林、温泉、茶叶等）、人文型（美食、美容、中医、药膳等）开发，将人文融入自然与生态，使“养生”和“养心”相结合。

2. 政府要加大支持力度，实行产业融合、行业融合

在借助新型城镇化，推进旅游、文化、健康养老、绿色经济产业协同发展的过程中，政府可以主导其他社会各界协同参与，建设覆盖全城市（镇）的综合服务体系，推动健康养老服务智慧化升级，提升康养服务质量、效率和水平。全面发展康养城市（镇），离不开各行各界的共同努力，打破行业之间的壁垒，不同行业协同发展，力求双赢多赢。要正确发挥政府带头引领作用，发挥市场导向，促进产业融合、行业融合与政府合作。在建设康养城市（镇）的过程中，应根据康养市场需求的变化，从整体层面，对不同区域的康养产业进行整合与优化，因地制宜地选择资源融合路径、技术融合路径、市场融合路径和产品融合路径，构建形式多样的康养融合模式。

（三）挖掘文化内涵的品牌导向路径

1. 不断推进物质载体工程建设，提高康养的文化内涵

在康养城市（镇）的建设过程中，要实现文化事业和文化产业高质量协同发展，推进建设具有文化内涵的康养产业园区。此外，还应充分挖掘景区景点的生态文化的内涵，提升文化品位，突出独特的地方性生态文化特色及其重要的历史文化、人文风貌等各种生态文化要素。还可以利用虚拟现实技术，利用全息投影更加生动立体地给予游客更多的沉浸式交互体验。

2. 发挥自身优势，打造康养文化品牌

各城市（镇）要大力发挥自身优势，与其他产业联手建立自身康养城

---

① 高妍蕊：《康养产业发展要加强体制机制和信用体系建设：〈中国城市养老指数蓝皮书2017〉在京发布，多部委专家聚焦中国老龄化及康养产业发展》，《中国发展观察》2017 年第 17 期。

市（镇）品牌。为应对多元化的需要，旅游投资、运营方式等都应该进行相应转型，将“文化”与“康养”相结合。一些特色地区发展具有地方特色的文化康养旅游业，成为其推动经济社会转型的重要抓手。① 例如，江苏省泰州市发展大健康产业，走融合发展、特色发展、创新驱动的发展路径，“医、药、养、食、游”均衡发展。② 上海市长宁区作为一个重要的中心城区，形成了以政府为主导，以需求为导向，综合公共机构、私人服务机构、社会、个人等多方利益共同体共同参与的长宁特色中医预防保健服务体系。③ 广西的巴马长寿乡，把旅游扶贫与康体养生旅游结合在一起，扶贫取得良好效果，产业得到最优发展。在创立良好的品牌形象时，既要注重开发综合性的新型项目，还要注重文化的发掘和保护，打造蕴含深厚文化底蕴的康养产业。

① 谢晓红、郭倩、吴玉鸣：《我国区域性特色小镇康养旅游模式探究》，《生态经济》2018 年第 9 期。

② 李健：《基于 SWOT 模型的泰州大健康产业发展对策研究》，《价值工程》2019 年第 4 期。

③ 葛敏、江萍、马恰怡等：《上海市长宁区中医预防保健服务体系建设》，《上海预防医学》2016 年第 10 期。

B.12

2019年北京市青少年烟草流行监测报告

杜世昌　刘秀荣　石建辉　齐　力　徐露婷*

摘　要：2019年北京市青少年烟草流行监测调查显示，北京市中学生尝试吸烟率为11.1%，现在吸烟率为3.2%。有88.2%的中学生听说过电子烟，有11.0%的中学生使用过电子烟。有50.7%的吸烟中学生想戒烟。有69.0%的中学生在过去12个月内尝试过戒烟。有7.8%的吸烟中学生接受过戒烟建议。过去7天，有71.5%的中学生在家、室内公共场所、室外公共场所、公共交通工具看到有人吸烟。过去30天，有31.6%的中学生看到有人在学校的建筑物内或室外吸烟。有18.2%的中学生看到教师在学校吸烟。在现在吸烟的中学生中，有17.3%过去30天中最后一次买烟时因为年龄小而被拒绝；有32.8%的中学生认为戒烟肯定很难。有48.5%的中学生父母至少有一方吸烟（初中生为47.2%，高中生为50.2%）。有31.6%的中学生朋友中有吸烟者（初中生为20.1%，高中生为46.3%）。《北京市控制吸烟条例》在降低青少年吸烟率、让人们免受二手烟危害方面成效显著；鼓励青少年吸烟的外部因素有所改善，但仍广泛存在；不向青少年售烟未有效落实，烟草广

* 杜世昌，医师，流行病学硕士，北京市疾病预防控制中心健康教育所，主要研究方向为健康素养推广、烟草控制；刘秀荣，公共卫生硕士，北京市疾病预防控制中心健康教育所，主要研究方向为健康教育与健康促进；石建辉，主任医师，公共卫生硕士，北京市疾病预防控制中心健康教育所监测评价部主任，主要研究方向为健康教育与健康促进；齐力，医师，流行病学硕士，北京市疾病预防控制中心健康教育所，主要研究方向为健康素养推广、烟草控制；徐露婷，助理研究员，公共卫生硕士，北京市疾病预防控制中心监测评价部，主要研究方向为健康教育与健康促进、烟草控制。

告或促销通过多种渠道走进青少年视野；电子烟在青少年中的流行趋势应引起警惕；父母、朋友吸烟依然是中学生吸烟行为的重要影响因素。

关键词： 青少年 吸烟 二手烟 电子烟

烟草使用严重威胁着人类的健康。烟草的烟雾中有7000多种化学成分，有害物质多达数百种，会对人体造成严重伤害。[①] 烟草中的尼古丁具有极强的成瘾性、中枢神经毒性以及器官毒性；焦油中含有16种致癌物质，以及一些促癌物质，严重影响人类的身体健康和生命质量。[②]

为推动青少年控烟工作，2013年，中国疾病预防控制中心控烟办公室采用全球青少年烟草调查（GYTS）方法，开展了全国青少年烟草调查。北京市疾病预防控制中心健康教育所受北京市爱国卫生运动委员会的委托，在北京市卫生和计划生育委员会、北京市爱卫会办公室的领导下，在国家控烟办的支持和指导下，对全市初中学校开展了2013年北京市青少年烟草调查，调查结果全面客观地反映了当时北京市初中学生烟草使用情况及各项青少年控烟措施的实施效果。2019年，中国疾病预防控制中心再次组织全国青少年烟草流行监测，人群由初中生扩大至高中生（含职高）。北京市疾控中心受北京市卫生健康委和北京市教委委托，在全市范围内实施青少年烟草流行调查。本报告即对2019年北京市青少年烟草调查结果进行翔实陈述，目的是为青少年控烟工作者提供参考。

① 杨焱：《烟草的危害、流行特点及控制策略》，《中国健康教育》2006年第5期。

② Hecht S. S.，“Tobacco Carcinogens，Their Biomarkers and Tobacco-induced Cancer”，*Nature Reviews Cancer*，2003，3（10）：733－744；Zhou X.，Nonnemaker J.，Sherrill B.，et al.，“Attempts to Quit Smoking and Relapse：Factors Associated with Success or Failure from the Attempt Cohort Study”，*Addictive Behaviors*，2009，34（4）：365－373.

一 调查方法

（一）调查目的

本次调查的目的是了解北京市青少年吸烟、戒烟等烟草流行现状和变化趋势，分析北京市青少年吸烟行为的相关影响因素，提出有针对性的建议措施，为制定控烟政策提供科学依据。

（二）监测对象及方法

（1）监测对象为北京市16个区全部初中和高中（含职高）在校学生。

（2）样本量计算。采用简单随机抽样的样本量计算公式：

$$N = \frac{u_\alpha^2 p(1-p)}{\delta^2} \quad （式1）$$

其中 N 为样本量，p 为总体率，δ 为容许误差，α 为第一类错误。式1中参数取值如下：$\alpha = 0.05$，取95%可信限，$u_{0.05} = 1.96$。根据2013年北京市初中在校生尝试吸烟率为12.5%，p 取12.5%；$\delta = 10\% p$。按照式1及参数计算样本量，每层约为2690人。综合考虑初高中分层，deff值取1.8，失访率为5%，预计总样本量为10194人。

（3）抽样方法。抽样过程分为两个阶段。第一阶段，采用与人口数量规模成比例的整群抽样方法（PPS），在每个区抽取3所初中校、2所高中校和1所职高校。没有职高校的用高中校代替。第二阶段，采用整群抽样方法，在每所被抽中学校的每个年级中随机抽取1~2个班级（班级人数<30人，则抽取2个班），调查当日抽中班级中所有在校学生参与调查。

（4）监测方法与内容。采用匿名自填的形式，使用纸质问卷进行资料采集。调查使用中国疾病预防控制中心控烟办公室（以下简称“控烟办”）

提供的统一调查问卷，主要内容包括：烟草使用、电子烟使用、戒烟、二手烟暴露、烟草制品获得和支出、接触烟草广告和促销、对烟草的态度和认识等方面。

（5）质量控制。在收集基础资料阶段，按控烟办统一要求剔除不符合要求的学校 17 所。举办现场调查培训班，对 16 个区 90 余名现场调查工作人员，严格按照国家要求的调查方案、调查工作流程及注意事项、调查问卷等进行培训。参培人员通过现场考核并领取工作证。建立微信工作群，及时解决现场出现的问题；以市级和区级疾控中心人员为督导员，对所有学校、所有调查员进行现场督导；对问题较多的区进行约谈并责成整改。问卷采用双录入与核查，以及抽样录入质控，确保数据信息真实有效。

（6）主要指标定义如下。

尝试吸烟率：曾经吸过烟（即使是只吸过一两口者）的青少年在所有在校青少年中所占比例。

现在吸烟率：过去 30 天内吸过烟的青少年在所有在校青少年中所占比例。

经常吸烟率：过去 30 天内吸烟达到 20 天或者更多的青少年在所有在校青少年中所占比例。

每日吸烟量：过去 30 天内，现在吸烟者吸烟的那些天通常每日吸烟支数。

尝试过戒烟的比例：现在吸烟的在校青少年中，过去 12 个月内尝试过戒烟的青少年所占比例。

接受过戒烟建议的比例：现在吸烟的在校青少年中，接受过戒烟建议的青少年所占比例。

四类场所二手烟暴露率：过去一周内在家、室内公共场所、室外公共场所和公共交通工具看到有人吸烟的青少年在所有在校青少年中所占比例。

（三）组织实施

（1）组建现场调查队伍。调查由北京市 16 个区的卫生行政部门、教育部门和疾控中心联合实施。卫生行政部门负责统一组织和协调，教育部门负责提供学校学生信息，疾控中心负责调查组织实施。每个项目区组建一个调查工作组，设负责人 1 名，调查员至少 2 名，数据管理和质控员 1 名。每 2 名调查员为 1 组，确保在调查对象填写问卷过程中能解答其提出的问题。对参加现场调查的所有人员进行统一培训、考核。

（2）信息收集。各区工作组负责从本区教育部门获取辖区内公立和私立中学学校名单及其学生数量，上报北京市疾控中心，北京市疾控中心整理后上报控烟办，由控烟办采用整群抽样方法抽取学校。确定抽中学校后，各区负责收集抽中学校的班级信息，上报北京市疾控中心，北京市疾控中心负责在抽中的学校内随机抽取参加调查的班级，并向控烟办上报班级抽样结果。

（3）开展现场调查。根据北京市疾控中心健康教育所提供的抽样名单核实抽中的班级，不能由其他班级代替；调查期间所有校方人员不得进入调查现场。

二　样本和人群特点

调查覆盖全市 16 个区 48 所初中学校、34 所高中学校和 14 所职业高中学校，共计 370 个班级的 10966 名学生。调查最终收回问卷 10679 份，应答率为 97.4%，其中有效问卷为 10532 份，有效率为 98.6%。

在接受调查的 10532 名学生中，初中学生为 5371 名（51.0%），普通高中学生为 3744 名（35.5%），职业高中学生为 1417 名（13.5%）。

如图 1 所示，在 5371 名初中学生中，男生为 2820 名（52.5%），女生为 2551 名（47.5%）；在 3744 名普通高中学生中，男生为 1807 名（48.3%），女生为 1937 名（51.7%）；在 1417 名职业高中学生中，男生为 817 名（57.7%），女生为 600 名（42.3%）。

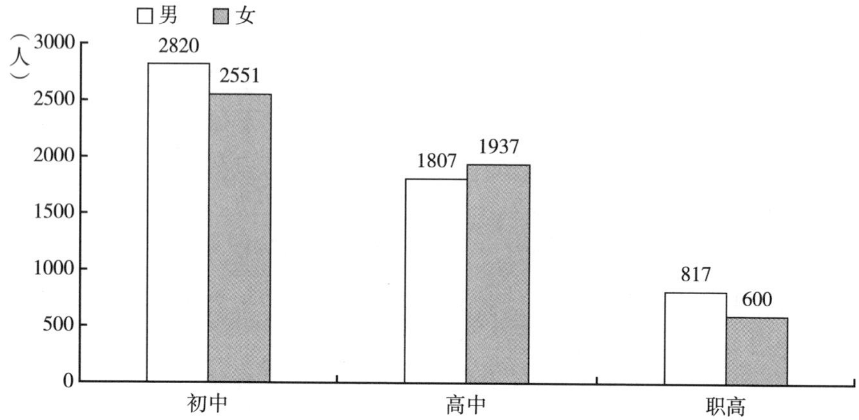

图1　各级学校调查对象性别分布

三　调查结果分析

（一）烟草使用

1. 尝试吸烟率

调查结果显示，2019 年北京市中学生尝试吸烟率为 11.1%，男生为 15.9%，女生为 5.8%。

2019 年北京市初中生尝试吸烟率为 7.1%，较 2013 年（12.5%）下降了 4.4 个百分点。男生（9.7%）高于女生（4.1%），男生和女生分别较 2013 年（17.4%、7.2%）下降了 7.7 个百分点和 3.1 个百分点（见图 2）。

2019 年北京市高中生尝试吸烟率为 16.2%，男生（24.1%）高于女生（7.9%）；普通高中生为 12.2%，职高生为 26.3%（见图 3）。

2. 现在吸烟率

2019 年北京市中学生吸烟率为 3.2%。男生为 5.1%、女生为 1.1%。

初中生现在吸烟率为 1.4%，较 2013 年（2.9%）下降了 1.5 个百分点。男生为 1.7%，女生为 1.0%，男生和女生分别较 2013 年（4.3%、

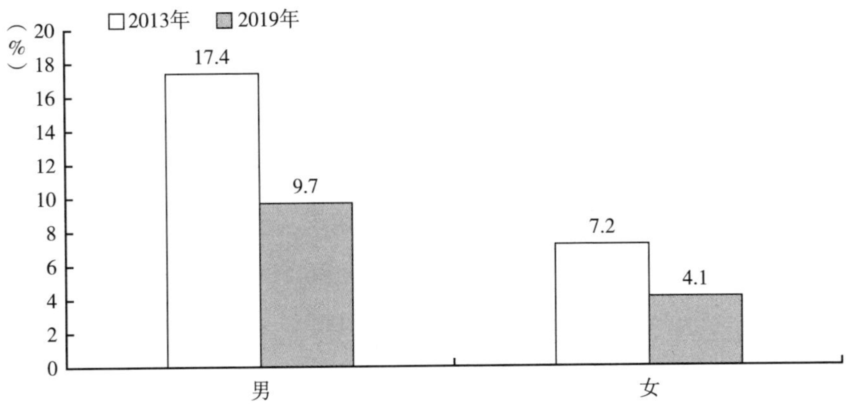

图 2　2013 年和 2019 年北京市初中生分性别尝试吸烟率

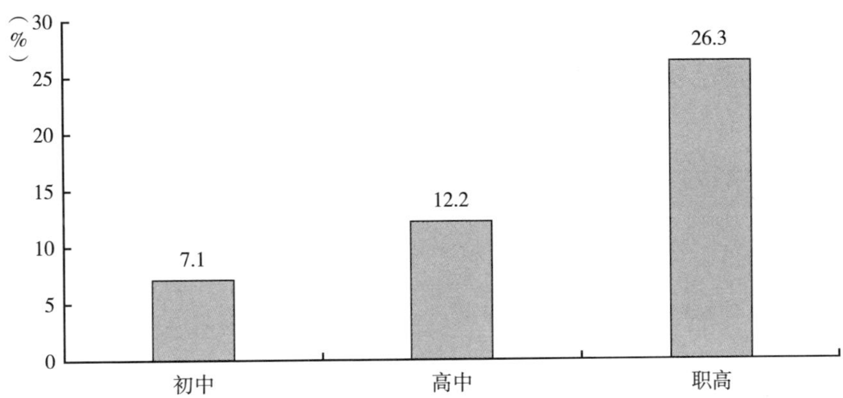

图 3　2019 年北京市不同类型学校中学生尝试吸烟率

1.4%）下降了 2.6 个百分点和 0.4 个百分点（见图 4）。

北京市 2019 年高中生现在吸烟率为 5.5%。男生（9.6%）高于女生（1.2%）；普通高中生为 2.4%，职高生为 13.3%（见图 5）。

3. 吸烟量分布

北京市 2019 年现在吸烟的中学生的每日吸烟量，占比最高的是每天吸 2～5 支，为 38.5%，其次为每天吸少于 1 支（18.0%），再次为每天吸 6～10 支（16.5%）。

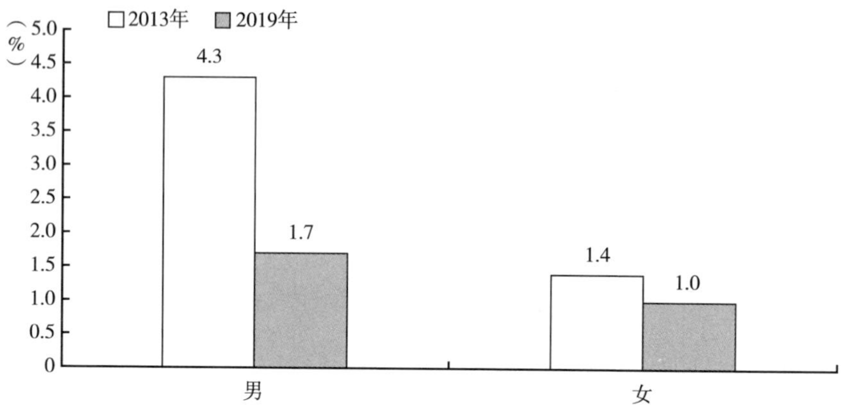

图4　2013年和2019年北京市初中生分性别现在吸烟率

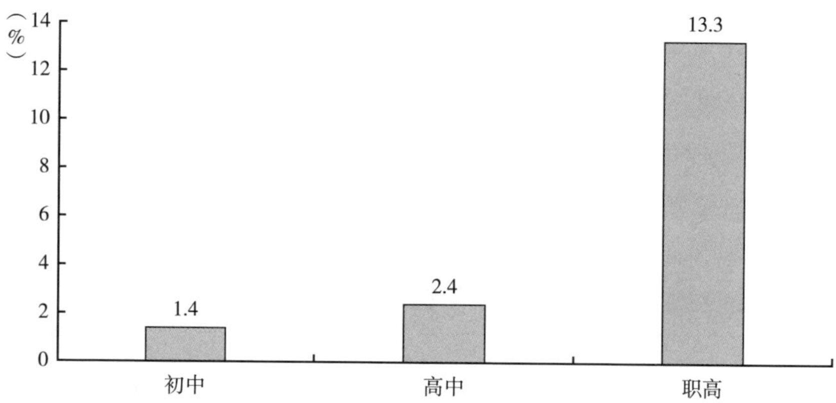

图5　2019年北京市不同类型学校中学生现在吸烟率

在北京市2019年现在吸烟的初中生中，过去30天内每天吸烟量占比最高的是少于1支，为33.1%，其次为每天吸2～5支（20.2%）（见图6）。

在北京市2019年现在吸烟的高中生中，过去30天内每天吸2～5支的占比最高，为44.2%，其次是每天吸6～10支（17.3%）（见图7）。

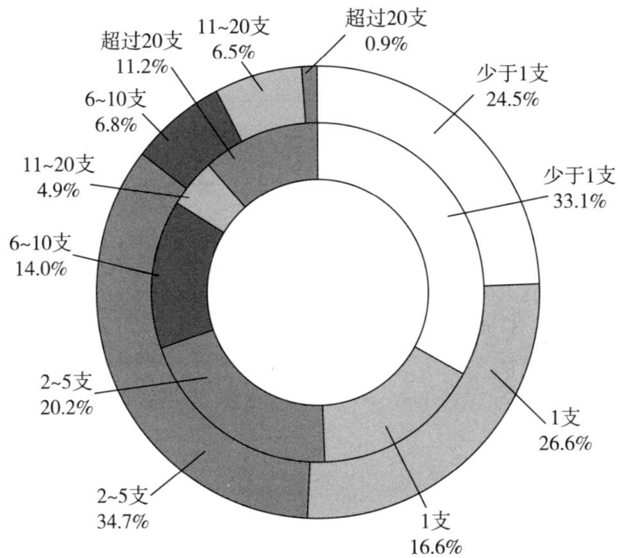

图6 2013 年和 2019 年北京市现在吸烟的初中生通常每天吸烟量分布

注：外圈为 2013 年数据，第二圈为 2019 年数据。

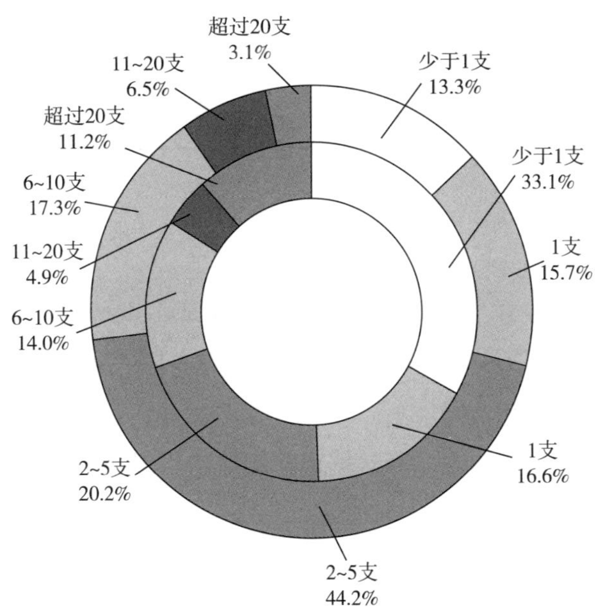

图7 北京市 2019 年现在吸烟的中学生通常每天吸烟量分布

注：外圈为高中生数据，第二圈为初中生数据。

（二）电子烟

1. 听说过电子烟的比例

北京市 2019 年有 88. 2% 的吸烟中学生听说过电子烟，男生为 89. 4%，女生为 86. 8%。

北京市 2019 年有 84. 1% 的吸烟初中生听说过电子烟的比例，较 2013 年（49. 1%）提高了 35 个百分点。男生（86. 2%）高于女生（81. 7%），男生和女生分别较 2013 年（53. 4%，44. 3%）提高了 32. 8 个百分点和 37. 4 个百分点（见图 8）。

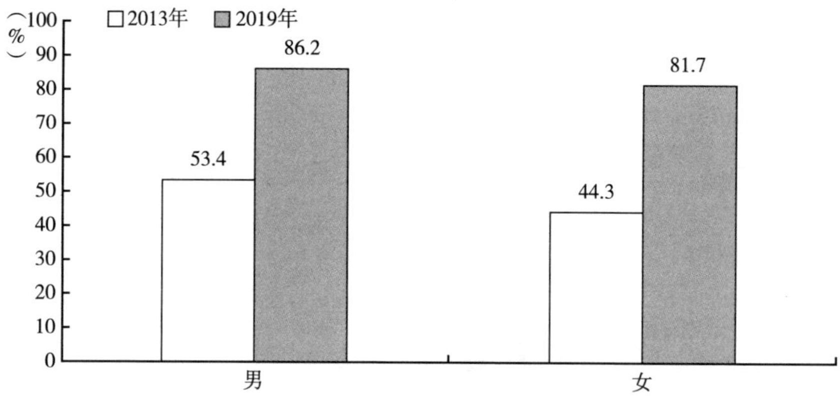

图 8　2013 年和 2019 年北京市吸烟初中生听说过电子烟的比例（分性别）

北京市 2019 年有 93. 5% 的吸烟高中生听说过电子烟，男生为 93. 7%，女生为 93. 3%。普通高中生为 93. 5%，职高生为 93. 3%（见图 9）。

2. 使用过电子烟的比例

2019 年北京市有 11. 0% 的吸烟中学生使用过电子烟，男生为 15. 8%，女生为 5. 8%。

2019 年北京市有 7. 0% 的吸烟初中生使用过电子烟，较 2013 年（0. 5%）提高了 6. 5 个百分点（见图 10）。男生（9. 9%）高于女生（3. 9%）。

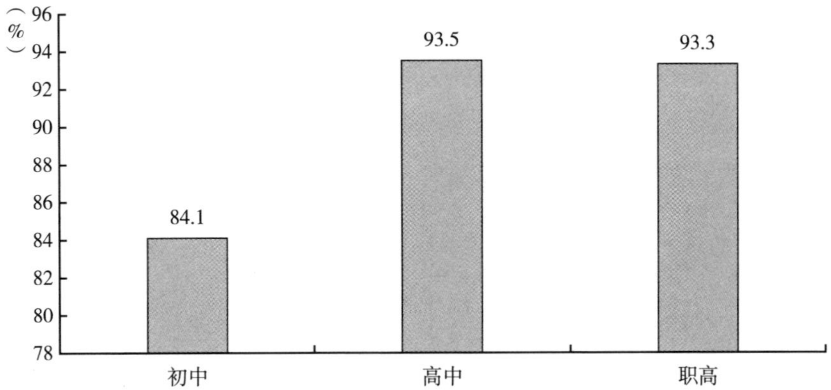

图 9　2019 年北京市吸烟中学生听说过电子烟的比例

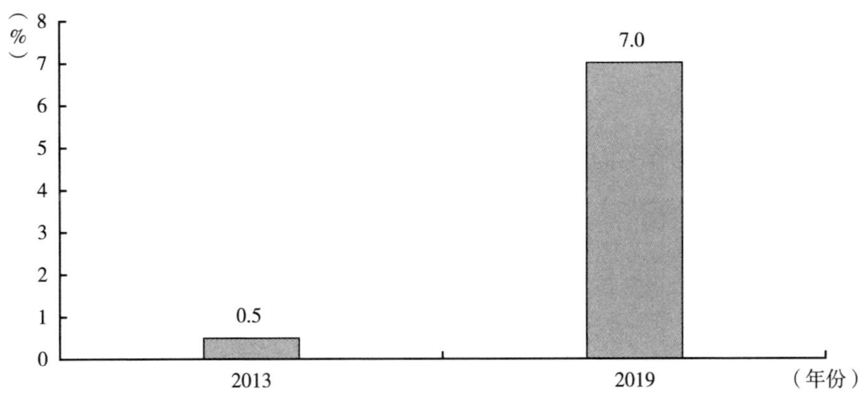

图 10　2013 年和 2019 年北京市吸烟初中生使用过电子烟的比例

2019 年北京市有 16.1% 的吸烟高中生使用过电子烟，男生（23.6%）高于女生（8.2%）。普通高中生为 11.9%，职业高中生为 26.7%（见图 11）。

（三）戒烟

1. 想戒烟的比例

2019 年北京市有 50.7% 的吸烟中学生想戒烟，男生为 52.5%，女生为 38.4%。

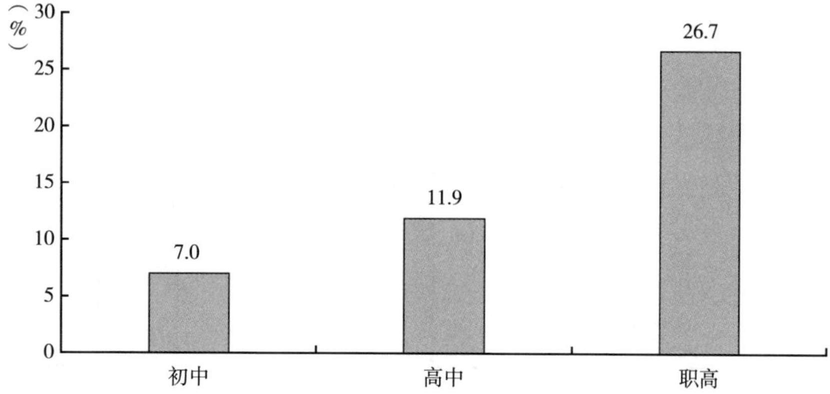

图 11　2019 年北京市吸烟中学生使用过电子烟的比例

2019 年北京市有 41. 0% 的吸烟初中生想戒烟，较 2013 年（48. 4%）下降了 7. 4 个百分点（见图 12）。男生（50. 1%）高于女生（21. 1%）。

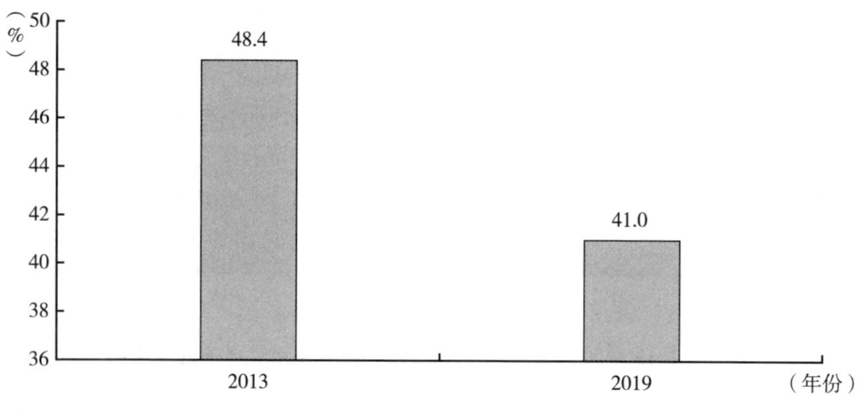

图 12　2013 年和 2019 年北京市吸烟初中生想戒烟的比例

北京市 2019 年有 52. 8% 的吸烟高中生想戒烟，男生为 52. 9%，女生为 51. 9%；普通高中生为 41. 7%，职业高中生为 56. 9%（见图 13）。

2. 尝试过戒烟的比例

北京市 2019 年有 69. 0% 的吸烟中学生在过去 12 个月内尝试过戒烟，男生为 70. 4%，女生为 60. 8%。

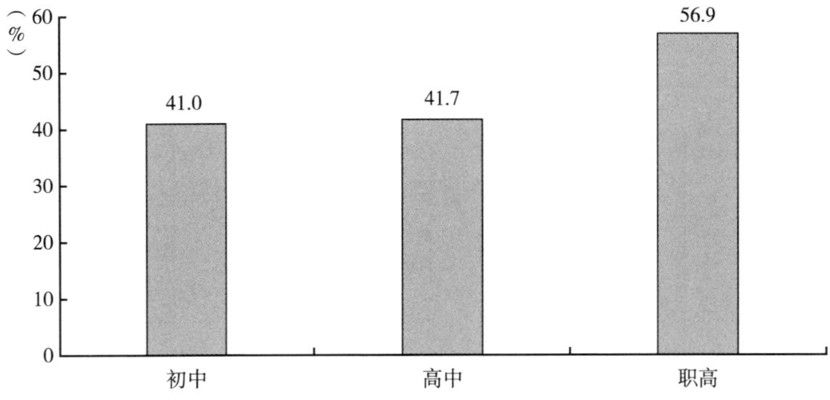

图 13　2019 年北京市吸烟中学生想戒烟的比例

北京市 2019 年有 65.5% 的吸烟初中生在过去 12 个月内尝试过戒烟，较 2013 年（62.0%）提高了 3.5 个百分点（见图 14），男生（73.3%）高于女生（47.4%）。

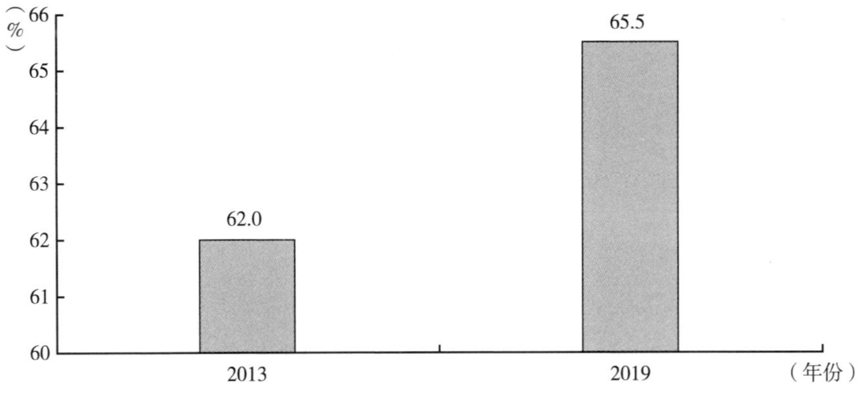

图 14　2013 年和 2019 年北京市吸烟初中生在过去 12 个月内尝试过戒烟的比例

北京市 2019 年有 70.0% 的吸烟高中生在过去 12 个月内尝试过戒烟，男生（69.8%）低于女生（72.4%）；普通高中生为 52.6%，职业高中生为 77.9%（见图 15）。

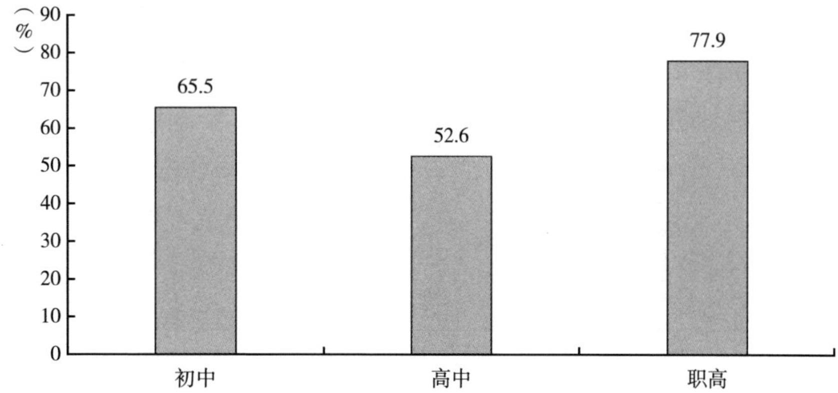

图 15　2019 年北京市吸烟中学生尝试过戒烟的比例

3. 接受过戒烟建议的比例

北京市 2019 年有 7.8% 的吸烟中学生接受过戒烟建议，男生为 8.5%，女生为 4.2%。

北京市 2019 年有 16.4% 的吸烟初中生接受过戒烟建议，较 2013 年（8.6%）提高 7.8 个百分点（见图 16），男生（20.9%）高于女生（6.5%）。

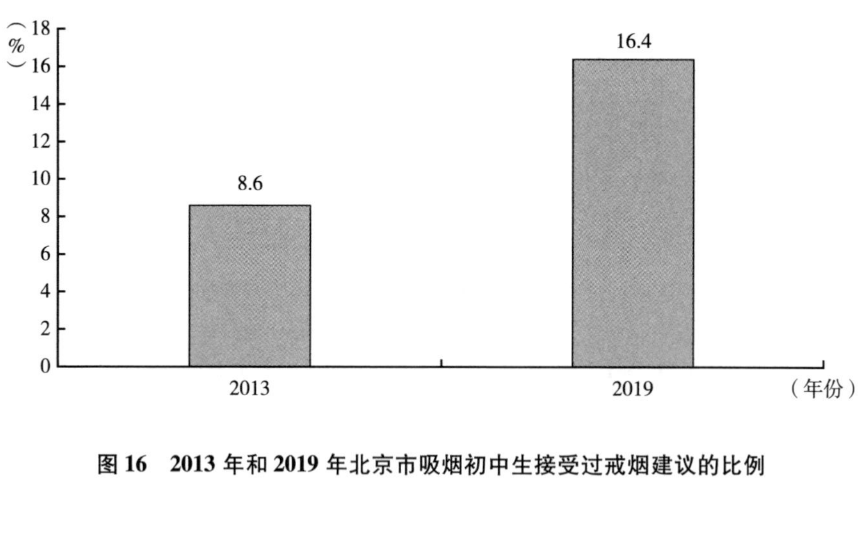

图 16　2013 年和 2019 年北京市吸烟初中生接受过戒烟建议的比例

北京市2019年有5.1%的吸烟高中生接受过戒烟建议，男生（5.5%）高于女生（2.1%）；普通高中生为4.3%，职业高中生为5.5%（见图17）。

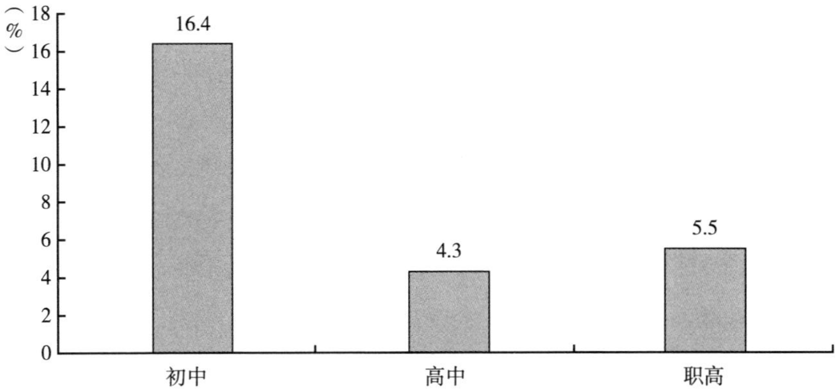

图17　2019年北京市吸烟中学生接受过戒烟建议的比例

（四）二手烟暴露

1. 四类场所二手烟暴露

北京市2019年有71.5%的中学生过去7天在家、室内公共场所、室外公共场所、公共交通工具看到有人吸烟，男生和女生均为71.5%。

北京市2019年有73.2%的初中生过去7天在家、室内公共场所、室外公共场所、公共交通工具看到有人吸烟，较2013年（78.0%）下降了4.8个百分点。男生为73.0%，女生为73.5%。

在四类场所中，北京市2019年初中生过去7天看到有人吸烟的比例由高到低依次为室外公共场所（60.6%）、室内公共场所（48.7%）、家（35.7%）和公共交通工具（19.2%），分别较2013年（63.1%，57.8%，46.4%，32.3%）下降了2.5个百分点、9.1个百分点、10.7个百分点和13.1个百分点（见图18）。

北京市2019年有69.3%的高中生过去7天在家、室内公共场所、室外公共场所、公共交通工具看到有人吸烟，男生为69.5%，女生为69.2%。普通高中生为72.7%，职业高中生为41.2%。

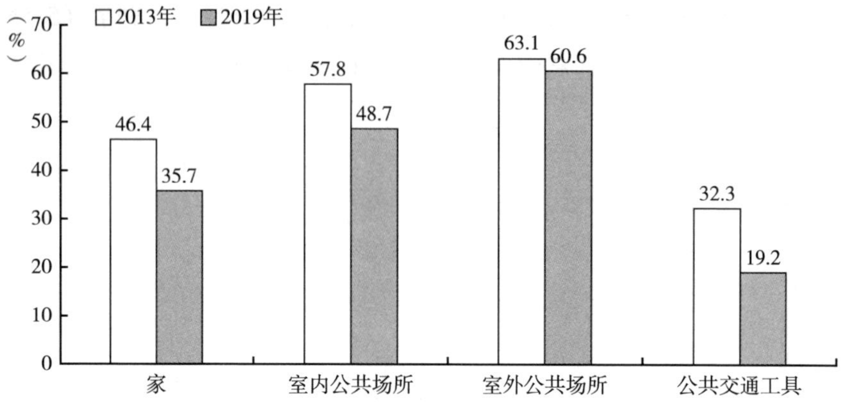

图 18　2013 年和 2019 年北京市初中生四类场所二手烟暴露率

在四类场所中，北京市 2019 年高中生在过去 7 天看到有人吸烟的比例由高到低依次为室外公共场所（59.8%）、室内公共场所（49.1%）、家（32.0%）和公共交通工具（19.0%）（见图 19）。

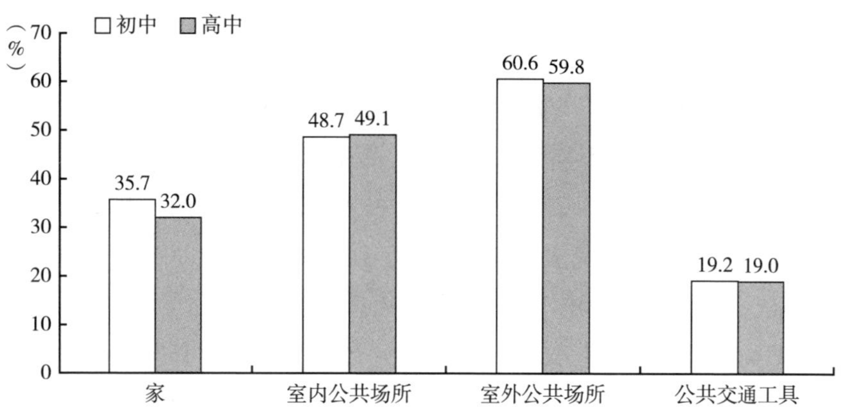

图 19　2019 年北京市中学生四类场所二手烟暴露率

2. 学校内有烟情况

（1）看到有人在学校吸烟的比例。北京市 2019 年有 31.6% 的中学生在过去 30 天看到有人在学校的建筑物内或室外吸烟，男生为 37.1%，女生为 25.7%。

2019 年北京市初中生有 29.8% 在过去 30 天内看到有人在学校吸烟，较 2013 年（38.5%）下降了 8.7 个百分点。男生（33.0%）高于女生（26.2%），男生和女生分别较 2013 年水平（44.4%、32.1%）下降了 11.4 个百分点和 5.9 个百分点（见图 20）。

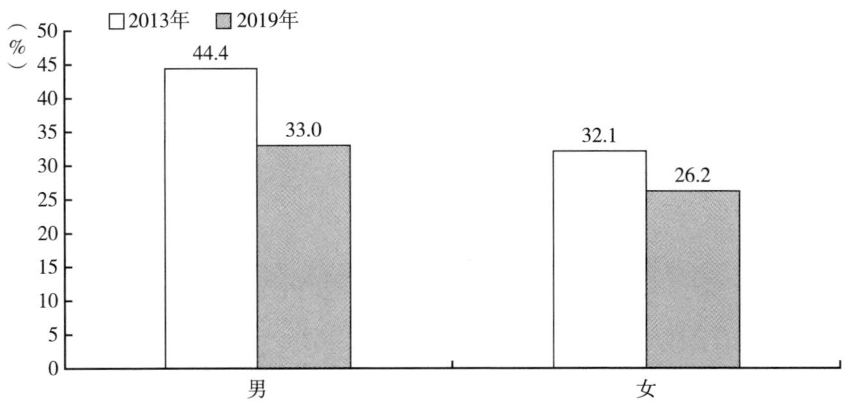

图 20　2013 年和 2019 年北京市初中生在过去 30 天内看到有人在学校吸烟的比例

2019 年北京市高中生有 34.0% 在过去 30 天内看到有人在学校吸烟，男生（42.4%）高于女生（25.0%）；普通高中生为 31.5%，职业高中生为 40.2%（见图 21）。

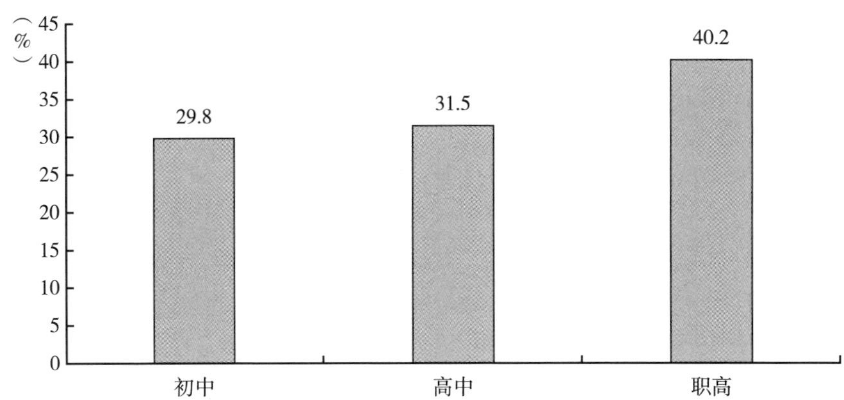

图 21　2019 年北京市中学生在过去 30 天内看到有人在学校吸烟的比例

（2）看到教师在学校吸烟的比例。2019 年北京市中学生有 18.2% 在过去 30 天内看到教师在学校吸烟，男生为 21.9%，女生为 14.1%。

2019 年北京市初中生有 17.0% 在过去 30 天内看到教师在学校吸烟。有 2.3% 的初中生几乎每天看到教师在学校抽烟，较 2013 年（3.5%）下降了 1.2 个百分点（见图 22），男生为 2.7%，女生为 1.8%。

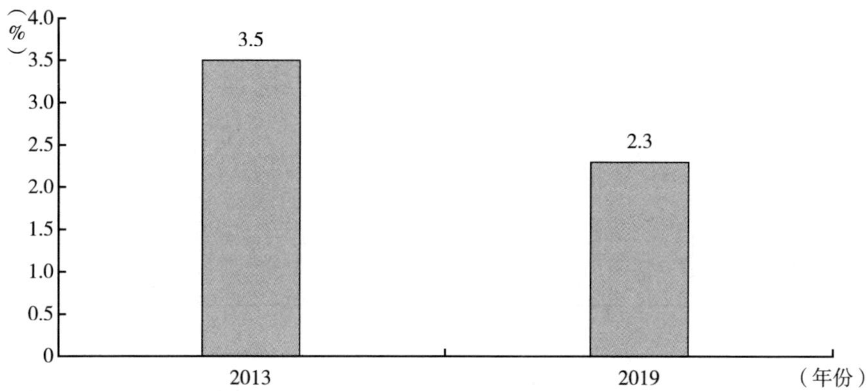

图 22　2013 年和 2019 年北京市初中生几乎每天看到教师吸烟的比例

2019 年北京市高中生有 19.7% 在过去 30 天内看到教师在学校吸烟，男生（25.1%）高于女生（13.9%）；普通高中生为 18.2%，职业高中生为 23.5%（见图 23）。

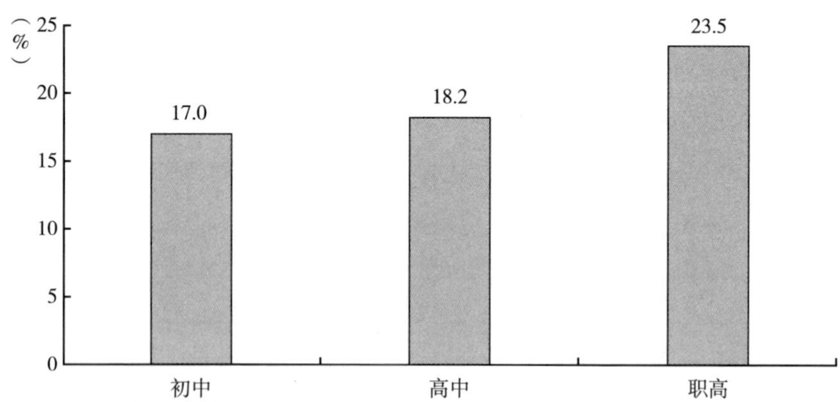

图 23　2019 年北京市中学生看到教师在学校吸烟的比例

3. 对二手烟危害的认识

2019 年北京市有 77.7% 的中学生认为别人吸烟产生的烟雾肯定会有危害，男生为 79.8%，女生为 75.4%。

2019 年北京市初中生有 76.6% 认为别人吸烟产生的烟雾肯定会有危害，较 2013 年（80.6%）下降了 4.0 个百分点（见图 24）。男生（80.7%）高于女生（72.0%），现在非吸烟者（76.8%）高于现在吸烟者（58.5%）。

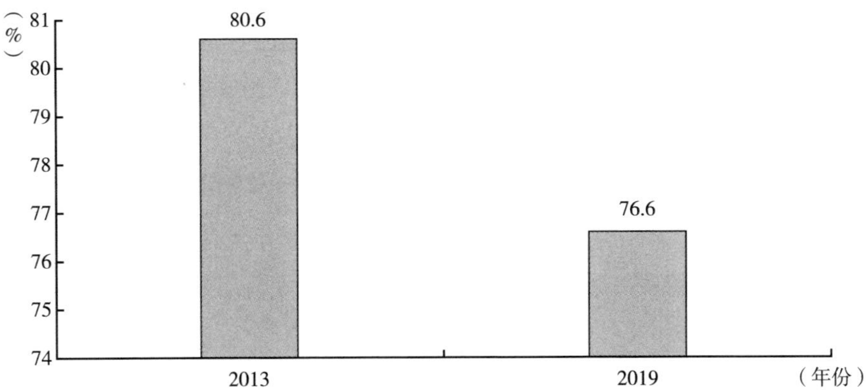

图 24　2013 年和 2019 年北京市初中生认为二手烟肯定有害的比例

2019 年北京市高中生有 79.2% 认为别人吸烟产生的烟雾肯定会有危害，男生为 78.7%，女生为 79.8%；现在非吸烟者（80.1%）高于现在吸烟者（64.6%）；普通高中生为 81.3%，职业高中生为 73.9%（见图 25）。

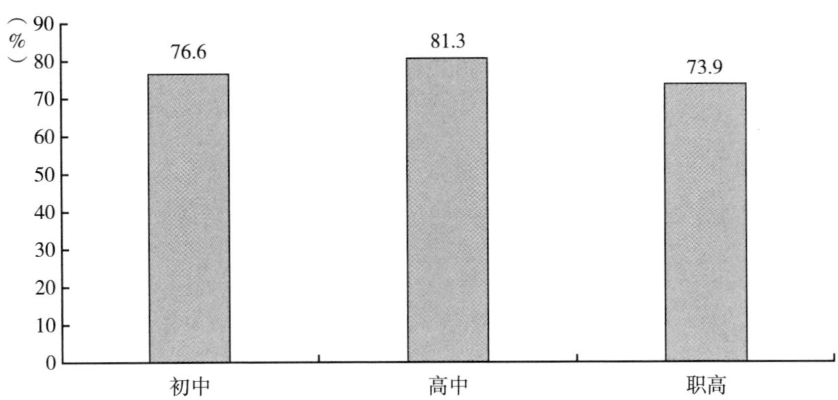

图 25　2019 年北京市中学生认为二手烟肯定有害的比例

（五）烟草制品的获得

1. 因年龄小买烟被拒的比例

在2019年北京市现在吸烟的中学生中，有17.3%在过去30天内最后一次买烟时因为年龄小而被拒绝，男生为16.1%，女生为25.4%。

在2019年北京市现在吸烟的初中生中，有22.1%在过去30天内最后一次买烟时因为年龄小而被拒绝，较2013年水平（12.1%）提升了10个百分点（见图26）。男生（14.8%）低于女生（48.6%）。

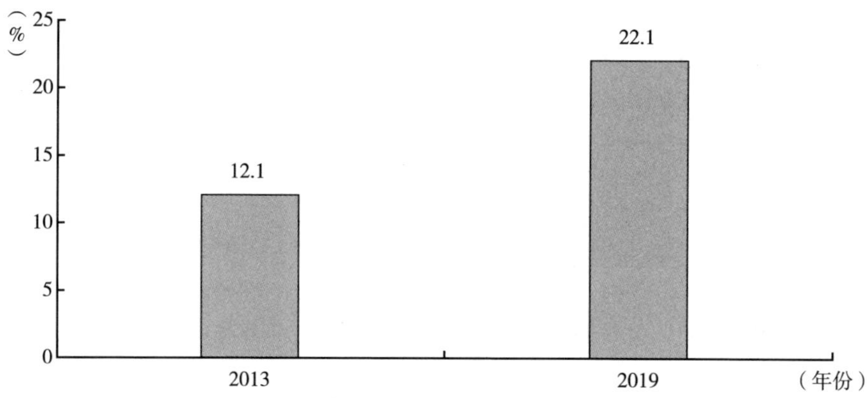

图26　2013年和2019年北京市现在吸烟的初中生因年龄小买烟被拒的比例

在2019年北京市现在吸烟的高中生中，有16.0%在过去30天内最后一次买烟时因为年龄小而被拒绝，男生（16.4%）高于女生（12.6%）；普通高中生为28.0%，职业高中生为11.2%（见图27）。

2. 购买卷烟的形式

2019年北京市现在吸烟的中学生，过去30天内最近一次购买卷烟时，有91.7%是按盒购买的，有7.6%是按条购买的，有0.7%是按支购买的。

2019年北京市现在吸烟的初中生，过去30天内最近一次购买卷烟时，有94.0%是按盒购买的，有4.7%是按条购买的，有0.9%是按支购买的。初中生按支购买卷烟的比例较2013年水平（8.4%）下降了7.5个百分点（见图28）。

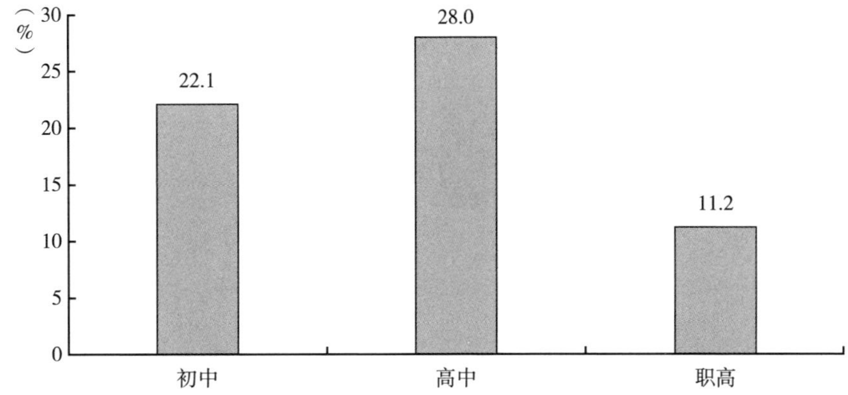

图 27　2019 年北京市现在吸烟的中学生因年龄小买烟被拒的比例

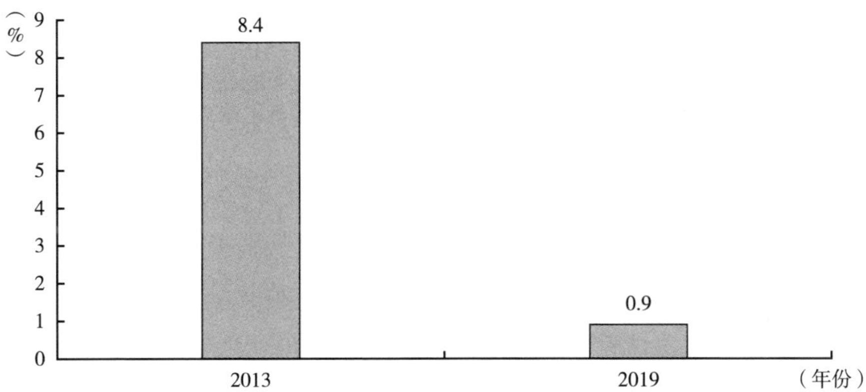

图 28　2013 年和 2019 年北京市现在吸烟的初中生按支购买卷烟的比例

2019 年北京市现在吸烟的高中生，过去 30 天内最近一次购买卷烟时有 91.1% 是按盒购买的，有 0.6% 是按支购买的（见图 29）。普通高中生有 89.3% 是按盒购买的，没有按支购买的；职业高中生有 92.0% 是按盒购买的，有 0.9% 是按支购买的。

3. 消费卷烟的价格

2019 年北京市现在吸烟的中学生，在过去 30 天购买一盒卷烟的价格是 21 元及以上的占 37.2%，11 ~ 20 元的占 51.8%，6 ~ 10 元的占 10.4%，3 ~ 5 元的占 0.3%，少于 3 元的占 0.3%。

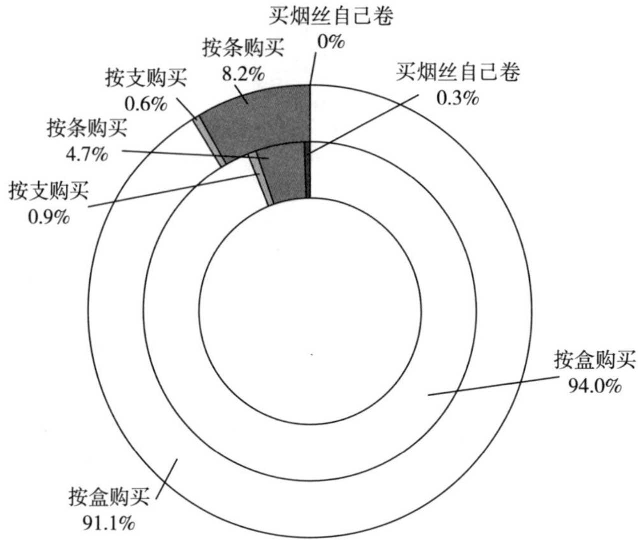

图 29　2019 年北京市现在吸烟的中学生买烟的购买形式

注：外圈为高中生数据，第二圈为初中生数据。

2019 年北京市现在吸烟的初中生，在过去 30 天购买一盒卷烟的价格是 21 元及以上的占比最高，为 59.8%，其次是 11~20 元（27.9%）。

2019 年北京市现在吸烟的高中生，在过去 30 天购买一盒卷烟的价格是 11~20 元的占比最高，为 57.5%，其次是 21 元及以上（31.7%）（见图 30）。

（六）控烟宣传和烟草广告促销

1. 控烟宣传

2019 年北京市有 70.6% 的中学生在过去 30 天内看到过控烟信息，男生为 72.6%，女生为 68.3%。

2019 年北京市有 70.7% 的初中生在过去 30 天内看到过控烟信息，较 2013 年（61.9%）提高了 8.8 个百分点（见图 31）。男生（73.2%）高于女生（67.9%）。

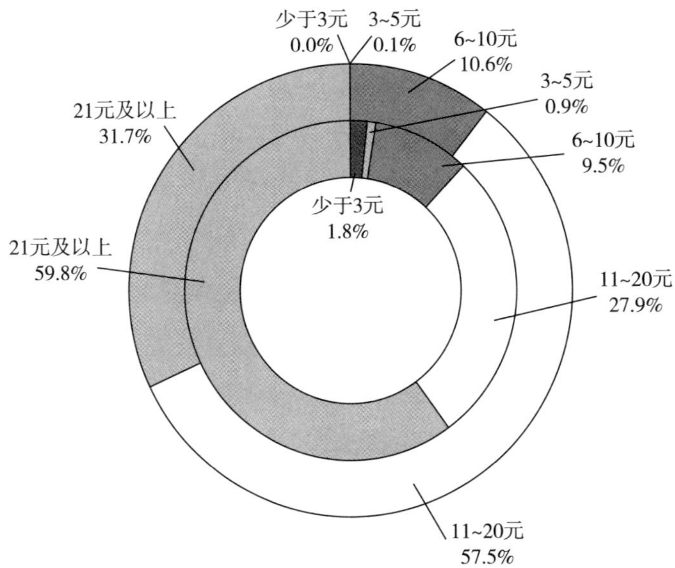

图 30　2019 年北京市现在吸烟的中学生购买一盒卷烟的价格

注：外圈为高中生数据，第二圈为初中生数据。

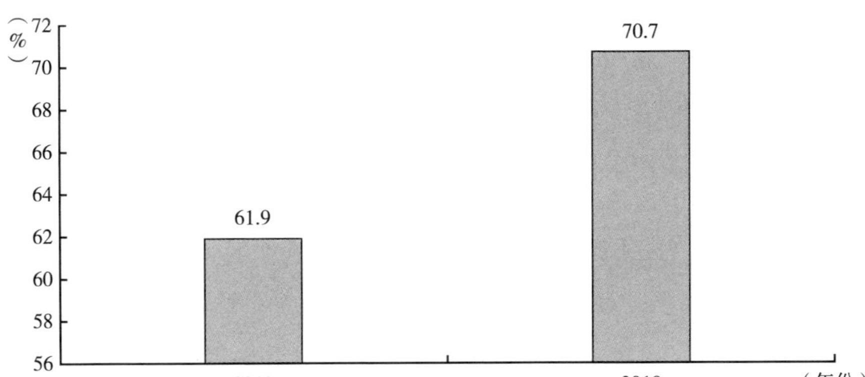

图 31　2013 年和 2019 年北京市初中生在过去 30 天内看到过控烟信息的比例

2019 年北京市有 70. 3% 的高中生在过去 30 天内看到过控烟信息，男生为 71. 9%，女生为 68. 7%；普通高中生为 69. 5%，职业高中生为 72. 4%（见图 32）。

2019 年北京市有 43. 1% 的中学生过去 12 个月内在学校了解到烟草使用

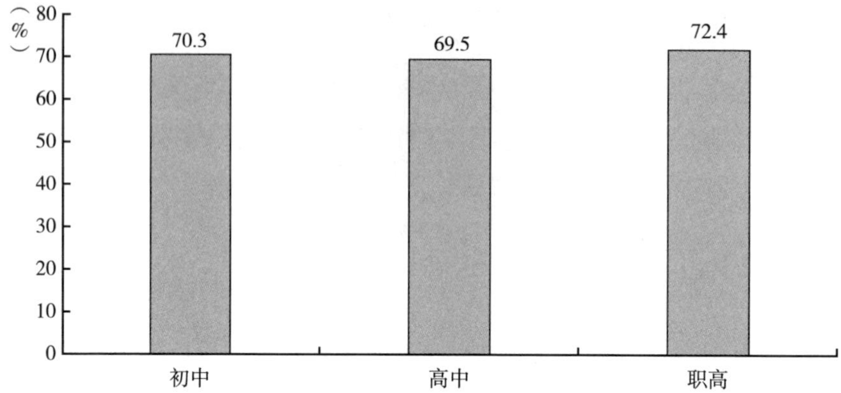

图32　2019年北京市中学生在过去30天内看到过控烟信息的比例

后果，男生为43.9%，女生为42.4%；在初中生中，有43.7%过去12个月内在学校了解到烟草使用后果，男生为43.7%，女生为43.6%；在高中生中，有42.5%过去12个月内在学校了解到烟草使用后果，男生（44.0%）高于女生（40.8%）；普通高中生为39.9%，职业高中生为48.9%。

2. 烟草营销活动

2019年北京市有53.6%的中学生过去30天在烟草零售点看到过烟草广告或促销；有20.5%过去30天内在互联网看到过烟草广告或促销；有2.1%被烟草公司工作人员提供免费烟草产品。

2019年北京市过去30天去过烟草零售点的初中生，有55.0%在烟草零售点看到过烟草广告或促销，男生（53.1%）低于女生（57.2%）；过去30天用过互联网的学生，有20.7%在互联网看到过烟草广告或促销，男生为21.2%，女生为20.1%。被烟草公司工作人员提供免费烟草产品的比例，男生（2.7%）高于女生（0.9%）。

2019年北京市过去30天去过烟草零售点的高中生，有52.1%在烟草零售点看到过烟草广告或促销，男生（47.4%）低于女生（58.2%），普通高中生为49.3%，职业高中生为56.5%。过去30天用过互联网的学生，有20.3%在互联网看到过烟草广告或促销，男生（22.2%）高于女生（18.5%），普通高中生为20.2%，职业高中生为20.8%。被烟草公司工作人员提供免费烟草产品的比例，男生（3.1%）高于女生（1.5%），普通高中生和职业高中生均为2.3%（见图33）。

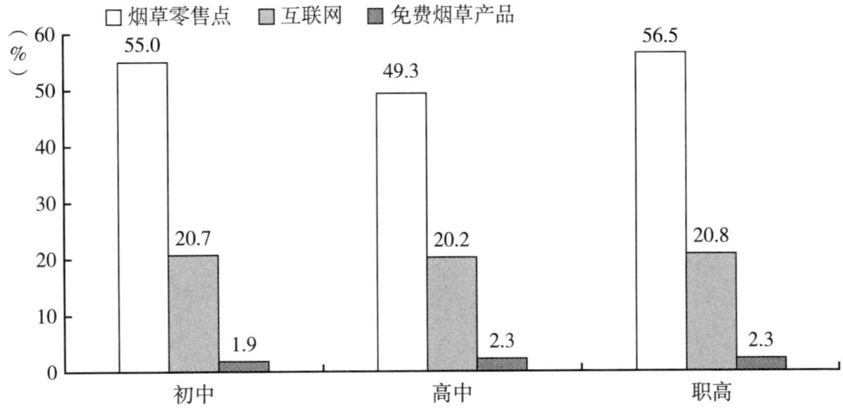

图33　2019年北京市中学生过去30天看到烟草广告或促销的比例

3. 在电视、视频或电影中看到有人吸烟

2019年北京市有64.2%的中学生过去30天内在电视、视频或电影中看到有人吸烟，男生为70.1%，女生为57.7%。

2019年北京市有61.5%的初中生过去30天内在电视、视频或电影中看到有人吸烟，较2013年（65.7%）下降了4.2个百分点（见图34）。男生（67.1%）高于女生（55.1%）。

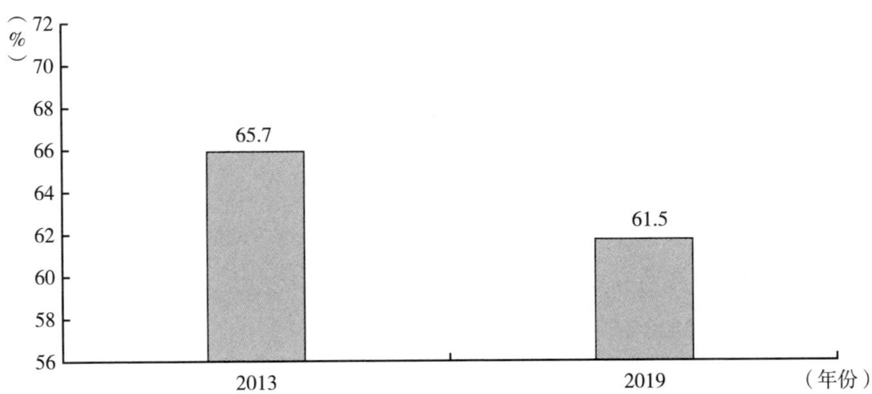

图34　2013年和2019年北京市初中生过去30天内在电视、视频或电影中看到有人吸烟的比例

2019 年北京市有 67.6% 的高中生过去 30 天内在电视、视频或电影中看到有人吸烟，男生（74.0%）高于女生（60.9%）；普通高中生为 65.7%，职业高中生为 72.3%（见图 35）。

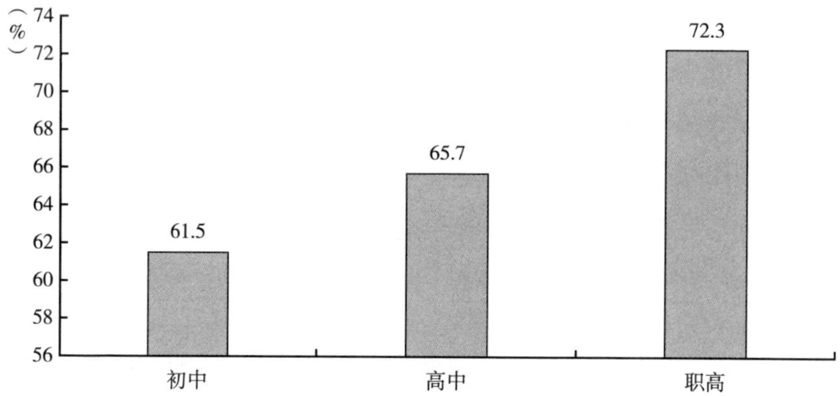

图 35　2019 年北京市中学生过去 30 天内在电视、视频或电影中看到有人吸烟的比例

（七）对烟草的认知和态度

1. 对戒烟难度的认识

2019 年北京市有 32.8% 的中学生认为戒烟肯定很难，男生为 45.6%，女生为 29.7%。

2019 年北京市有 36.2% 的初中生认为戒烟肯定很难，较 2013 年（35.7%）提升了 0.5 个百分点（见图 36）。男生为 39.4%，女生为 32.6%；现在非吸烟者（36.4%）高于现在吸烟者（24.1%）。

2019 年北京市有 28.5% 的高中生认为戒烟肯定很难，男生为 30.7%，女生为 26.1%；普通高中生为 30.7%，职业高中生为 23.0%（见图 37）。现在非吸烟者（28.8%）高于现在吸烟者（22.6%）。

2. 烟草使用倾向

在 2019 年北京市从未吸烟的中学生中，有 6.6% 认为自己未来可能会吸烟，男生为 7.0%，女生为 6.1%。

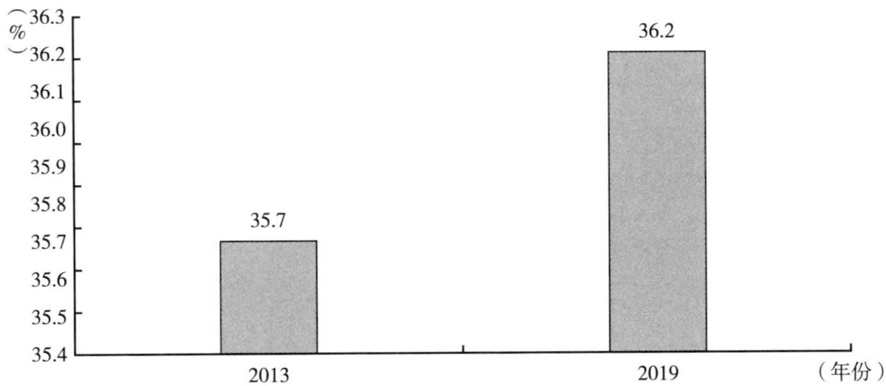

图 36　2013 年和 2019 年北京市初中生认为戒烟肯定很难的比例

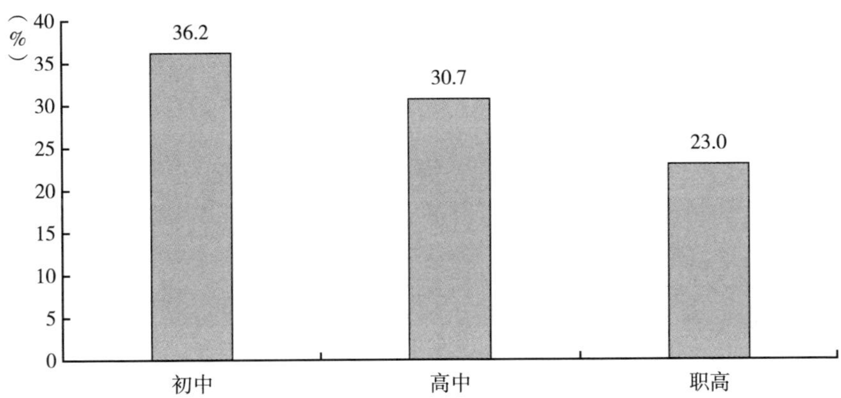

图 37　2019 年北京市中学生认为戒烟肯定很难的比例

在 2019 年北京市从未吸烟的初中生中，有 4.8% 认为自己未来可能会吸烟，男生为 5.3%，女生为 4.2%。男生和女生分别较 2013 年（9.6%、6.4%）下降了 4.3 个百分点和 2.2 个百分点（见图 38）。

2019 年北京市从未吸烟的高中生中，有 9.1% 认为自己未来可能会吸烟，男生（9.8%）高于女生（8.5%）；普通高中生为 8.1%，职业高中生为 12.4%（见图 39）。

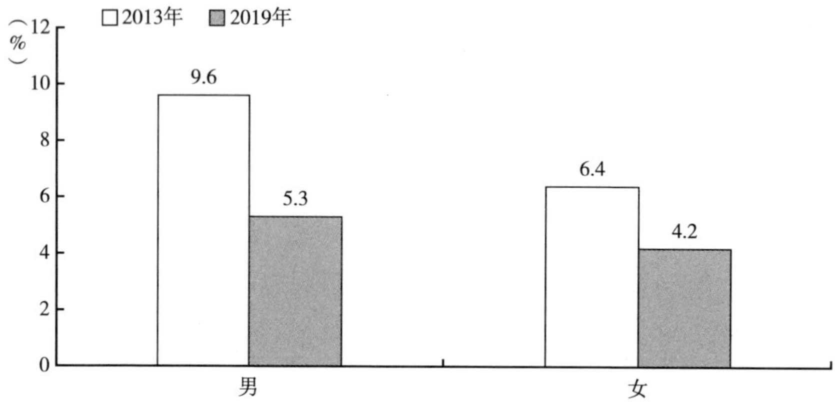

图 38　2013 年和 2019 年北京市从未吸烟的初中生认为自己未来可能会吸烟的比例

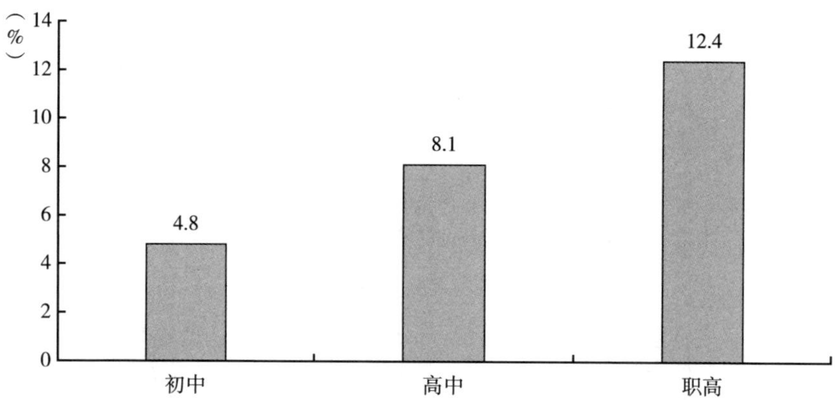

图 39　2019 年北京市中学生认为自己未来可能会吸烟的比例

（八）父母和好朋友吸烟情况

1. 父母的吸烟情况

2019 年北京市有 48.5% 的中学生表示父母至少有一方吸烟，44.1% 表示仅父亲吸烟，0.7% 表示仅母亲吸烟，表示父母都吸烟的占 3.6%。

有 47.2% 的初中生表示父母中至少有一方吸烟，较 2013 年（56.4%）下降了 9.2 个百分点（见图 40）。男生为 46.0%，女生为 48.6%，现在吸烟者（59.6%）高于现在非吸烟者（47.0%）。

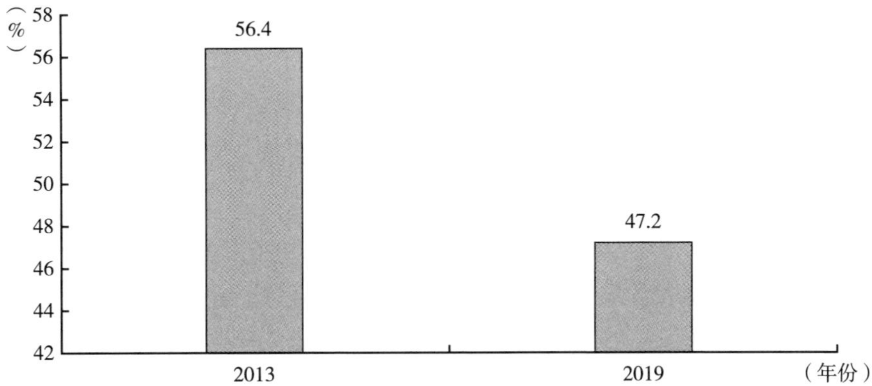

图 40　2013 年和 2019 年北京市初中生表示父母至少有一方吸烟的比例

有 50. 2% 的高中生表示父母中至少有一方吸烟，男生（47. 9%）低于女生（52. 6%），现在吸烟者（64. 4%）高于现在非吸烟者（47. 0%）；普通高中生为 48. 0%，职业高中生为 55. 6%（见图 41）。

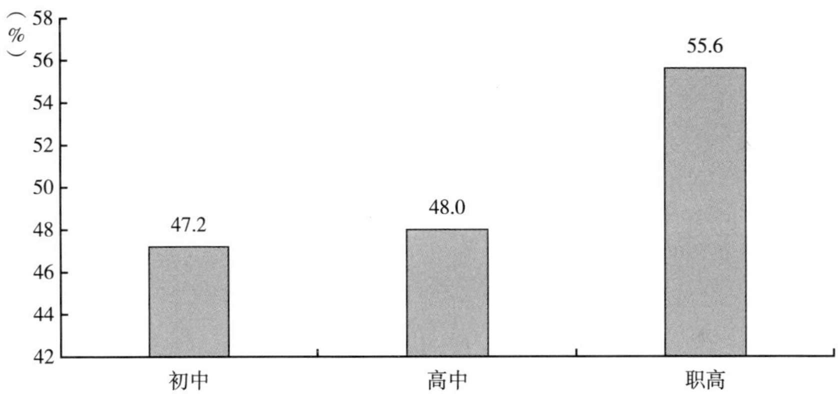

图 41　2019 年北京市中学生表示父母至少有一方吸烟的比例

2. 好朋友的吸烟情况

2019 年北京市有 31. 6% 的中学生表示朋友中有吸烟者，男生为 37. 5%，女生为 25. 1%。

有 20.1% 的初中生表示朋友中有吸烟者，较 2013 年（27.0%）下降了 6.9 个百分点（见图 42）。男生（22.6%）高于女生（17.2%），现在吸烟者（85.2%）高于现在非吸烟者（19.0%）。

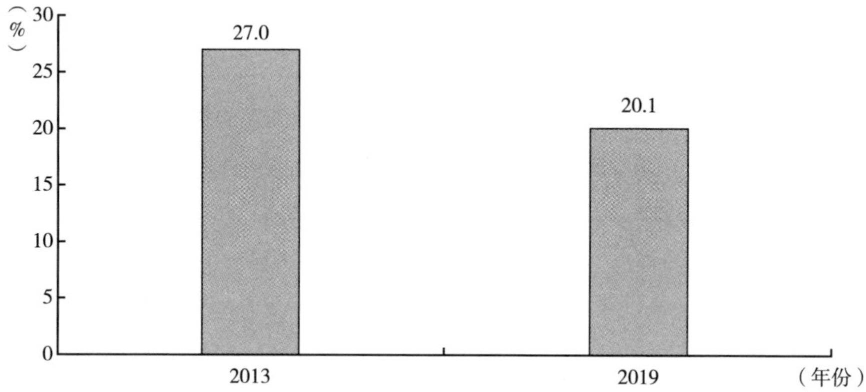

图 42　2013 年和 2019 年北京市初中生表示朋友中有吸烟者的比例

有 46.3% 的高中生表示朋友中有吸烟者，男生（57.0%）高于女生（34.9%），现在吸烟者（98.4%）高于现在非吸烟者（43.1%）；普通高中生为 38.9%，职业高中生为 64.8%（见图 43）。

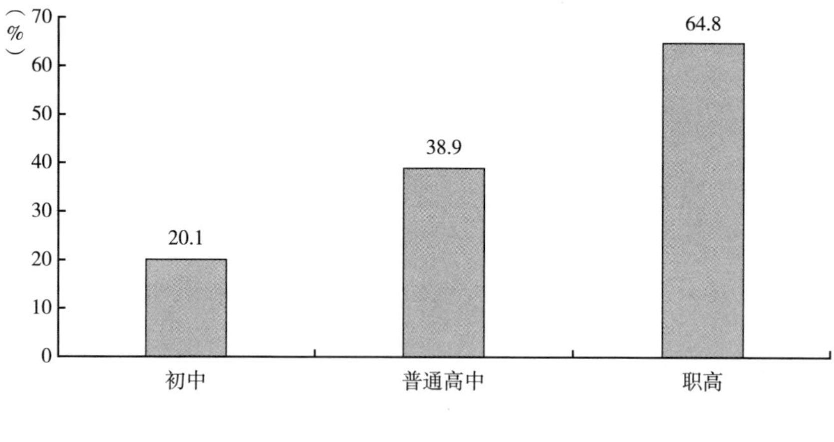

图 43　2019 年北京市中学生表示朋友中有吸烟者的比例

四 调查结论及讨论

（一）《北京市控制吸烟条例》在降低青少年吸烟率、保护青少年免受二手烟危害方面成效显著

（1）2015 年，有“史上最严禁烟令”之称的《北京市控制吸烟条例》（以下简称《条例》）正式实施。《条例》规定，公共场所、工作场所的室内区域以及公共交通工具内禁止吸烟。同时，在以下公共场所的室外区域也禁止吸烟：幼儿园、中小学校、少年宫、儿童福利机构等以未成年人为主要活动人群的场所；妇幼保健机构、儿童医院。[①]《条例》的出台，有力地促进了北京市青少年控烟工作，保护了青少年远离烟草危害。

（2）得益于《条例》的出台落实和北京市持续推动的青少年控烟工作，2019 年北京市初中生尝试吸烟率为 7.1%，现在吸烟率为 1.4%，均低于同期全国（12.9%、3.9%）和 2013 年北京市水平（12.5%、2.9%）。高中生尝试吸烟率为 16.2%，现在吸烟率为 5.5%，低于同期全国水平（24.5%、8.6%）。

（3）北京市积极推进无烟校园环境建设，政府、社会、学校和家庭四位一体，共同促进青少年控烟发展。[②] 本次调查结果显示，初中生看到有人在学校吸烟的比例较 2013 年（38.5%）下降了 8.7 个百分点，几乎每天看到教师吸烟的比例较 2013 年（3.5%）下降了 1.2 个百分点。由此可见，学校控烟工作成效初显。此外，我国初中、高中学生认为开始吸烟后很难戒断的比例仅为 36.2% 和 28.5%，初中生较 2013 年（35.7%）仅提升了 0.5 个百分点，水平仍然较低。这提示我们，当前中学生对吸烟行为的认识不足，控烟宣传尚不够深入。

（4）北京市中学生二手烟暴露情况有所改善，但情况依然严重，仍有

---

① 刘秀荣：《〈北京市控制吸烟条例〉的出台与实施》，《健康教育与健康促进》2017 年第 2 期。

② 李军、金秀丹、张婧姝等：《控烟新政颁布后北京市医学院校无烟校园建设现状》，中国控制吸烟协会第二十届全国控烟学术研讨会暨第十届海峡两岸及香港澳门地区烟害防治研讨会，中国重庆，2019 年 11 月。

教师在校园内吸烟的现象。2019 年北京市初中生过去 7 天内，在家、室内公共场所、室外公共场所或公共交通工具看到有人吸烟的比例较 2013 年（78.0%）下降了 4.8 个百分点，但仍高达 73.2%；在过去 30 天内看到有人在校园内吸烟的比例和在学校几乎每天看到教师吸烟的比例（29.8%、2.3%），分别较 2013 年（38.5%、3.5%）下降了 8.7 个百分点和 1.2 个百分点。高中生在过去 30 天看到有人在校园内吸烟的比例（34.0%）和在学校几乎每天看到教师吸烟的比例（3.9%），均高于初中生。

（5）继续强化各方责任，严格落实《条例》相关规定，确保商家不向未成年人售烟，让未成年人买不到烟。要继续加大青少年控烟工作宣传力度；用青少年听得懂、易于接受的形式，开展形式多样的控烟宣传，广泛宣传烟草烟雾危害，促进形成青少年无烟环境。要充分发挥学校教育主渠道作用，将烟草危害和二手烟危害等控烟相关知识纳入中学生健康教育课程。要继续推进无烟环境建设，打造无烟家庭、无烟校园。

（二）电子烟在青少年中的流行趋势应引起警惕

（1）电子烟对人体的危害不容小觑。电子烟可造成新型尼古丁成瘾[①]，长期慢性的尼古丁暴露与心血管疾病的发生发展密切相关，电子烟烟雾中的丙二醇、挥发性有机物质、细颗粒物等物质可导致空气污染，还可能加重传统烟草的危害，是全球一个巨大的公共卫生隐患。[②]

---

① Leventhal A. M., Strong D. R., Kirkpatrick M. G., et al., "Association of Electronic Cigarette Use With Initiation of Combustible Tobacco Product Smoking in Early Adolescence", *The Journal of the American Medical Association*, 2015, 314 (7): 700.

② Goldenson N. I., Leventhal A. M., Stone M. D., et al., "Associations of Electronic Cigarette Nicotine Concentration with Subsequent Cigarette Smoking and Vaping Levels in Adolescents", *The Journal of the American Medical AssociationPediatrics*, 2017, 171 (12): 1192; Chun L. F., Moazed F., Calfee C. S., et al., "Pulmonary Toxicity of E-cigarettes", *American Journal of Physiology-Lung Cellular and Molecular Physiology*, 2017, 313 (2): L193 – L206; Drope J., Cahn Z., Kennedy R., et al., "Key Issues Surrounding the Health Impacts of Electronic Nicotine Delivery Systems (ENDS) and Other Sources of Nicotine", *CA: A Cancer Journal for Clinicians*, 2017, 67 (6): 449 – 471; Taylor M., Jaunky T., Hewitt K., et al., "A Comparative Assessment of E-cigarette Aerosols and Cigarette Smoking in Vitro Endothelial Cell Migration", *Toxicology Letters*, 2017, 277: 123 – 128.

（2）北京市中学生听说过、使用过电子烟的比例快速提升。2019 年北京市有 84.1% 的初中生听说过电子烟，有 7% 使用过电子烟，分别较 2013 年上升了 35 个百分点和 6.5 个百分点。高中生听说过电子烟的比例为 93.5%，使用过电子烟的比例为 16.1%，均高于初中生。可见，电子烟在学生群体中有逐渐流行的趋势。电子烟企业的宣传策略，紧紧抓住了成瘾性和社交属性，利用某些明星和女性，宣称“健康无毒”“帮助戒烟”，将其打造为不断翻新的时尚社交工具。这种策略同时影响了青少年心理，对青少年控烟工作提出新的挑战。①

（三）北京市中学生吸烟率总体呈现为男生高于女生，女生吸烟率下降缓慢

在 2019 年北京市初中生中，男生现在吸烟率为 1.7%，女生现在吸烟率为 1.0%，均低于 2013 年北京市初中生水平（4.3%、1.4%）。但是，男生与女生吸烟率之间的差异正在缩小，男生吸烟率从 2013 年超过女生的 3 倍，到 2019 年不足女生的 2 倍，主要原因是女生吸烟率较低、下降幅度较小。高中生男生现在吸烟率为 9.6%，女生现在吸烟率为 1.2%。这提示我们，应警惕女生吸烟率在未来出现波动甚至反弹。

（四）鼓励青少年吸烟的外部因素有所改善，但仍广泛存在

本次调查还发现，影响中学生吸烟的因素仍广泛存在。一是不向未成年人售烟的法律仍未得到有效落实。2019 年北京市中学生最近一次买烟时因为年龄小而被拒绝的比例，初中、普通高中和职业高中学生分别为 22.1%、28.0% 和 11.2%，初中生水平低于全国同期水平（23.5%），高于 2013 年水平（12.1%）。二是学生购买卷烟的能力有所提升。初中、高中学生最近一次购买一盒卷烟花费在 10 元以上的比例分别为 87.7% 和 89.2%，高于全

---

① 夏英华、胡徐燕、张嘉仪等：《电子烟对人体健康影响及其管控进展》，《中国公共卫生》2019 年第 3 期。

国水平。这可能与北京市学生家庭经济水平较高有关。仅有0.9%的初中现在吸烟学生和0.6%的高中现在吸烟学生表示自己最近一次买烟是按支购买的，初中学生这一比例较2013年（8.4%）下降了7.5个百分点，这可能与严禁拆支售卖有关，也可能与学生购买能力增强而烟价上升较慢有关。三是烟草广告、促销和赞助活动仍然广泛存在。初中、普通高中和职高学生看到过烟草产品广告或促销的比例均高于全国平均水平；初中、普通高中和职高学生得到过烟草公司工作人员提供免费烟草产品的比例与全国同期平均水平接近，初中生较北京市2013年水平有所升高，值得警惕。四是电视、视频或电影中的吸烟镜头未得到有效控制。中学生在电视、视频或电影中看到有人吸烟的比例仍然较高。

（五）父母、朋友吸烟依然是中学生吸烟行为的重要影响因素

2019年北京市有47.2%的初中生和50.2%的高中生表示父母中至少有一方吸烟，初中生这一比例较北京市2013年水平（56.4%）有所下降。父母均吸烟的初中生现在吸烟的风险是父母均不吸烟者的3.1倍，父母均吸烟的高中生现在吸烟的风险是父母均不吸烟者的6.6倍。2019年北京市有20.1%的初中生和46.3%的高中生表示朋友中有人吸烟。朋友中有人吸烟的初中生现在吸烟的风险是朋友均不吸烟者的2.5倍，朋友中有人吸烟的高中生现在吸烟的风险是朋友均不吸烟者的83.2倍。由此可见，学生的吸烟行为“聚集性”依然非常显著，父母和朋友吸烟是影响青少年吸烟行为的重要危险因素，与既往研究结论一致。① 应加强无烟学校建设，任何人不得在校园禁烟区域及其他未成年人集中活动场所吸烟。学校要加强管理，加强日常巡查管理。要加强吸烟危害健康宣传教育，促进学生养成良好的无烟行为习惯。要鼓励推进无烟家庭建设，

① Wang T. W., Gentzke A. S., Creamer M. R., et al., “Tobacco Product Use and Associated Factors Among Middle and High School Students—United States, 2019”, *Morbidity and Mortality Weekly Report Surveill Summary*, 2019, 68 (12): 1-22；徐越：《浙江省城市中学生烟草暴露调查及影响因素研究》，中国疾病预防控制中心硕士学位论文，公共卫生专业，2013。

劝导家庭成员不吸烟或主动戒烟，教育未成年人不吸烟，让家人免受二手烟危害。

（六）亟须向青少年提供专业的戒烟服务

2019 年北京市现在吸烟的初中生和高中生想戒烟的比例分别为 41.0% 和 52.8%，初中生的这一比例低于 2013 年水平（48.4%）；初中、高中吸烟学生在过去 12 个月内尝试过戒烟的比例分别为 65.5% 和 70.0%，初中生这一比例高于 2013 年水平（62.0%）；初中、高中吸烟学生分别仅有 16.4% 和 5.1% 接受过戒烟建议，初中生这一比例较 2013 年水平（8.6%）有明显提升，但仍显不足。这提示我们，可能有一部分青少年在未得到专业帮助的情况下尝试戒烟失败后，放弃了戒烟的想法。[①] 因此，向青少年提供专业、可及的戒烟帮助迫在眉睫。

① 李恂、董丽君、孙百军等：《吸烟者戒烟意愿及影响因素分析》，《中国预防医学杂志》2010 年第 7 期。

健康产业篇

Healthy Industry

B.13
水污染治理产业发展研究

王凤岐　马东春*

摘　要：　水污染问题是制约我国经济社会发展的重要问题，水污染治理发展对于维护国家水安全、缓解水资源供需矛盾、实现污染减排目标和水资源良性循环具有重要意义。随着城市污水排放量逐年增加，水污染治理产业的规模也在不断扩大，针对水污染治理存在的问题，应该健全法律体系，创新管理模式，形成生态化产业结构、共生化产业布局，扩大产业融资渠道等。

关键词：　水污染治理　节能减排　水环境

* 王凤岐，河海大学水利水电学院硕士研究生，主要研究方向为水资源规划、生态产品与水利经济；马东春，北京市水科学技术研究院技术总师，博士，教授级高工、高级经济师、注册咨询工程师，主要研究方向为生态学、生态经济、公共政策与水资源管理、水务发展战略等。

随着经济社会发展和城市化快速推进，水污染问题日益成为制约我国经济社会发展的重要因素之一。水污染治理是指对自然水环境因人类活动侵扰造成的水污染与环境污染进行科学合理的改善、整治。为了更好更快地治理水污染，须发挥政府的支持引导作用，调动社会力量的积极性，推动水污染产业发展，建设美丽中国。

一　发展水污染治理产业的意义

（一）水污染治理产业化是对国家水安全的重要保障

水既是自然资源又是经济资源，在国家环境安全保障和经济发展中占有重要地位。水污染、水资源短缺和洪涝灾害长期制约着经济社会发展。其中水污染问题的范围影响大、时间长，较长时间才能显现出来其破坏性，同时，水污染会引起水资源进一步短缺。发展水污染治理产业，使重点流域断面水质明显改善，城镇污水处理能力显著提高，企业实现污水全面达标排放，水污染预警及应急管理能力不断提升，必将更好地保障国家水安全。

（二）水污染治理产业化有利于缓解水资源供需矛盾

我国水资源时空分布不均，人均占有量少，水资源供需矛盾在短时间内难以解决。21 世纪，我国经济处于高速增长阶段，不仅生活用水量大，工业用水量也在逐年攀升。全国十几亿亩耕地中仍有 8 亿多亩是没有灌溉设施的干旱地，还有 14 亿亩缺水较重的草场。人们因缺水而盲目开采地下水资源，破坏水生态结构，导致水资源枯竭，华北地区因地下水超采而产生大量漏斗。因此，发展水污染治理产业有利于在一定程度上缓解水资源的供需矛盾。

（三）水污染治理产业化是实现污染减排目标的重要措施

污染减排是促进绿色发展的重要手段，也是改善生态环境的根本性措施。必须升级改造污水处理设施，进一步加强各类污染物指标的统计监测，考核污水处理工作力度，确保重点流域水质目标任务按期完成，污染物含量始终达标，使水污染治理产业化更好地促进各地实现污染减排的目标。

（四）水污染治理产业化是助力水资源良性循环的有效途径

在发展水污染治理产业的过程中，要将饮用水水源保护、生态修复、分区保护、工业污染治理等作为主要任务，并通过加强运营管理模式、优化污水管网建设、创新污水处理技术、严格考核等措施来保障任务的落实，这样就能助力水资源良性循环，让不堪重负的江河湖海“休养生息”。

二　水环境现状

2020 年，我国水资源总量为 3.16 万亿立方米，人均水资源量为 2194 立方米/人（见图 1）。按照国际公认的标准，我国处于轻度缺水的状态。自“水十条”发布以后，我国水环境治理进入了政策密集发布期，政策口径也从点源污染治理向面源治理转变。在政策引导下，各地政府加强水环境治理，并取得了阶段性进展。从流域总体水质情况来看，2020 年水质优良（Ⅰ类至Ⅲ类）的流域水质断面占 83.4%，比 2019 年上升了 8.5 个百分点。从城市污水排放来看，近十年来，城市污水排放量不断增加，但污水处理能力也不断提升。

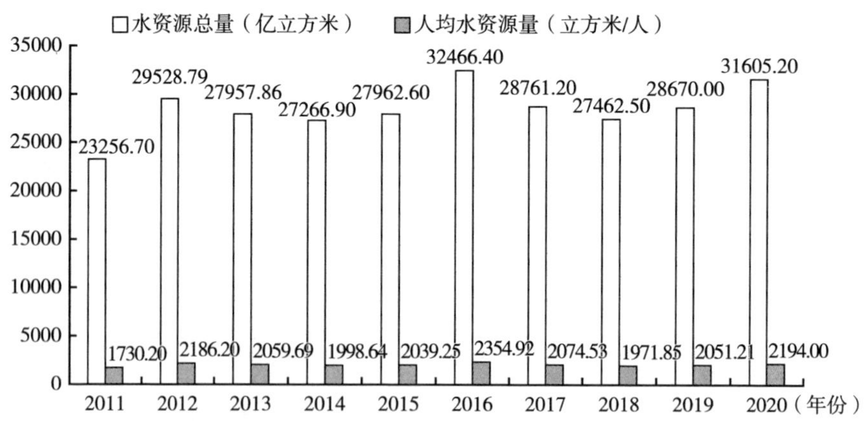

图 1　2011～2020 年全国水资源情况

（一）政策法规不断完善

2013 年以来，我国出台了《城镇排水与污水处理条例》《水污染防治行动计划》《城市黑臭水体整治工作指南》《关于全面推行河长制的意见》等多部政策法规（见表 1），明确了污染物排放、水源保护、水资源配置等方面的标准规范。

表 1　2013～2021 年我国出台的水污染治理政策法规

时间	政策
2013 年 10 月	《城镇排水与污水处理条例》
2015 年 4 月	《水污染防治行动计划》
2015 年 5 月	《关于推进水污染防治领域政府和社会资本合作的实施意见》
2015 年 8 月	《城市黑臭水体整治工作指南》
2016 年 12 月	《关于全面推行河长制的意见》
2017 年 6 月	《关于修改〈中华人民共和国水污染防治法〉的决定》
2019 年 2 月	《关于印发 2019 年水利政策法规工作要点的通知》
2019 年 9 月	《关于进一步深化生态环境监管服务推动经济高质量发展的意见》
2020 年 7 月	《城镇生活污水处理设施补短板强弱项实施方案》
2021 年 1 月	《关于推进污水资源化利用的指导意见》

（二）流域水质总体有所改善，水污染治理能力不断提升

我国水污染主要体现在由废污水排放导致的地表水污染，进而影响水资源质量。我国废污水排放主要来源于工业用水、生活用水及农业灌溉。

我国工业用水量十分巨大，2020 年达到 1030.4 亿立方米的规模，占全国用水总量的 18%，且工厂主要集中在江河沿岸，这些地区人口密度相对较大，若废水处理不达标，更易造成下游城市水质受到污染，导致水环境恶化，甚至造成水源污染。我国是农业大国，2020 年全国农业用水量为 3612.4 亿立方米，占全国用水总量的 62%（见图 2）。灌溉农田后的水携带农药化肥等流入河湖，易造成水体富营养化等水污染，下渗后易导致地下水污染。

根据生态环境部数据，从 2020 年流域总体水质情况来看，在长江、黄河、海河、淮河、松花江、辽河、珠江七大流域和西南、西北诸河等监测的 1610 个水质断面中，水质优良（Ⅰ类至Ⅲ类）断面占比为 83%，同比上升了 8.5 个

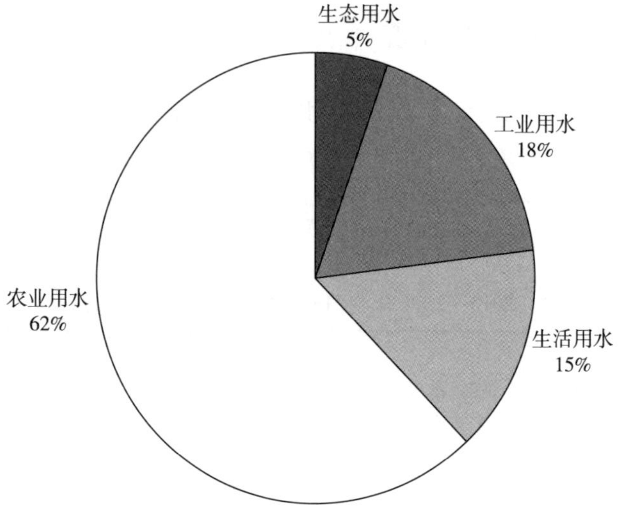

图 2　2020 年各类型用水占比

资料来源：《2020 年中国水资源公报》，水利部网站，http：//www. mwr. gov. cn/zzsc/tjgb/szygb/2020/index. html，最后访问日期：2021 年 5 月 27 日。

百分点；劣Ⅴ类断面占比为 1%，同比下降了 2. 8 个百分点（见图 3）。主要污染指标为总磷、高锰酸盐指数和化学需氧量。

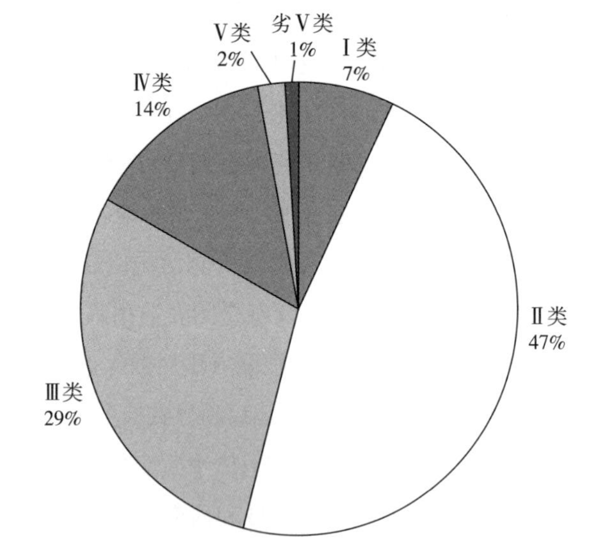

图 3　2020 年全国流域总体水质情况

（三）全国城市污水排放量逐年增长

根据住建部发布的统计数据，近十年来，中国城市污水排放量逐年增加。2010 年仅为378.70 亿立方米，2018 年突破500 亿立方米，2019 年增至554.65 亿立方米（见图4）。

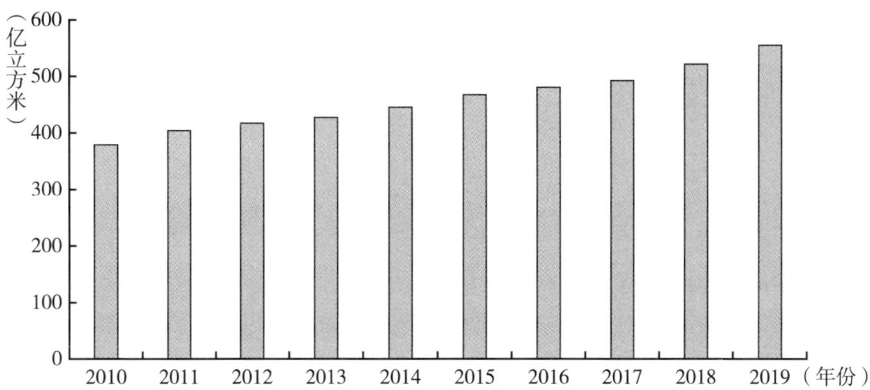

图4　2010～2019 年中国城市污水排放量

资料来源：国家统计局城市社会经济调查司：《中国城市统计年鉴（2019）》，中国统计出版社，2020。

三　水污染治理产业概况

（一）水污染治理市场规模大，保持稳中向好发展趋势

水污染治理行业市场，主要包括人员、资产、市场、行业单位、市场容量等方面。水污染治理行业产销，主要包括水污染治理的设备生产、污水处理改造、维护维修等各个环节。2020 年，中国水污染治理市场规模达5000 亿元，总体呈向上发展态势。[①]

① 《2021 年水污染治理行业分析报告》，百度文库，https：//wenku. baidu. com/view/e5b5b1d77b563c1ec5da50e2524de518964bd3ba. html，最后访问日期：2021 年8 月5 日。

（二）水污染治理产业处于初级阶段，资源整合盈利亟待取得突破

目前水污染治理产业主要有如下几个盈利模式：材料交易利润，包括材料交易提成、设备制造毛利等；设计转化利润，将成本转移到施工和服务；施工利润，包括自营施工利润或收取转包管理费等。当前一部分水污染治理产业朝着电商化发展，以低价、优质服务和过程监控等方式，为消费者提供省时省钱的服务。未来，水污染治理行业仍需整合各方资源，形成完整产业链，减少水污染治理成本。

（三）中国水污染治理产业发展中存在的问题分析

（1）行业本身存在局限性。水污染治理周期长、标准高、业务需求具有较强的不确定性，且大多公益性较高、盈利点不足，不能像传统行业那样利用信息不对称实现盈利。

（2）平台管理水平落后。在水污染治理产业中，厂商与消费者之间的天然矛盾一直没有得到解决。一些水污染治理企业对加盟商审核不严，造成服务水平参差不齐。水污染治理行业的利润主要来源于节省原材料成本，对产品和服务的质量造成严重影响。

（3）供应链整合度低。水污染治理行业的供应链涉及门类繁多。水污染治理行业产品标准化程度低、生产周期长、成本高。

（4）研发设计能力不足。水污染治理行业专业人才短缺，设计研发人员不能满足用户个性化的需求。水污染治理行业设计标准有待完善，交付给消费者的产品配套不足。①

四　中国水污染治理产业发展趋势

中国的水环境治理技术仍需进一步发展，要围绕地表水和地下水的协同

① 《2021 年水污染治理行业分析报告》，百度文库，https：//wenku. baidu. com/view/e5b5b1d77b563c1ec5da50e2524de518964bd3ba. html，最后访问日期：2021 年 8 月 5 日。

防治，形成地下水、地表水和土壤污染治理的技术合力，打造跨介质、跨系统的污染处理技术。

水污染治理产业近年来从传统模式转换到了互联网融合模式。企业整合从供应到生产再到售后的全过程，以产业赋能为纽带。云计算、大数据、人工智能等新技术的出现，为产业标准化提供了新的空间。在工业生产和服务过程中加入新技术，整合水污染治理行业特点，改善用户体验，更好地解决行业痛点和问题，保证行业服务效果，给用户带来诸多便利，实现行业效率和用户体验的双重提升，将是未来行业发展的必然趋势。

水污染治理产业规模不断扩大，行业贷款等金融需求增加。在此情况下，一方面，政府本身加大了对水污染治理的投入；另一方面，一些企业与银行等机构合作，聚焦产业管理升级，积极融入行业生态金融场景，持续发掘金融潜力。金融机构与水污染治理企业高效对接，能够有效解决中小企业融资难等问题，提升产业链的运作效率。

五　政策建议

（1）健全水污染治理法律体系，大力支持水污染治理产业建设。优化治水机制的顶层设计，明确各部门的职责分工，严格企业主体责任，从源头控制污染物排放，加大违法处罚力度，加强水污染治理法制化建设。规范水污染治理市场，对企业进行正确引导。

（2）创新水污染产业管理模式。要充分借鉴发达国家和地区的先进治水经验，加强新型实用处理技术的引进、研发与改造力度。搭建高水平科技创新平台，引进高水平研发团队，围绕重大环境问题，开展科技专项研究，实现重点产业、重点区域、重点流域的绿色技术创新、关键技术突破和共性技术优化。针对水环境治理的市场需求，要引导建立若干个产业技术创新联盟，依托现有产业转移园区、循环经济园区，建设一批科技成果产业化基地、生态工业园区和产业龙头企业，促进水环境治理产业园区化、集聚化、专业化、市场化、高科技化发展。①

（3）实现产业结构生态化，产业层次高端化，资源利用集约化。调整传统的资源密集型和劳动密集型产业结构，逐步向合理化、均衡化、高级化演进；通过高附加值、高技术、高加工程度，促进资源集约利用，直接减少生产环节污染物排放，实现水环境污染的源头控制。一方面，要加快淘汰落后产能，依托生态技术创新，培育发展清洁能源和环保战略性新兴产业，优化产业内部结构；另一方面，要以“互联网+”为契机，大幅度提高服务业特别是生产性服务业比重，大力发展信息经济和互联网经济，最大限度地减少物质投入和污染物排放。

（4）实现产业布局共生化，促进产业发展的循环化。产业布局由分散向集中转化，可以显著提高水污染治理的经济性。传统的产业集聚模式只是产业物理空间的集聚，其生产模式仍然是“生产－使用－废弃－治理”，其生产特点是单向性、线性和开放性。而产业共生可以实现企业与产业之间的纵向关联和横向耦合，其生产模式是“生产－使用－循环－再利用”，其生产特点是可逆的、循环的、封闭的。通过回收再利用，将生产过程中的污染物还原为一些有价值的“正产品”和无污染的“零产品”，可以最大限度地提高资源利用率，最大限度地减少污染物外流。因此，产业共生不仅是分散加工生产模式的整合和完善，也是传统产业集聚模式的完善。要以生态工业园为载体，引导关联企业入园，形成产业生态链和生态网络，实现资源高效配置、污染物减排和资源循环利用。②

① 罗育池、陈瑜、刘畅、熊津晶：《水环境治理模式创新与关键对策——以广东省为例》，《环境保护科学》2020 年第 46 期。

② 王祖强、刘磊：《水资源环境治理的机理与路径研究》，《经济研究参考》2016 年第 8 期。

B.14

北京生态沟域发展状况及对策研究报告

夏胜银　赵海燕*

摘　要：　健康产业作为国家战略性产业，不仅关系到国家经济发展，也关系到民生福祉提升。生态沟域的发展不仅是北京生态涵养区绿色发展的重要抓手，也是推动北京健康产业发展的重要举措。近年来，北京生态沟域发展定位更加明确，发展机制日趋成熟，生态建设成效显著，产业发展逐步融合，发展平台效应凸显。存在的主要问题是：对生态沟域持续健康发展的认识不够高，生态沟域持续发展的基础不够牢，生态沟域建设产业质量不够好。建议从四个方面推动北京生态沟域发展：一是提高对生态沟域建设的认识，二是明确生态沟域建设的重点，三是加强生态沟域建设的保障，四是激发生态沟域建设的活力。

关键词：　健康产业　生态沟域　产业融合

一　前言

健康中国是实现社会主义现代化的重要基础，是实现人民健康与经济社会协调发展的国家战略。发展健康产业是推动健康中国战略的重要举措，是推进乡村振兴战略的新动能，也是提升国民健康素质的基本要求。2016 年，

* 夏胜银，研究生，北京市农业农村局生态建设处一级调研员，主要研究方向农村与区域经济；赵海燕，博士，北京农学院经济管理学院教授，主要研究方向为生态经济学。

中共中央、国务院发布的《"健康中国 2030"规划纲要》明确要求，要以建设健康环境、发展健康产业为重点，以多元化健康产业发展，带动创新型健康产业发展。[①] 为此，北京市委、市政府全面推进健康北京建设，在探索发展沟域经济的基础上，提升和发展生态沟域。生态沟域产业发展是在保护山区自然生态资源的基础上，以生态文明建设为导向，通过对生态空间、生态资源的全面布局和高效利用，满足山区农民就业创业增收和城市居民休闲旅游康养的双向需求，实现生产生活生态全面协调可持续发展。生态沟域的建设符合北京城市功能定位的要求，符合健康产业发展的要求，符合山区发展实际，符合北京市民生产生活诉求。[②]

二 北京生态沟域发展现状

2010 年，北京市政府提出，昌平、怀柔、房山、密云、延庆、门头沟和平谷等山区要坚持生态优先、规划引领，全面开展沟域建设。2011 年，全市启动并重点推进 7 条沟域建设，共实施项目 156 个，完成投资 38.2 亿元。各区依据地方资源禀赋，转变发展方式，创新发展模式，不断延伸产业链，持续发展生态农业等宜居宜业宜游的新业态，产业融合能力持续增强，产业带动能力持续提升。2020 年，全市规划建设生态沟域 35 条，涉及门头沟区、怀柔区等 7 个山区和顺义区木林镇、龙湾屯镇共计 48 个乡镇 398 个行政村。

（一）发展定位更加明确

1. 生态沟域在转型发展的探索中萌生

沟域建设是 20 世纪末在北京市政府关停矿山开采业后，山区经济开始

① 《中共中央　国务院印发〈"健康中国 2030"规划纲要〉》，新华网，http://www.xinhuanet.com//politics/2016－10/25/c_ 1119785867.htm，最后访问日期：2021 年 5 月 27 日。

② 夏胜银、何忠伟：《新形势下北京生态沟域发展布局及建设构想》，《科技和产业》2019 年第 12 期。

转型发展的大背景下提出的。矿山的关闭使山区农民需要寻找到一条既能有效保护生态环境又能增加自身收入的可持续发展道路。沟域经济应运而生，从无到有、由小到大，日益成为推动山区经济转型发展的新载体、新模式。例如，房山区蒲洼“京郊小西藏”沟域，对废弃的煤矿、采石场进行生态修复，明确了“全景式布局、阶梯式种植、多维度经营”的发展定位，以沟域走廊为轴，从护坡、整沟、修路、改水、配土、培育产业入手，整体设计规划建设了 7 个特色生态园区、8 个奇瓜异果基地、3 个农庄，通过“布点、连线、成片”，带动了当地农民就业创业增收。

2. 生态沟域在理论升华的引领下发展

生态沟域不是单一的经济范畴概念，其涉及政治、经济、社会、生态和文化建设等诸多方面。2009 年，北京市政府组织了北京沟域建设论坛，在京涉农院校、科研机构的专家学者在此次论坛上对生态沟域建设与发展问题进行了深入研究。沟域经济、生态经济、生态服务型经济等在沟域发展的实践中产生，为北京山区推动生态沟域发展奠定了理论基础。2010 年，生态沟域建设被列为社会主义新农村建设的重要内容之一，纳入北京市政府办实事折子工程。在城乡统筹、生态涵养、和谐宜居、乡村振兴等科学理论的引领下，生态沟域坚持生态优先，着力实施生态环境、生态建设和特色产业等工程，促进山区转型发展，推动北京山区发生由表及里的跨越性巨变。

3. 生态沟域在顶层设计的推动中演进

北京市政府 2007 年提出沟域经济概念，2008 年在门头沟、房山、怀柔、延庆等山区区县进行试点。2010 年北京市政府出台《关于促进沟域经济发展的意见》（京政发〔2010〕36 号），把发展沟域经济作为山区转型发展的模式和山区农民就业增收的方式，纳入政府为山区农民群众办实事工程，安排专项资金强力推进。2018 年北京实施乡村振兴战略，基于“两山理论”，及时将“发展沟域经济”提升为“发展生态沟域”，沟域健康产业的发展路径更加明晰，进一步明确发展思路（实现一个目标：山区生态文明发展；用好三个平台：发挥好项目平台、资金平台和宣传平台的带动作用），进一步明确了生态沟域发展的空间布局。

2010年以来，北京市相继建设了白河湾、百里山水画廊、满韵汤河等35条市级生态沟域，充分发挥区域优势资源，明确发展定位，持续打造了北京实践“绿水青山就是金山银山”的一张张靓丽名片。例如，怀柔区白河湾沟域以优美的自然风光为引导，确立了“山水白河湾、京北小江南、休闲养生地”的发展定位，打造养生福地，建设美丽新村，培育生态产业，旅游观光、体育赛事、民宿接待、文艺创作、影视制作等新业态应运而生，带动农民就业创业。当地农民白天在戏里当群众演员，傍晚在戏外当服务员、民宿经营老板，村民年收入翻了两番。

（二）发展机制日趋成熟

1. 明确了建设内容

生态沟域作为宏观的区域空间、北京山区持续健康发展的战略腹地、首都绿色安全屏障，按照“景色宜人、产业诱人、环境留人、品牌待人、文化醉人”的要求和路径，实施环境整治、生态建设、基础设施、特色产业和新村民居五项工程。每项工程都明确了具体的内容和标准。比如，环境整治工程被细化为“3456”工程：村边、路边、河边“三边”修饰工程；治理垃圾、治理污水、治理脏乱、治理扬尘“四治”修整工程；绿化造林、美化沟域、净化环境、亮化景观、细化标识“五化”修葺工程；实施护山、护水、护河、护林、护地、护环境“六护”修复工程。[①] 又如，在特色产业工程中以花为沟域名片的，有延庆四季花海、门头沟玫瑰香谷、密云紫色香堤、房山天开花海一条沟；以支柱产业为沟域支撑的，有板栗、樱桃、大桃、葡萄、虹鳟鱼、蜜蜂一条沟；以水为沟域灵魂的，有怀柔天河川、白河湾、延庆百里山水画廊、门头沟神泉峡；以文化为沟域生命的，有房山绿海红歌的红色文化、怀柔满韵汤河的八旗文化、门头沟爨柏沟域的京西古村古道古商文化；以养生养性为沟域特色的，有白桦谷、道教养生谷一条沟等。每条沟域都围绕特色鲜明的主题，突出区域特色，迎合城市居民休闲、度

① 王建中、夏胜银：《对北京发展沟域经济的思考》，《北京调研》2014年第5期。

假、康养等消费心理，打造宜居宜业宜游的农村新环境、农业新业态，努力实现人与自然、人与沟域景色和谐。

2. 总结了发展模式

通过近几年的实践，北京在生态沟域方面探索总结了文化创意先导、特色产业主导、龙头景区带动、自然风光引导、生态修复切入和民俗文化展示6种发展模式。[①]每个发展模式并非平行、独立运行，相反，每条生态沟域都有3种以上发展模式在交叉运行，相互促进、相得益彰。比如，延庆冰川绿谷沟域，其主要发展模式是民俗文化展示、创意文化先导，既挖掘了沟域内的长城文化、红色文化、冶铁文化、冰臼文化、农耕文化、山水文化、慈孝文化、道教文化，发展传承文化、休闲互动的特色产业，又按照特色产业主导、龙头景区带动、自然风光引导、生态修复切入四种模式进行开发，实施“生态提质、生态成景、生态惠民”系列工程，既守护好绿水青山，又扮靓绿水青山；实施“三层立体循环农业”工程，培育空中养蜂、中间育果、林下种植栗蘑和杂粮的“三维度”种养模式，将三次三产融合发展，打造“乡村让城市更向往，生态让生活更精彩”的精品沟域。

3. 形成了推进机制

沟域建设是一个聚力共建、合作共赢的系统工程，涉及政府、村集体、社会企业等。从体制层面来看，纵向包括市、区、乡镇、村集体，横向涉及农业农村、发改委、规自委、财政、园林、水务等职能部门。从区域层面来看，沟域涉及一个或多个镇、多个村集体，甚至一个镇内多条沟域。从项目层面来看，分为山水林田路等战线，既要分头实施，又要多方合力推进。[②]因此，北京市在生态沟域建设实践中，形成了“政府主导、农民主体、部门联动、社会参与”的推进机制。一是政府主导。政府主要制定规划、出台政策、协调服务，把握推进大方向，重点实施环境整治、生态提升、基础

---

① 张宏图：《推进北京沟域经济建设健康持续发展》，《前线》2016年第12期。

② 王建中、夏胜银、陈学锋：《对北京发展沟域经济的思考》，《北京农业职业学院学报》2014年第3期。

设施等企业不愿干、农民一家一户干不了或干不好的公益性项目，为生态保护和修复、产业培育、农民就业增收打基础。二是农民主体。尊重和突出农民的主体地位，充分调动农民的积极性和创造性，引导农民群众自愿投资投劳，使农民成为生态沟域的建设主体、受益主体。[①] 三是部门联动。通过生态沟域建设联席会议制度，整合部门政策，统筹安排沟域项目和建设时序，将市、区两级职能部门的小流域治理、绿化造林、乡村旅游、水电路等基础设施、山区搬迁、新民居改造等政策项目向沟域倾斜，集中力量、集中资源打造沟域精品，达到事半功倍的效果。比如，北京市发改委制定的《北京市山区沟域发展建设重大项目储备规划》，从生态、基础、产业等方面支持沟域建设，投资 2.2 亿元推动“一环两镇”建设，产生了“1 + 1 > 2”的效应。[②] 四是社会参与。北京市在生态沟域建设方面建立了市场准入机制，动员政府各部门、社会企业、工商联等各方面的力量，以参与生态沟域规划设计、生态建设、特色产业培育等形式，参与社会主义新农村、美丽乡村、乡村振兴建设，促使城市资源、人才、资金向沟域流动，促进城乡互动发展。2010 年以来，引进有实力、有潜力、能发展、高效益的大企业、大集团入驻，产生带动和辐射效应。比如，密云酒乡之路沟域，引进社会资金近 1.3 亿元，发展酿酒和鲜食葡萄种植，形成了 1 万亩葡萄规模种植基地，带动了当地农民就业。同时，打造了 1600 亩的大地景观蔡家洼玫瑰情园，形成了风景迥异、错落有致、层次分明的沟域景观。2020 年，酒乡之路沟域接待游客 45.2 万人次，实现旅游综合收入 2.1 亿元。[③]

（三）生态建设成效显著

1. 生态系统建设持续加强

北京市在建设生态沟域的过程中，实施环境整治、生态建设、基础设施

① 本报评论员：《充分调动农民的积极性和创造性》，《南京日报》2006 年 2 月 20 日。

② 魏新：《首都山区地带发展民俗旅游经济研究——以北京市昌平区山区地带为例》，《德州学院学报》2017 年第 6 期。

③ 《酒乡之路｜打造“精致乡村生活体验地，国际休闲梦想实现地”》，搜狐网，https://www.sohu.com/a/130258377_161854，最后访问日期：2021 年 5 月 27 日。

等沟域系统工程，沟域内 90% 以上的水土流失面积得到治理，建成生态清洁型小流域 219 条。拓展生产生活生态功能，山区面积 1.04 万平方公里，森林覆盖率超过 72%，湿地面积超过 88 万亩，森林、田园、绿地、湿地、水域生态系统进一步改善，成为北京独特的“生态绿洲”。据《2020 年北京市生态环境状况公报》，北京市生态涵养区生态环境状况指数（EI）比 2015 年提高了 7.8%。如今，怀柔白桦谷、门头沟神泉峡、房山幽岚山、密云白马古道、延庆冰川绿谷、昌平西峰古道、平谷十八弯、顺义舞彩浅山等 35 条沟域，已经由过去人见人愁的穷山沟变成了今天人见人爱的生态谷。①

2. 生态环境整治成效明显

北京市在建设生态沟域的过程中，严守耕地红线，坚持调结构、转方式，发展高效节水农业。扎实推进耕地土壤环境质量分类管理，山区受污染耕地安全利用率达到 100%。统筹推进沟域内生活垃圾治理、污水治理、“厕所革命”等工程，行政村生产垃圾分类处理率达到 100%。先后建设的蔡家洼新村、中榆树店新村、黄山店新村等，成为北京最美丽新村、民俗旅游示范村。

3. 生态产业态势加快发展

北京市以“不断满足生产者就业增收和消费者文旅康养双向需求”为目标，优化沟域内种植业结构与区域布局，建设景观农田，恢复生物资源多样性，升级改造民宿接待户，开发节庆休闲、生态体验、健康养生、教育科普等农事活动，形成了沟域特色鲜明的文旅康养新业态。比如，平谷九里山桃花谷沟域的国际桃花节、延庆冰川绿谷沟域的文化旅游、门头沟神泉峡的冬季冰雪世界、密云酒乡之路的“葡萄 + 红酒”创意产业等，成为北京的网红打卡地。

（四）产业发展逐步融合

1. 产业形态融合

北京市在生态沟域建设过程中，在保护和修复山区生态的同时，努

① 夏胜银、何忠伟：《新形势下北京生态沟域发展布局及建设构想》，《科技和产业》2019 年第 12 期。

力从传统种养的农耕经营模式，向吸引市民“干农家活、吃农家饭、住农家院、走农村路、看农业景观”的发展方式转变，促进了山区三次产业融合发展。都市型现代农业、乡村民宿服务业、文旅康养服务业、生态友好型加工业相继入驻沟域，形成了密云酒乡之路的葡萄、延庆冰川绿谷的“文化+”、怀柔白桦谷的森林康养、门头沟的“小院+”以及平谷丫髻山道教养生谷的道教养生、房山绿海红歌、怀柔国际文化村等特色产业，成为生态沟域建设的成功案例。这些新业态，看似五花八门、千姿百态，但与沟域内生态建设、基础设施、支撑产业以及新村民居的协调发展互补互促。

2. 发展模式融合

生态沟域六种发展模式并非平行发展，而是交叉融合。比如，丫髻山道教养生谷以民俗文化展示为主，融合了丫髻山龙头景区带动、蟠桃特色产业主导两种模式。生态沟域跨模式尤其是自然风光引导与龙头景区带动、文化创意先导、民俗文化展示等模式的融合步伐在不断朝着更快、更深、更好发展。比如，生态沟域吸引国旅、中青旅以及农业龙头企业入驻，探索“公司+基地+农户”的经营模式，“农村资源变成市民休闲旅游的看点，农业产品成为市民休闲旅游的买点，农民闲置的宅院成为市民休闲游的歇脚点”①，盘活了沟域内闲置资源，形成了山区高端、低碳、集约、持续发展的融合发展模式。

3. 工程项目融合

生态沟域主要推进环境整治、生态建设、基础设施、新村民居和特色产业五项工程项目建设。五项工程的实施共同推动沟域健康发展。比如，续建沟域以项目提升建设为切入点，在持续完善环境建设、促进生态建设的同时，重点发展健康产业，从突出特色、突出亮点、培育品牌上增加看点和卖点。新建沟域以项目延伸建设为重点，从生态环境工程入手，抓生态环境整

① 夏胜银：《新形势下北京生态沟域发展的基本构想》，北京植物病理学会第二十五届会员日活动，中国北京，2019年11月。

治、基础设施建设。跨区域沟域以项目延伸建设为重点，从重点生态廊道基础工程入手，联手打造京津冀协同发展的沟域辐射带。

（五）发展平台效应凸显

1. 政策平台集聚力增强

生态沟域建设以区为实施主体，协调市、区职能部门多战线聚焦沟域建设。比如，发展改革委支持提升特色沟域、水务局支持小流治理、文化旅游委支持旅游配套设施等政策多头并进，实施沟域整体建设。据不完全统计，“十三五”时期，35 条生态沟域统筹协调市级各部门投入沟域建设资金达到 135 亿元。顺义舞彩浅山五年沟域支持资金达 3200 万元，集成顺义区文旅局、园林绿化局、水务局、农业农村局等部门政策资金共计 20.37 亿元，集中资源、集中力量建设。

2. 投资平台带动力增大

发挥沟域支持资金的带动效应，吸引社会资本投向沟域产业。“十三五”时期，市级生态沟域建设带动社会投资突破 60 亿元。鼓励企业参与沟域产业发展，以资金带管理和技术入股的方式，以“公司 + 合作社 + 农户”的联合经营管理新模式，与村集体一起发展符合沟域实际、带动当地农民就业增收的特色产业。例如，房山幽岚山沟域节点黄山店村，由村集体对闲置资源进行重组整合，村民以资金、资产、资源或承包权作价入股，打造坡峰岭红叶景区，盘活闲置资产发展高端民宿，引进远方网进行经营管理。“十三五”时期，该村集体资产总额年平均增幅为 25.19%，集体净资产年平均增幅为 32.68%，农民人均纯收入由 1.2 万元增长到了 2.5 万元，成为山区转型发展示范村。

3. 增收平台辐射力增强

生态沟域搭建了农民就业增收和市民休闲旅游的互动平台，既服务于市民文旅康养，同时服务于农民就业增收。2010 年以来，相继建设的 35 条生态沟域，成为首都市民休闲度假的旅游胜地，也是山区农民就业创业发展的大舞台。

如表1所示，2015～2019年北京市山区居民可支配收入逐年增加，2019年人均可支配收入较2015年有了很大提升，各山区居民可支配收入增长率均大于35%。其中门头沟区2019年人均可支配收入达5万余元。

表1　2015～2019年北京市山区居民可支配收入

单位：元，%

区域	2015年	2016年	2017年	2018年	2019年	2019年相比于2015年增幅
门头沟区	39037	42913	45881	49298	53743	37.67
房山区	30656	33322	36289	39391	42823	39.69
昌平区	35306	38350	41632	45399	49669	40.68
怀柔区	28595	30982	33764	16797	40667	42.22
平谷区	28367	30768	33414	36012	38949	37.30
密云区	27259	29490	32165	34951	38004	39.42
延庆区	26975	29157	31555	33887	36482	35.24

资料来源：2015～2019年《北京市区域统计年鉴》，中国统计数据库，http://www.shujuku.org/beijing-regional-statistical-yearbook.html，最后访问日期：2021年5月27日。

如图1所示，北京市山区生产总值从2015年起逐年上升，从2016年起同比分别增加了8.43%、11.01%、11.09%及6.87%。

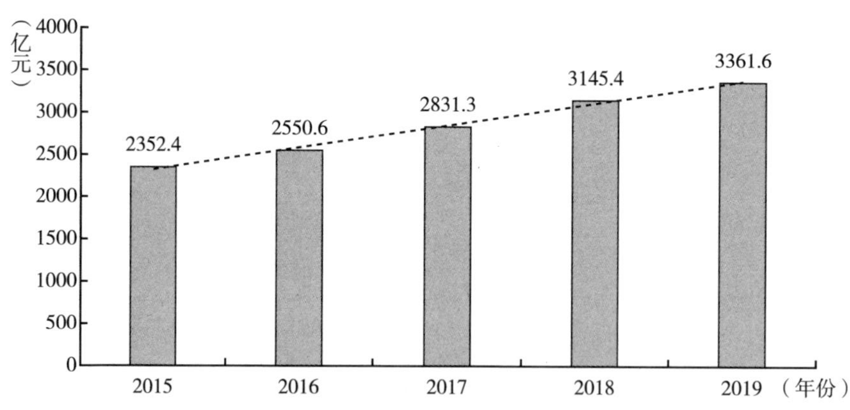

图1　北京市山区生产总值

资料来源：2015～2019年《北京市区域统计年鉴》，中国统计数据库，http://www.shujuku.org/beijing-regional-statistical-yearbook.html，最后访问日期：2021年5月27日。

三　生态沟域建设存在的问题

经过近几年实践探索，北京市生态沟域发展有一定进展。但是，全市生态沟域在发展过程中仍然存在一些不足。从发展现状来看，各区重视程度不同，沟域建设的层次与进度参差不齐；从发展条件来看，一些基础设施和旅游系统等公共服务设备较为缺乏，沟域内旅游承载力和接待水平不够；从发展趋势来看，生态休闲产业链条不长、融合度不够。从总体来看，主要体现在以下几个方面。

（一）生态沟域持续健康发展的认识不够高

各区在生态沟域发展过程中，各级部门对沟域建设重视程度不够，而且生态沟域建设与发展定力不够，持续发展动力不足。在一些实质性问题上，还存在投入不足、后续发展乏力的问题。与此同时，在环保等的影响下，部分地区在生态沟域建设方面遇事畏难、处理简单的做法时有发生，沟域内便于城市文旅康养、山区农民生产生活的停车带、充电桩（点）、景观（机耕）田间道以及公厕等公共设施，都被纳入清拆范围；对山区农民发展民宿经营限制的条条框框多，认为只有种草、种花、种树才是绿化。比如，在山区河道附近村、庄房前屋后，除种花草之外，不能种蔬菜、杂粮、瓜果等经济作物。如此一来，生态沟域绿色发展的大格局、大环境效应不突出。

（二）生态沟域持续发展的基础不够牢

各区生态沟域发展基础较为薄弱，在土地利用、配套基础设施、资金支持和人才供给等方面存在不足，制约着沟域持续发展。其一，土地供给不足。在首都建设用地“减量”趋势下，沟域缺乏建设用地支持，与文旅康养业相适应的吃住行游购娱等配套基础设施无法落地，无法为游客提供沉浸式体验，尽管优美的自然山水吸引来了城市居民，但仍然留不住他们。游客到沟域休闲体验，经常面临“一店难求”“一床难求”“如厕排队”等尴尬场面。其二，资金撬动能力弱。生态沟域建设是一项系统工程，涉及的基础设施及配套项目历史欠账较多、工程量较大，需要政府投入大量资金。而政府财政支持十分有限，且利用财政资金撬动社会资本投入生态沟域建设和运营的乘数效应发挥不足，生态沟域建设可持续性不强。其三，人才供给不足。当前生态沟域产业相关从业人员存在年龄偏大且教育水平偏低等问题，无法适应新形势下生态沟域高质量发展的需要。部分生态沟域受地理位置、自然社会条件等限制，在政府实施人才引进与培育政策支持下，仍难以吸引高层次人才及本地年轻人投入沟域建设。

（三）生态沟域建设产业质量不够好

各区在生态沟域发展过程中面临资源缺少、资金缺乏、管理缺位等问题，加之创新力度不够，因而沟域内产业质量不高，同质化现象凸显。一是创新设计缺少规划。沟域建设应具备环境、产业、新村和基础设施四类节点，但部分沟域由于缺少创新的规划设计，导致沟域内产业丰富，但缺乏基础设施建设。大多数招商主体将招商对象集中瞄准高端会所、酒庄酒窖等项目，造成千军万马过独木桥的被动局面。① 二是产业融合度不够。虽然生态沟域内的民宿、采摘园以及农业观光园数量较多，但大多数产业较为单一，融合度不强。以油葵观光园为例，韩村河等乡镇都发展了一定规模的油葵产业，但产业链条基本停留在生产和加工环节，且产品种类较为单一、缺乏良好创意。三是发展模式缺乏新意。由于思维定式的作用，生态沟域建设的路径很难进行创新，沟域发展的思维容易局限于现有模式。

四　推动北京生态沟域发展的对策建议

（一）提高生态沟域建设的认识

生态沟域建设是北京践行“绿水青山就是金山银山”发展理念的重

① 夏胜银、何忠伟：《北京沟域经济实践与理论探索》，中国农业出版社，2015，第23页。

要抓手，也是生态涵养区农民就业创业增收的重要途径。因此，提高对生态沟域的认识，对北京生态涵养区更好地把握新时代、贯彻新理念、构建新格局，至关重要。从发展理念上来看，生态沟域建设不是片面追求经济效益，而是追求生态型服务功能，搭建农民就业创业以及市民文旅康养的交流互动平台，建设一条生态沟域、创建一个生态沟域发展带、打造一个郊野山水自然公园。从发展导向上来看，要紧扣环境、产业、新村和基础设施四类节点开展沟域建设，确保沟域建设既保护和修复山区生态，又促进山区农民就业创业增收。从发展机制上来看，要按照全市“一盘棋”的思路，由市、区两级新农村建设领导小组办公室，分别建立由农业、水务等职能部门共同商定的生态沟域建设联席会议制度，统筹推进生态沟域建设。

（二）明确生态沟域建设的重点

在进行生态沟域建设的过程中，应有的放矢，基于区域发展定位和优势，因沟制宜，明确不同沟域、不同时期建设的侧重点。一是加大生态环境整治，实施“清脏、治乱、增绿、控污”措施，继续加强沟域内“3456”工程①。二是加强生态建设，在科学确定生态承载力的前提下，发展休闲旅游业、特色种植业及新型服务业等环境友好型产业，以良好的生态环境为支撑，促进水土资源的可持续循环、生态环境的可持续维护②，巩固京西绿色屏障。三是发展低能低碳高效产业，各区生态沟域应基于低碳经济理念，抓住首都“科技中心”战略定位，发挥科技优势，发展低能低碳高效产业。要采取立体种植的方式拓展农产品的生长空间，以增加农产品产量，提高产出效益；建设基于太阳能的温室大棚种植反季节的蔬菜，减少能源消耗。

---

① 王建中、夏胜银：《对北京发展沟域经济的思考》，《北京调研》2014 年第 5 期。

② 郑春慧：《北京山区沟域经济发展研究》，江西农业大学硕士学位论文，经济管理专业，2011。

（三）确保生态沟域建设的保障

基础建设是各区生态沟域发展的基石。由于生态沟域具有准公共物品性质，因此政策保障是推动基础设施建设的关键着力点。一是推进农村建设用地入市。建议由北京市规划自然资源委、北京市旅游和文化局等相关部门立足首都城市战略定位，坚持生态优先的原则，践行“绿水青山就是金山银山”发展理念，共同协商制定集体经营性建设用地入市指导意见，在政策上对生态沟域地区给予一定倾斜，提高建设用地供给，缓解生态沟域建设用地压力。此外，可以合理开发点状用地用于沟域建设，缓解用地压力。二是强化资金撬动能力，发挥市级生态沟域支持资金的引导和带动作用。市级合理分配支持资金，区级用足用好支持资金，重点支持生态沟域环境提升、生态建设等工作。发挥市场在山区资源要素配置的关键作用，引导社会资本对生态沟域的建设发展进行投资。三是加强人才队伍建设。各沟域应结合发展定位和需求，积极与中国农业大学、北京农学院等高校以及科研院所、企业等主体合作，加强生态沟域专家库建设，开展生态沟域建设专题研究，每年集中指导建设 2～5 条市级沟域。要加强基层一线人员培训，推动生态沟域持续健康发展。

（四）激发生态沟域建设的活力

创新是引领各区生态沟域发展的第一动力，是凸显沟域特色的重要抓手。一是加强规划设计。要科学制定沟域发展规划，统筹兼顾沟域发展的生态、生产、生活功能布局，大胆创新，推进生态沟域有序发展。尤其是区镇作为发展沟域经济的主体力量，要紧密结合地区实际，把各个沟域打造成特色鲜明、效益突出、能承载乡愁乡韵的美丽风景线。二是创新发展模式。各区沟域应立足产业基础，按照“一沟一业、一沟一品”的基本要求，因地制宜，宜农则农、宜商则商、宜游则游，打造产业特色突出、生态环境优美、景观农业田园、农民收入增加的生态沟域典型，赋予产品文化价值、生态价值，提升农产品附加价值，探索生态沟域创新发展模式。三是推进融合发展。各区沟域应注重挖掘、利用、展现当地历史资源，充分利用当地自然地理优势、优美环境优势和独特人文优势，引进与培育一批龙头旅游企业，打造融旅游、医疗、居住、度假、养生于一体的旅游综合体，实现沟域经济全面提质增效。尤其要突出北京山区厚重的历史文化特色，彰显文化优势，让沟域能够留住乡愁乡韵。

B.15

积极应对人口老龄化的健康产业发展研究

——以北京为例

胡 刚　苏彬彬　郭 巍　武骁飞*

摘　要：　人口老龄化是社会发展的重要趋势，也是今后较长一段时期我国的基本国情。当前，我国的老龄化问题呈现出老年人口规模庞大、老龄化进程明显加快、老龄化水平城乡差异明显、老年人口质量不断提高等特征，对于经济社会发展，既是严峻考验也是发展机遇。在"十四五"新阶段的发展要求下，如何积极应对老龄化，抓住战略机遇，缓解矛盾与挑战，成为当前的重点议题。在老龄化背景下，国外积极发展健康产业，既提高健康产品和服务的质量，满足广大老年人的需求，又实现经济结构转型升级，培育经济增长新动能。中国健康产业发展存在的问题主要体现在医疗产业结构发展不均衡，健康产业体系缺乏有效整合，健康产业研究创新能力薄弱。基于此，必须紧密结合老年人的实际需求，积极推动产业结构均衡化，培育多种服务集成模式，全面开启产业体系联动，完善产业核算和考核评价体系，加强监管健康产业的规范化运营，大力倡导产业技术革新。

* 胡刚，博士研究生，北京大学人口研究所，主要研究方向为人口理论与发展、社会人口学、人口健康；苏彬彬，博士研究生，北京大学人口研究所，主要研究方向为老年健康、健康经济学；郭巍，理学硕士，中国城市和小城镇改革发展中心助理研究员，主要研究方向为城市发展与产业政策；武骁飞（通讯作者），医学硕士，北京大学第一医院助理研究员，主要研究方向为社会医学卫生事业管理。

关键词： 老龄化 健康产业 北京市

一 研究背景

我国老年人口规模在21世纪持续增长，人口老龄化已成为社会发展趋势。国家统计局第七次全国人口普查数据显示，2010~2020年10年间，我国60岁及以上人口增加了8600万人。据预测，“十四五”末全国60岁及以上老年人口规模将突破3亿人，“十五五”末将突破3.5亿人。“十四五”阶段我国将从轻度老龄化社会迈入中度老龄化社会，“十五五”末将进入重度老龄化社会。[①] 面对人口老龄化严峻形势，“十四五”规划纲要明确指出，要“实施积极应对人口老龄化国家战略”“推动养老事业和养老产业协同发展”。自“十四五”时期起，我国进入全面应对老龄化的新发展阶段。党的十八大以来，习近平总书记对积极应对人口老龄化、加快建设社会养老保障和服务体系、发展老龄事业和产业等提出了明确要求。2019年，中共中央国务院印发《国家积极应对人口老龄化中长期规划》，明确了积极应对人口老龄化的制度基础持续巩固、科技支撑更加有力、产品和服务丰富优质、经济社会发展始终与人口老龄化进程相适应等战略目标，从强化科技创新能力、健全多层次养老服务体系等方面部署了应对人口老龄化的具体任务。

在积极应对人口老龄化的背景下，健康产业布局与发展正是对这一时代需求的积极回应。《“健康中国2030”规划纲要》提出：“建立起体系完整、结构优化的健康产业体系，形成一批具有较强创新能力和国际竞争力的大型企业，成为国民经济支柱性产业。”2019年，国家发展改革委、国家卫生健康委等21个部委联合制定了《促进健康产业高质量发展行动纲要（2019—2022年)》，着眼于当前我国健康产业发展的短板弱项，规划了十项重大工程，以促进健康产业高质量发展，其中健康服务跨界融合工程、健康产业集聚发展工程

① 杜鹏、李龙：《新时代中国人口老龄化长期趋势预测》，《中国人民大学学报》2021年第1期。

等多次提及健康养老、老年护理等重点领域和关键环节。健康产业既是提高人民生活质量的增长点，也是解决人口老龄化问题和发展经济社会的着力点。

二　人口老龄化现状及发展趋势

（一）老龄化标准及国际形势

人口老龄化是指老年人口数量占总人口数量的比例增长的动态过程①，常以老年人口比重上升、少儿人口比重下降、老少比增长以及年龄中位数增加等作为主要特征。联合国划分老龄化的标准为：一个国家或地区 60 岁及以上人口占总人口比重超过 10% 或 65 岁及以上人口比重超过 7%，表示该国家或地区进入轻度老龄化社会；60 岁及以上人口占总人口比重超过 20% 或 65 岁及以上人口比重超过 14%，表示进入中度老龄化社会；60 岁及以上人口占总人口比重超过 30% 或 65 岁及以上人口比重超过 21%，表示进入重度老龄化社会。②

根据联合国公布数据，21 世纪初，世界老年人口接近 6 亿人，是 20 世纪中叶的 3 倍；到 2050 年，全球将有约 20 亿老年人口，数量再次翻倍。就全球而言，老年人口每年以 2% 的速度增长，60 岁及以上老年人口的年增长率在 2025 ~ 2030 年将达到 2.8%，远超于整个人口增长的速度。③ 此外，在老年人口的数目和比例上，不同区域之间存在显著差异。

（二）我国老龄化现状及特征

我国自 2000 年正式进入老龄化社会④，老年人口规模和比重均持续增

① Uhlenberg, P. （ed.）, *International Handbook of Population Aging* （Vol. 1）, Heidelberg: Springer, 2009.

② 党俊武：《我国老龄社会初期阶段发展老龄服务的战略思考》，《老龄科学研究》2017 年第 3 期。

③ 《世界人口老龄化：1950 – 2050》，豆丁网，https://www.docin.com/p – 1986942942.html，最后访问日期：2021 年 5 月 27 日。

④ 翟振武、韩荣炜、武晓萍：《发展老龄产业，服务老年人口——第二次全国老龄产业研讨会综述》，《人口与发展》2001 年第 4 期。

长。第七次全国人口普查数据显示，我国人口老龄化现状及特征如下。

（1）人口规模庞大。我国60岁及以上人口有2.6亿人，其中65岁及以上人口为1.9亿人。在全国31个省份中，有16个省份65岁及以上人口超过500万人，有6个省份老年人口超过1000万人。

（2）进程明显加快。2010～2020年，60岁及以上人口比重上升了5.44%，65岁及以上人口上升了4.63%。

（3）城乡差异明显。综观全国，农村60岁及以上、65岁及以上老年人口比重分别为23.81%、17.72%，比城镇分别高出7.99%、6.61%。老龄化水平的城乡差异是经济社会原因和人口流动造成的。

根据联合国预测，我国未来将继续面临老年人口的持续增长，直至21世纪中叶后达到峰值。到2030年，我国65岁及以上老年人口将超过2.47亿人，到2050年攀升至3.66亿人，占总人口比重达到26.1%。[①] 对比第六次人口普查和第七次人口普查数据，结合联合国人口预测模型，我国2010～2030年人口总数和60岁及以上人口数量在两个十年间均呈上涨趋势，人口总数上涨放缓，60岁及以上老年人口数上涨增速（见图1）。

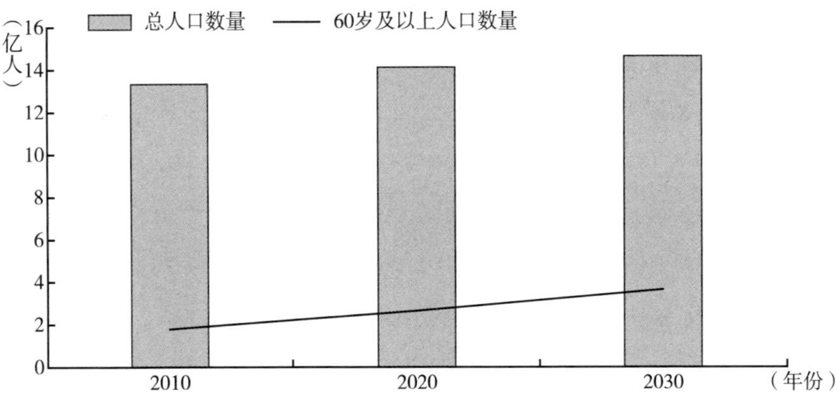

图1　2010～2030年我国人口总数和60岁及以上人口数量

资料来源：2010年和2020年数据分别来自第六次、第七次人口普查，2030年数据为联合国人口司预测数据。

---

① United Nations, Department of Economic and Social Affairs, *Population Division* (2019), *World Population Prospects* 2019, Volume Ⅱ, Demographic Profiles.

（三）北京市老龄化特征

老龄化和城镇化作为人口变动的双重驱动力，相互影响，高度叠合，是当今世界面临的两大人口问题。我国老龄化速度加快与“大城市病”相叠加的问题也在不断涌现。《中国城市群发展报告（2015）》中确定的20个城市群平均老龄化水平为7.32%（全国平均为6.7%），到2010年时已上升为9.00%（全国平均为8.7%），表现出明显的老龄化升级态势。①

北京作为我国首都，北京是全国政治、文化、国际交往、科技创新中心，1990年已进入老年型社会，是全国较早进入老龄化的城市之一。② 根据第七次全国人口普查数据来看，北京市人口老龄化程度进一步加深。③

（1）老年人口规模大，老龄化程度高。北京市常住人口老龄化程度处于全国中等偏上水平。2020年，全市60岁及以上常住人口为429.9万人，比2010年增加了183.9万人，年均增长5.7%，其中65岁及以上常住人口达到了291.2万人，比2010年增加了120.3万人，年均增长5.5%。老年人口的增长速度快于常住人口。2010～2020年，全市60岁及以上老年人口比重上升了7.1%，65岁及以上老年人口的比重上升了4.6%。与上个十年相比，幅度明显提升，老龄化进程加快。

（2）低龄老年人口占比大，老年人口质量不断提高。从年龄构成来看，北京市老年人口以60～69岁低龄老年人口为主，2020年为258.1万人，占60岁及以上老年人口的60%，与2010年相比提高了8.5%。在全市60岁及以上老年人口中，拥有大学专科及以上文化程度的有88.7万人，占60岁及以上老年人口的比重为20.6%，与2010年相比提高了1.8%。

（3）区域密度差异较大，区域分布高低明显。从人口密度来看，2015

① 王录仓、武荣伟、李巍：《中国城市群人口老龄化时空格局》，《地理学报》2017年第6期。

② 胡立瑶：《人口老龄化背景下北京市养老服务业研究》，北京交通大学硕士学位论文，劳动经济学专业，2018年。

③《北京市第七次全国人口普查主要数据公布 全市常住人口2189.3万人》，《北京日报》2021年5月20日。

年全市老年人口密度为 191 人/平方千米，但各区差异很大。核心功能区密度最为突出，如西城区，老年人口密度达 7471 人/平方千米，是全市平均水平的 40 倍，是怀柔区的 276 倍。从区域分布来看，北京市户籍人口老龄化表现出明显的内高外低。2014 年，60 岁及以上户籍老年人口占比分别为首都功能核心区 25.1%、城市功能拓展区 22.9%、城市发展新区 20.0%、生态涵养发展区 20.3%；户籍老年人口数量排名前三位为朝阳区、海淀区和西城区；户籍老年人口占区县总人口比例排名前三位为丰台区（26.2%）、石景山区（25.6%）和东城区（25.4%）。从城乡差异来看，由于大量农村青壮年外出务工，农村地区面临更为严峻的老龄化问题。根据第六次全国人口普查数据，2010 年北京市农村地区老年人口占常住人口比重达 9.7%，比 2000 年提高了 1.3%，同期城镇地区仅提高了 0.2%；2010 年，农村地区老少比为 106%，比 2000 年提高了 62.1%，同期城镇地区仅提高了 30%，这也反映出北京农村面临着巨大的老龄化压力，乡村明显快于城镇。

（4）劳动年龄人口减少，人口红利向人才红利转变。与老年人口总量快速攀升形成鲜明对比的是，劳动年龄人口持续下降，且将成为常态。2017 年、2018 年和 2019 年北京常住人口“三连降”。据预测，到 2027 年左右，45～59 岁的劳动年龄人口在数量上将超过 25～44 岁的劳动年龄人口，成为劳动力市场的主力。此外，第七次全国人口普查数据显示，虽然 10 年来北京 16～59 岁劳动年龄人口减少了 44.3 万人，但整体仍占全市常住人口的近七成，资源依然丰富。不仅如此，劳动力资源素质显著提高，为推动首都经济高质量发展奠定了坚实的人才基础。从这个侧面来看，人口红利正在向人才红利转变。

三　老龄化背景下健康产业的发展

（一）国外健康产业发展的经验与启示

在老龄化背景下，国外积极发展健康产业，既提高健康产品和服务的质量，满足广大老年人口的需求，又实现经济结构转型升级，培育经济增长新动能。

1. 美国健康产业发展现状及特点

（1）概况。20 世纪 50 年代美国已经进入老龄化社会。一方面，美国劳动力减少、子女赡养负担加重以及政府投入加大给国家和社会造成了巨大压力；另一方面，老年人对养老服务、医疗服务、保健需求导致高额的经济负担，也带来了巨大商机。随着人口老龄化加快、社会经济繁荣和科技发展，美国健康产业也日渐蓬勃，逐渐成为美国经济的支柱性产业。2016 年健康产业产出占美国经济产出的 7.6%①，仅次于房地产、制造业和金融保险业，成为推动经济发展的重要力量。据统计，美国健康产业在国民经济中的占比 2009～2018 年增加了 22.7%，产业链总就业人数增加了 76.58%。②

（2）特点。第一，市场需求促使健康产业全面发展。自 20 世纪 60 年代以来，美国健康产业快速发展，形成了产品和服务内容丰富的高水平健康产业体系。美国拥有世界上最发达的健康保险市场。从 1960 年至 2015 年，美国健康保险市场运营规模增长了约 200 倍。③ 全方位的健康管理方案一直是美国健康产业发展的关键，健康管理产业与服务业融合发展，与老年人口的现实健康需求和潜在需求紧密结合，形成了庞大的产业链：健康需求管理－疾病预防治疗管理－生活方式管理等。

第二，科技创新推动健康产业引领市场。第三次科技革命开始后，电子信息技术、生物工程技术等极大地推动了美国健康产业变革，科技创新和产品研发已经成为美国健康产业发展的主要动力。作为全球健康产业研发大国，美国在医药、医疗、器械设备、保健产品等方面均处于领先地位，世界上健康管理、医院集团化、健康产业集群等产业发展模式都起源于美国。

第三，政府监管保障健康产业有序前行。一是政府对健康产业重点领域进行顶层设计，明确发展目标和实现路径，如定期出台国民健康行动规划。二是通过税收、融资等政策，拉动健康产业投资，如设立“经济开发鼓励

① 王禅、杨肖光、白冰、王倩：《美国健康产业发展及对我国的启示》，《中国卫生经济》2014 年第 12 期。

② 丁小宸：《美国健康产业发展研究》，吉林大学，博士学位论文，2018。

③ 孙东雅：《美国健康保险发展启示》，《中国金融》2015 年第 2 期。

项目”对企业税收给予减免等。三是通过立法维护市场秩序和进行监管，如《健康维护组织法案》《联邦食品、药品和化妆品法案》等。

2. 日本健康产业发展现状及特点

（1）概况。日本是东亚地区人口老龄化程度最高的国家之一。截至2018年9月，日本65岁及以上人口占比高达28.1%。据预测，2025年该比例将达到30.3%，2060年达到最高的39.9%。这成为推动日本健康产业快速发展的重要动力因素之一。日本健康产业产值占国内生产总值的比重约为10%，是经济转型升级的重要动力。[①] 据估算，2025年，日本健康产业市场规模将由2016年的25.0万亿日元增长到33.1万亿日元，主要包括健康保持与促进领域、医疗保健及长期护理领域等。从健康产业结构与发展趋势来看，长期护理相关产品与服务市场规模最大，健康食品和运动产品领域市场规模增长速度最快。[②]

（2）特点。第一，规范的法律法规为健康产业掌舵护航。日本高度重视通过制定法律法规，规范老龄事业和健康产业。随着老龄化进程加速，由政府提供的老龄事业无法满足需求，于是一些中小企业开始进入健康领域。日本制定了《护理保险法》《老年福利法》《老年保健法》等法律法规，对健康产业机构的属性、设施标准、人员配置、服务标准和优惠贷款制度作出了明确规定，建立了市场规范和行业标准。

第二，多元的发展路径为健康产业开拓市场。随着老龄化进程加速，日本以政府为主导的健康产品和服务很难完全满足老年人的需求，由此开始充分调动和发挥市场主体的主动性和创造性，打造多元化健康产业，以此满足不同层次老年人的需求。此外，健康产业发展范围不断扩大，交通运输、房屋建设、医疗保健、科教文卫、休闲娱乐等都融合了老年人需求，直接或间接地带动了健康产业的整体发展。

第三，智能化的产品设计为健康产业提升水平。通过智能技术，日本健

---

① 陈志恒、丁小宸：《日本健康产业发展的动因与影响分析》，《现代日本经济》2018年第4期。

② 邢鸥、张建：《人口老龄化背景下日本健康产业发展现状、政策及启示》，《中国卫生经济》2020年第3期。

康产业智能化程度逐渐加深，老年人在家即可接受健康管理、医疗护理、生活辅助等各种服务。1990 年，日本建立了第一个高水平、示范性强的智能老年住宅区，为老年人提供适宜的生活居所。在智能住宅的基础上，进一步发展出智能产品，为老年人的生活和健康提供科技支撑。

（二）我国健康产业重点领域的现状和趋势

《“健康中国 2030”规划纲要》提出：“建立起体系完整、结构优化的健康产业体系，形成一批具有较强创新能力和国际竞争力的大型企业，成为国民经济支柱性产业。”① 发展健康产业上升为国家战略。据估计，我国健康产业总体规模 2015 年可能有 4 万亿 ~5 万亿元，2020 年可能达到 10 万亿元，还有庞大的市场规模等待开发。我国健康产业增长动力强劲，预计 2025 年我国健康产业增加值将达到 18 万亿元，成为引领我国经济增长的重要一极，未来 10 ~15 年将是我国推进健康产业发展的重要战略机遇期。②

近年来，国家正在进行医疗体制改革并探索养老服务模式。由此梳理出积极应对老龄化的健康产业重点有：医疗卫生服务产业、医药制造产业、医疗仪器设备及器械制造产业、智慧健康技术服务产业、健康促进服务产业等。

（1）医疗卫生服务产业。医疗卫生服务包括 4 类，分别是治疗服务，康复、护理服务，独立医疗辅助性服务，公共卫生服务。我国医疗卫生服务市场过去五年因全民医保政策而高速增长，达到了近 3 万亿元的总规模，年均复合增长率超过了 15%。其中，非公立医疗卫生服务行业增速超过 25%，规模接近 3000 亿元。老龄化带来的庞大需求和巨大市场缺口以及极强的抗周期属性等，吸引了越来越多的社会资本进入医疗卫生服务行业。据联合国预测，我国大约有 1 亿的老年人口有康复需求。如果按照基本满足康复治疗

---

① 《中共中央国务院印发〈“健康中国 2030”规划纲要〉》，中国政府网，http：//www.gov.cn/zhengce/2016 -10/25/content_ 5124174.htm，最后访问日期：2021 年 8 月 7 日。

② 张车伟、赵文、程杰：《中国大健康产业：属性、范围与规模测算》，《中国人口科学》2018 年第 5 期。

需求的水平测算，2023 年我国康复治疗产业规模有望达到 1038 亿元，年均复合增长率不低于 18%。未来几年或是医疗卫生服务领域商业模式创新集中爆发阶段。

（2）医药制造产业。医药制造包括化学药品原料药制造、化学药品制剂制造、中成药生产、生物药品制品制造、中药饮片加工、卫生材料及医药用品制造。前 4 类 2016 年实现工业总产值 22616.82 亿元，2013～2016 年年均复合增长率为 9.99%，其中占比最大的为化学药品制剂，约占 1/3；中成药产值从 2013 年的 5065 亿元上升至 2016 年的 6697 亿元，年均复合增长率为 9.76%。[①] 这 4 类产业显示出较快的发展趋势。今后医药制造领域将以结构调整为主，从粗放式的体量增长，逐步演变为精细化的质量提升。从行业细分来看，化学药品制剂制造仍然是行业龙头；生物药品制品制造依然高速增长，但利润增速有所下降；中药饮片加工行业享受政策倾斜，预计未来随着生产、临床应用、医保等政策的放开，或将迎来产业升级潮。

（3）医疗仪器设备及器械制造产业。2011～2016 年中国医疗技术与医疗器械行业收入的年均复合增长率高达 20.7%，远高于全球 3% 左右的年均复合增长率。医疗技术与医疗器械市场规模从 2015 年的 3090 亿元增长到 2016 年的 3700 亿元，增长了 19.7%。从药械比来看，我国器械市场与医药市场的规模比例仅为 1∶7 左右，远低于全球 1∶3 的水平，具备巨大的成长空间。从全国来看，此领域发展地域聚集性明显。比如，医疗器械行业主要集中在我国东部和南部沿海地区的长三角、东北及山东、京津唐和珠三角等经济比较发达、基础设施和配套产业完善的地区，市场占有率居前六位的省份占有全国市场 80% 的份额。

（4）智慧健康技术服务产业。智慧健康技术服务产业有“互联网 +”健康服务平台、健康大数据与云计算服务、物联网健康技术服务、其他智慧健康技术服务 4 类。智慧健康在我国是近几年兴起的，《国务院关于积极推

① 张瑾：《大健康产业发展现状与趋势分析》，载中国国际经济交流中心主编《中国经济分析与展望（2017～2018）》，社会科学文献出版社，2019，第 234～249 页。

进“互联网+”行动的指导意见》指出，要推广在线医疗卫生新模式，发展基于互联网的医疗卫生服务，支持第三方机构构建医学影像、健康档案、检验报告、电子病历等医疗信息共享服务平台。此外，健康大数据资源也正成为国家重要的战略资源，将为健康管理产业注入强劲发展动力，同时也将为其他智慧健康提供坚实基础。

（5）健康促进服务产业。健康促进服务产业包括体育运动服务、健康旅游服务、养生保健服务、母婴健康照料服务、健康养老与长期养护服务5类。在体育运动服务产业方面，2014年国务院发布的《关于加快发展体育产业促进体育消费的若干意见》提出，我国体育产业总规模到2025年需达5万亿元，未来10年内体育产业总规模需增长16倍。在健康养老与长期养护服务产业方面，国家十分重视，出台了多个重要文件，对建设标准、服务质量等作出设计和规定，2016年国内养老服务产业市场规模约为5万亿元，预计2030年超过20万亿元。健康旅游、养生保健、母婴健康照料等在我国的繁荣程度还不够，随着社会经济的发展以及人们对幸福生活的要求，未来也将成为重要的经济增长点。

四　中国健康产业发展存在的问题

（一）医疗产业结构发展不均衡

（1）医疗主导，预防薄弱。北京是全国医疗资源最集中的地区之一，各级各类医疗机构上千家。然而，“重医疗轻保健”的理念在老龄化背景下十分不合时宜。我国大部分区域健康产业组织形式和主体比较单一，医院几乎成为提供健康服务的唯一主角。据调查，我国养老服务的需求满足率仅为16%，有近84%的老年人的需求尚未得到满足，养老产业尚且处于“沉睡”状态。此外，我国老年康复及家用保健器材的市场规模只是欧美国家的1/10，老人的医疗、陪护、保健、疗养需求在目前以医院为主的健康服务产业组织状况下得不到充分满足。

（2）机构繁多，鱼龙混杂。根据民政部数据，截至2020年底，全国养老机构有3.8万个，各类机构和社区养老床位有823.8万张，分别比2015年底增长了37.2%、22.5%。根据北京市民政局数据，截至2019年底，北京市共有星级养老机构339家，其中五星级8家，四星级18家，三星级13家，二星级237家，一星级63家。目前我国养老机构数量随着大众需求而急剧上升，但机构提供的服务项目和水平与老年人期望达到的服务质量不匹配。一方面，在机构养老服务需求急剧增长的趋势面前，行业自然吸引了不同的社会力量，导致规模和数量骤增；另一方面，在没有完善的行业评价标准情况下过快增长必然带来一系列问题，严重影响了为老年群体提供高质量的服务。

（3）人才缺口，良莠不齐。据统计，2020年我国失能老人为4200万人，80岁以上高龄老人为2900万人，而空巢和独居老年人达到1.18亿人。失能老人需要重点解决的是专业的医疗和护理问题，高龄老人更偏向于医疗护理和临终关怀，空巢和独居老人偏向于生活照料及情感陪伴。医养结合则成为医疗卫生服务产业解决老龄化问题的重要手段。当前医养结合机构急需具备“医”“养”“康”专业技能的人才。截至2020年底，在机构和社区从事养老护理工作的人员总数不足100万人，而持有国家职业资格证书的养老护理员乐观估计有10万人，其中40岁以上的占到一半以上，高中以下学历的占七成，养老护理队伍的人数和专业技能都远远落后于现实需求。

（二）健康产业体系缺乏有效整合

（1）产业布局不够系统。健康产业是一个典型的复合型产业，与医疗机构、教育、保险、旅游、信息和通信技术等产业关联紧密。但是，目前发展的互联互通还有所欠缺，所以产业集聚效应不明显。目前，包括北京在内的我国健康产业多呈点状化分布、各自为“政”，产业潜力挖掘不够深入、主导链条不够明确、规模优势不够突出，健康产业与中下游产业配套集群效益差，产业联动效应较弱，而且因为缺乏系统的产业布局也不能很好地带动相关产业的集群发展。

（2）政策体系不够完善。健康产业是涉及社会和谐安定和经济可持续发展的重要产业，政策引导与产业技术标准必不可少。虽然我国近几年陆续颁布了《国务院办公厅关于促进“互联网+医疗健康”发展的意见》《国务院办公厅关于促进健康旅游发展的指导意见》《国务院办公厅关于加快发展健身休闲产业的指导意见》等一系列政策措施，从医疗卫生、健康服务等方面对健康事业进行规划，但尚未建立关于健康产业的法律法规体系，产品与服务质量参差不齐，行业规范化建设不足，造成老年健康产业市场尚未达到标准化和规范化运作。

（三）健康产业研究创新能力薄弱

我国健康产业在发展过程中数量不少，但企业科研创新能力、自主创新动力不足。北京等大型城市作为人、财、物资源的核心地带，仍然未完全形成完善的、覆盖全生命周期的内涵丰富、链条完整、竞争力强的健康产业科技创新支撑体系，在创新药物、高端医疗器械、新型健康产品和健康服务等重点领域关键技术突破，以及健康产业新技术、新产品、新模式和新业态的打造上还有差距，在构建开放协同高效的健康产业科技创新平台体系，推动产业共性关键技术创新上还需优化环境。

五　积极应对老龄化的健康产业发展建议

《北京城市总体规划（2016年—2035年）》提出，北京要建设“国际一流的和谐宜居之都”。“十四五”时期是应对人口老龄化的窗口期，作为首都，北京应紧扣高质量发展的主线做好健康产业发展的顶层设计，以更加宽广的视野，将健康产业发展列入首都经济与社会发展总体规划中。主要做好以下几个方面的工作：紧密结合老年人的实际需求，积极推动产业结构均衡，培育多种服务集成模式，全面开启产业体系联动，完善产业核算和考核评价体系，加强监管健康产业的规范化运营，大力倡导产业技术革新。

健康人群篇

Healthy Population

B.16 基于健康城市视角的森林疗养与人群健康研究

李 晨　邓芙蓉*

摘　要： 森林具有不可替代的生态学价值和健康效应，世界上很多国家开展了利用森林环境提高人群健康水平的森林疗养实践。研究证实，森林疗养对人体心血管系统、呼吸系统、免疫系统和心理情绪等均有一定促进作用，同时对高血压、慢阻肺等心血管和呼吸系统慢性病也具有一定的辅助治疗作用。随着我国森林资源的增加，发展和完善森林疗养成为建设健康城市、提高全民健康水平的重要途径之一。在接下来的发展过程中，要着力解决以下几个问题：民众认知度和参与意愿欠佳，医学类高校教育宣传不足，缺乏系统深入的森林疗养实证研究，尚无针对适应症的评判标准，不同地域自然资源

* 李晨，北京大学公共卫生学院硕士研究生，主要研究方向为森林环境与健康；邓芙蓉（通讯作者），北京大学公共卫生学院教授，医学博士，主要研究方向为环境因素的健康影响及其机制。

分布和森林疗养发展不均衡。

关键词：　健康城市　森林疗养　人群健康

一　概述

习近平总书记指出："没有全民健康，就没有全面小康。"[①] "人民健康是民族昌盛和国家富强的重要标志。"[②] 落实健康中国战略，全面推进健康城市建设，是决胜全面小康、实现中华民族伟大复兴的中国梦的关键抓手和重要路径。此外，"建设健康环境、发展健康产业、促进人群健康"也是构建健康城市的重点工作之一。随着国土绿化事业的发展，我国森林资源大大增加，利用森林资源发展和完善森林康养（疗养）事业，是实现健康中国战略的有效途径之一。

（一）我国的森林资源及森林与人群健康的关系

1. 我国的森林资源

我国主要拥有东北、西南和南方三大林区，近年来随着国土绿化事业的发展，我国森林面积不断增加。目前我国人工林面积已达 79.54 万平方公里，全球总增绿中有 1/4 来自我国，我国已成为世界上人工林面积最大的国家。[③] 2014～2018 年第九次全国森林资源清查结果显示，我国森林面积约为 220.44 万平方公里，森林覆盖率达 22.96%（见图 1）。世界银行公开统计数据显示，我国拥有世界上 5% 以上的森林资源，森林总面积世界排名前五

① 《习近平谈治国理政》第 2 卷，外文出版社，2017，第 370 页。

② 习近平：《决胜全面建成小康社会　夺取新时代中国特色社会主义伟大胜利——在中国共产党第十九次全国代表大会上的报告》，人民出版社，2017，第 48 页。

③ 《我国森林面积和蓄积持续增长将有效助力实现碳中和目标》，新华网，http://www.xinhuanet.com/2021-03/12/c_1127204914.htm，最后访问日期：2021 年 5 月 13 日。

位，但与其他国家相比，我国森林覆盖率和人均森林面积仍处于较低水平（见表1）。

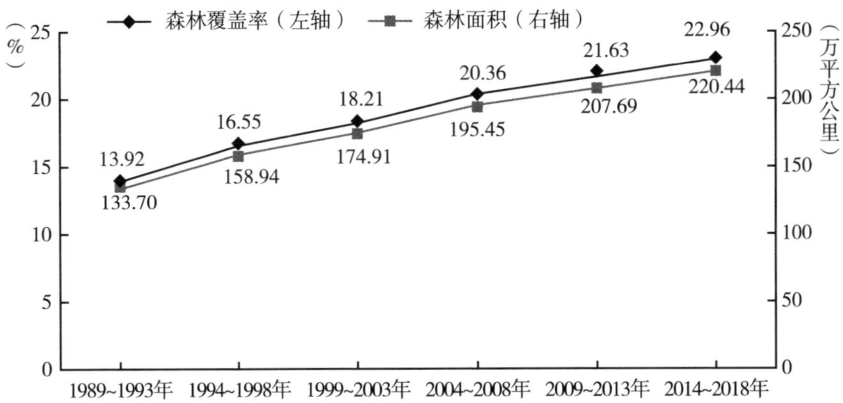

图1　中国森林资源变化趋势

资料来源：1999～2020年《中国统计年鉴》，国家统计局，http：//www.stats.gov.cn/tjsj/ndsj/，最后访问日期：2021年5月13日。

表1　世界部分国家森林资源情况

国家	森林覆盖率(%)	森林面积(万公顷)	人均森林面积(公顷)
芬兰	73.7	2240.9	4.06
瑞典	68.7	2798.0	2.75
日本	68.4	2493.5	0.20
韩国	64.7	630.7	0.12
加拿大	38.7	34700.2	9.36
新西兰	37.4	985.5	2.04
美国	33.9	30979.5	0.95
挪威	33.3	1216.4	2.29
德国	32.7	1141.9	0.14
中国	22.9	21621.9	0.16
	23.0	22044.6	0.16

资料来源：世界银行数据库，https：//data.worldbank.org/indicator/AG.LND.FRST.K2？name_desc=false，最后访问日期：2021年5月13日；《中国统计年鉴》。

2. 森林环境与人群健康

森林拥有不可替代的吐故纳新和固碳释氧的作用，在维持生态平衡、涵养水源、防风固沙和调节气候等方面具有重要作用。增加地区森林资源，可有效提高该地区居民身心健康水平。地区森林体积、人均森林面积等增加，会显著降低该地区居民抑郁症状患病率。① 另外，有研究发现，森林覆盖率的增加，也与人群血压异常情况（包括高血压和低血压）和肥胖程度的明显改善有一定关联。②

除了森林整体会显著改善人群健康外，森林中的植物，尤其是乔木，可以提供负离子、芬多精等对人群健康有益的环境因子。同时，相对密集的植被可有效降低空气污染物浓度、降低环境噪声、隔绝过强的紫外线辐射、调节局部小气候，为游憩于其中的人们提供相对清洁、低噪、舒适、健康的环境。其中，负离子和芬多精是森林中最重要的环境因子之一，其对人体健康具有多种积极作用。在森林环境中活动，体验者可通过吸收和享受森林所带来的有益因子和健康环境，改善其心血管系统、呼吸系统以及免疫系统等的健康状态，并可缓解不良心理情绪，以达到提高森林体验者健康水平的目的。正是基于森林环境的这种健康效应，利用森林提高健康水平的“森林康养（疗养）”应运而生。

（二）森林康养与森林疗养

1. 森林康养与森林疗养的内容

森林康养，即“以森林生态环境为基础，以促进大众健康为目的，利用森林生态资源、景观资源、食药资源和文化资源，并与医学、养生学有机融合，开展保健养生、康复疗养、健康养老的服务活动”。③ 森林康养所涵

---

① Song H., Lane K. J., Kim H., et al., “Association Between Urban Greenness and Depressive Symptoms: Evaluation of Greenness Using Various Indicators”, *International Journal of Environmental Research and Public Health*, 2019, 16 (2): 173.

② 李晨、刘珊、郭新彪、邓芙蓉：《森林覆盖率与中老年人群肥胖的关联及其中介因素分析》，《环境与健康杂志》2020 年第 6 期。

③《国家林业和草原局　民政部　国家卫生健康委员会　国家中医药管理局关于促进森林康养产业发展的意见》（林改发〔2019〕20 号）。

盖的范围很广，任何利用森林环境及其产品达到增进健康目的的活动，都可归为森林康养的范畴，如以康复疗愈为主的森林疗养、森林药膳等，以运动锻炼为主的森林徒步、森林太极等，以娱乐游玩为主的森林露营、垂钓采摘等，以文化教育为主的森林课堂、自然教育等。

森林疗养是以医学目的为导向、以医学研究数据为依据的疗养方法，是森林资源与医学的有机结合，是预防和辅助治疗疾病、缓解亚健康状态、协助病体康复的替代疗法。森林疗养是森林康养的核心组成部分，而森林疗养的核心是基于森林五感体验的环境疗法。

2. 森林康养与森林疗养的形成

为应对工业革命所致的人群健康水平下降，德国成为世界上第一个利用森林环境治疗“城市文明病”的国家，可以说是“森林疗养”的发源地。随后，为提高国民健康水平，世界上诸多国家开始仿照德国的模式发展符合自身国情的森林疗养项目。伴随着森林疗养的不断发展和完善，其所涉及的领域和内容不断延伸和扩展，逐渐将旅游、休闲、运动、教育等涵盖其中，衍生出以森林疗养为核心的森林康养产业。我国从 2016 年起，“森林康养”被正式写入国家政府文件中，并作为林业、旅游等部门的重要发展任务提上日程。

虽然目前森林康养的内容不断丰富、扩展，但其核心仍离不开森林疗养，各个国家的森林康养发展仍然是以“森林疗养”为主线展开的。

二　森林疗养在世界不同国家的兴起和发展

作为疾病预防、康复和治疗的替代疗法，森林疗养逐渐被越来越多的国家所重视，越来越多的国家开始依据自身国情开展相关活动，森林疗养在世界各地开花结果。本部分将对森林疗养发源地德国，以及我国邻国中森林疗养发展较好的日本和韩国为例，叙述其森林疗养的发展演化过程，为我国该领域的发展提供参考。

（一）森林疗养在德国的兴起与发展

德国森林覆盖率虽然不高（32.7%），却是世界上最先进行森林疗养实践的国家。在德国，森林疗养被称为“森林医疗”，指利用优美的森林环境及其副产品预防和治疗“城市文明病”，其重点在于医疗环节的健康恢复和保健疗养。[①]

19 世纪 40 年代，伴随着工业革命的发展和社会竞争压力增加，人们的生活压力增大而运动机会逐渐减少，导致其健康水平逐渐下降，引发了“城市文明病”。德国意识到森林环境对健康的效应，并让某些患者住进森林，利用森林优美的环境进行调养。在森林小城威利斯赫恩镇，德国创建了世界上第一所森林疗养基地。基地中的患者每天在医生指导下开展“森林气候疗法”，即“森林气候 + 森林漫步”，使症状得到缓解而陆续康复；经过 20 余年的发展，德国科学家在该疗法基础上又创立了“森林环境 + 运动”的“森林地形疗法”；1880 年，德国科学家将森林中的“水雾”也纳入疗法之中，创造了“自然健康疗法”，其原理是“森林环境 + 水雾 + 运动”，即“森林芬多精 + 空气负离子 + 运动”。[②]

20 世纪中后期，德国开始创建森林医院，利用环境中的健康有益物质作为主要治疗手段，进行“森林医疗”。20 世纪后期，为确保森林资源可持续化发展并增加森林效益，德国颁布了第一部联邦森林法，并于 1982 年修订后沿用至今；该法律对森林的保护、扩建和采伐均作出明确规定，为保护和有序扩张森林提供了法律支持。90 年代中期，德国开始建立“森林幼儿园”，森林疗养得到了进一步补充和完善。

目前，德国拥有约 350 处已获批的森林疗养基地，并将森林疗养作为基本国策，同时将公民到森林公园花费的各项开支列入国家公费医疗范围，最大限度地鼓励人们进入森林活动，以此提高整体国民的健康水平。德国推行相关森林疗养项目以来，国家医疗费用总支出减少了约 30%，健康指数也总体上升了 30%；活跃的森林疗养产业也带动了本国的就业发展和相关人才培养，如上文提到的威利斯赫恩镇，就有 60% ~70% 的居民从事与森林

① 吴楚材、郑群明：《森林医学　人类福祉》，《森林与人类》2010 年第 3 期；张胜军：《国外森林康养业发展及启示》，《中国林业产业》2018 年第 5 期。

② 吴楚材、郑群明：《森林医学　人类福祉》，《森林与人类》2010 年第 3 期。

疗养有关的工作。[①]

虽然德国的森林疗养发展模式较为单一，其主要内容多集中于医疗环节，但其理论基础科学、扎实，又有国家公费医疗等相关政策作为支撑，因而极大地鼓励了人们参与其中。

（二）森林疗养在日本的发展历程

虽然森林疗养理念传入日本较晚，但是其发展迅速，很快便在国内推广开来。在日本，森林疗养最初被称为“森林浴”，这一概念是 1982 年由秋山智英提出的，是指通过人们的五感感受森林，并利用在森林中的活动改善人群身心健康的过程。[②] 随着时代发展和“森林浴”形式的不断完善，1999 年日本森林协会正式提出了“森林疗养”这一新概念，将“森林浴”和医学有机地结合在一起，主要针对心理精神或身体障碍的患者，同时具有预防生活习惯病的作用，对缓解城市居民的疲劳和心理压力，促进人群身心健康有很大的作用。

2003 年，日本明确将综合利用森林环境促进和改善人体健康的疗养方式称为“森林疗养”；同年，日本森林疗养学会宣布成立，为后续森林疗养基地的建设奠定了基础；2008 年，“森林疗法协会”正式成立，该协会主要负责基地认定、建设和维护等工作，这标志着日本森林疗养产业已基本成熟。从 2009 年起，日本每年组织一次森林疗养测试，选拔具有专业能力的森林治疗师或森林疗养向导，以此来推进森林疗养的正规化发展。截至 2019 年，日本已认证 63 处森林疗养基地，并形成了完善的基地标准和资格认证体系。[③]

除森林疗养项目本身的建设发展外，日本对森林环境健康效益的科学研

---

① 张胜军：《国外森林康养业发展及启示》，《中国林业产业》2018 年第 5 期。

② Hansen M. M.，Jones R.，Tocchini K.，“Shinrin-Yoku（Forest Bathing）and Nature Therapy：A State-of-the-Art Review”，*International Journal of Environmental Research and Public Health*，2017，14（8）：851.

③ 杜玲莉：《日本森林康养产业发展历程分析》，《现代商贸工业》2020 年第 27 期。

究也非常重视，从20世纪90年代起便开始从医学角度寻找森林疗养促进人体健康的科学证据。2004年日本农林水产省曾提供一项专门预算，用于进行“森林环境对人类生理影响”的研究工作。在随后的多项研究中发现，森林疗养后人群免疫系统、内分泌系统、心血管系统、神经系统和心理情绪等方面均有显著改善。具体表现为，研究对象体内的自然杀伤细胞数量和活性以及其血清抗癌蛋白含量有所增加；尿中肾上腺素和去甲肾上腺素以及唾液皮质醇水平降低，血清脂联素和脱氢表雄酮硫酸盐水平有所增加；血压、脉搏和心率变异性等心血管系统指标均有显著积极改变的趋势，且发现有明显抑制交感神经活动而增加副交感神经活动的效果；此外，研究对象心理情绪状态有所好转，积极情绪指标增加而消极情绪指标有所降低。①

（三）森林疗养在韩国的发展历程

1982年，日本的“森林浴”被同样受快速城镇化影响的韩国所关注，随即韩国政府提出“自然休养林”计划，并于1988年建设第一处休养林。在韩国，森林疗养被称为“森林疗愈”，是指利用森林中的香气、景观等多种自然因素，提高人体免疫力、增进人体健康的活动（该定义来源于韩国《森林文化·休养法》）。从20世纪90年代开始，韩国学术界开展了多项森林疗养与人群身心健康之间关系的研究，开启了韩国在森林疗养领域的初步科学探索。

2005年，韩国的林学和医学领域研究人员在国内组织了“森林疗法论坛”，该论坛为相关森林疗养理论的普及、研究和森林疗养项目的推广起到了核心作用。同年，韩国政府正式颁布《森林文化·休养法》，该法律规定了森林文化和休养资源的保护、利用及管理事项，旨在为韩国国民提供舒适安全的森林文化、休养服务，提高国民的生活质量和健康水平。

2015年，韩国颁布《森林福利促进法》，将“森林福利”正式纳入韩

① 〔日〕李卿：《森林医学》，王小平、陈峻崎、刘晶岚、周彩贤、南海龙译，科学出版社，2013，第131～137页。

国公民福利体系，并开始建设森林幼儿园、森林营地等，韩国森林疗养得到进一步丰富。2016 年，韩国设立森林福祉振兴院，以构建个性化的森林福祉服务体系，提供更加丰富、系统化的森林福祉服务。截至目前，韩国国内共营建了约 158 处自然休养林、173 处森林浴场、4 处森林疗养基地和 1148 千米林道；同时也已建立较完善的森林讲解员、理疗师和森林疗养相关服务人员资格认证、培训体系。①

韩国的森林疗养发展拥有较为完善的法律法规作为支撑，也有专门的学术组织推动其科学理论研究和民众间推广，又具有相对完整的全民、全生命周期疗养模式，其发展较为丰富健全；且其“森林福祉服务体系”为鼓励人们参加森林疗养发挥了重要作用。

（四）我国森林疗养的兴起与发展

我国台湾地区森林疗养实践起步较早，早在 1965 年便开始建设森林浴场等，1984 年台湾农林部门与学者刘华豪出版了《森林浴：绿的健康法》和《森林浴：最新潮健身法》两本专业书籍，对“森林浴”相关知识进行了介绍和普及，有效促进了台湾地区森林疗养事业的发展。②

而我国大陆地区则是从 20 世纪 80 年代开始引入并建立各种森林公园，部分明确设置了森林浴场。2013 年，北京市园林绿化局组织翻译出版《森林医学》一书，“森林疗养”的理念和做法开始在国内得以推广。2015 年 9 月，中国林业工业协会森林医药与健康促进委员会成立，旨在打通不同产业之间的联系，完善森林医药和健康产业发展。同年 10 月，中国林业经济学会森林疗养国际合作专业委员会成立，这标志着我国正式开始了以国际合作形式进行森林疗养事业的试验示范工作。2016 年，专业森林疗养从业人员培训工作也正式开启，中国绿色碳汇基金会在 2016 ~ 2018 年共举办了 4 期森林疗养师课程培训，先后培养出近 100 位专业疗养师。2018 年 4 月，中

---

① 张胜军：《国外森林康养业发展及启示》，《中国林业产业》2018 年第 5 期。

② Zhang Z., Wang P., Gao Y., et al., “Current Development Status of Forest Therapy in China”, *Healthcare* (Basel), 2020, 8 (1): 61.

国林学会森林疗养分会在北京成立，进一步推动了我国森林疗养事业科普宣传、规范制定、人才培训和科学研究等方面的工作。2019 年，经审定通过，中国林学会团体标准《森林疗养基地建设技术导则》正式面向全国发布，自此我国森林疗养基地的建设有了统一的标准。2020 年 12 月 14 日，北京市八达岭国家森林公园森林疗养基地被确认为北京市首个符合本土认证标准的森林疗养基地。除森林疗养基地的建设外，森林医院、森林幼儿园等在我国也均有涉及和尝试。

除了国家政策和学会团体的支持外，我国北京、浙江、四川和台湾等地也陆续开展了人群实证研究，以探讨森林疗养与人体健康之间的关系。研究发现，通过森林疗养，人群可有效缓解生理和心理上的紧张，缓解焦虑等不良心理情绪，平衡交感和副交感神经活动，维持正常的神经调节功能，降低体内的促炎和氧化应激水平，增加人群体内自然杀伤细胞等免疫因子水平和活性，提高人体免疫力。[①] 除普通人群外，浙江省对老年慢性心血管疾病和慢性呼吸系统疾病患者的森林疗养效果也进行了相关研究，为森林疗养作为疾病治疗和病体康复替代疗法提供了医学证据。研究发现，心血管疾病患者疗养后，血压指标有了显著改善，体内血管紧张素 II、血管内皮素 1、炎性因子等生化指标明显下降，且负向心理情绪得到有效缓解，说明森林疗养不仅令患者症状有所缓解，还可能通过降低患者体内收缩血管的物质的浓度与炎症水平，从而有效改善心血管疾病的预后。[②] 对于慢性阻塞性肺疾病患者，疗养后患者体内多种促炎因子表达和氧化应激水平下降，负向情绪明显缓解，说明森林疗养可能通过降低患者体内炎症和应激水平、缓解不良情

① 龚梦柯、吴建平、南海龙：《森林环境对人体健康影响的实证研究》，《北京林业大学学报》（社会科学版）2017 年第 4 期；Zhang Z., Wang P., Gao Y., et al., "Current Development Status of Forest Therapy in China", *Healthcare* (Basel), 2020, 8 (1): 61.

② Mao G. X., Cao Y. B., Lan X. G., et al., "Therapeutic Effect of Forest Bathing on Human Hypertension in the Elderly", *Journal of Cardiology*, 2012, 60 (6): 495-502; Mao G., Cao Y., Wang B., et al., "The Salutary Influence of Forest Bathing on Elderly Patients with Chronic Heart Failure", *International Journal of Environmental Research and Public Health*, 2017, 14 (4): 368.

绪，而对慢性阻塞性肺疾病患者起到一定的治疗效果。[①]

虽然我国整体森林疗养事业发展起步晚，还处于摸索阶段，但在国家相关部门的大力扶持和学术团体的不懈努力下，其发展会不断取得新的突破。

三 北京市森林疗养与人群健康的实证研究

作为“森林疗养”理念最初的引入地，北京市在发展和推广森林疗养事业上做了大量切实有效的工作。近年来，北京市园林绿化局与北京大学医学部合作，采用不同的环境流行病学研究设计，开展了多项基于城市森林环境的人群实证研究工作，以探明森林疗养的实际疗愈效果，补充了我国在森林疗养实证研究中的不足，研究结果也为我国首个森林疗养基地的认证提供了有力的技术支撑。

（一）城区与郊区森林公园疗愈效果对比的人群实证研究

由于地理位置、环境质量以及植被组成等的不同，城区和郊区森林公园环境之间存在一定差异。为探究城区和郊区差异是否影响人群在森林环境中活动获得的健康效益，为健康城市建设提供科学证据，设计并实施了城区与郊区森林公园疗愈效果对比的人群实证研究。[②]

1. 研究设计与方法

采用自身前后对照的研究设计，于 2018 年 8 ~ 10 月，分别以位于北京市郊区的八达岭国家森林公园和位于城区的百望山森林公园为研究地点，以在森林环境中活动 0.5 ~ 8 小时的普通游客为研究对象，测量并比较其进入森林公园活动前后 2 个时间点的心肺功能改变情况。

---

① Jia B. B., Yang Z. X., Mao G. X., et al., “Health Effect of Forest Bathing Trip on Elderly Patients with Chronic Obstructive Pulmonary Disease”, *Biomedical and Environmental Sciences*, 2016, 29 (3): 212 – 218.

② 楚梦天等：《北京市城市森林环境中人群心肺功能及心理情绪相关指标的短期变化》，《环境与职业医学》2020 年第 2 期。

2. 研究结果与讨论

该研究最终共纳入研究对象 1498 名，其中在八达岭国家森林公园招募 1302 名，在百望山森林公园招募 196 名。研究对象男女比例为 1∶1.21。

对比研究对象进入森林前后的健康指标可以发现，进行森林活动后，研究对象的血压指标均显著下降，肺功能有所提升（见图 2）。为排除潜在混杂因素的影响，我们将研究地点、人口统计学信息、生活习惯、心肺系统患病情况以及相关时间因素纳入多重线性回归分析，结果发现各健康指标改变幅度在两地之间的差异无统计学意义，说明城区和郊区森林公园对人群心肺健康均有较好的改善作用。此外，有关不同类型森林对健康影响差异的研究结果也发现，无论是在天然林还是在人工林中，森林活动都会对人体身心健康产生一定积极影响；且随着森林环境质量的提升，人体健康指标的改变程度也会有所增加。①

3. 小结

综上所述，不论森林所在地点或组成类型如何，人群进行森林活动后，均可以获得显著的健康改善。在健康城市建设中，应充分重视城区人造森林的建设，并注重提高森林环境质量，为城市居民提供便捷、优质的森林疗养活动场所，以充分利用森林资源达到全民健康的目的。

（二）短期森林疗养对人群个体身心健康影响的实证研究

在明确了不同地点森林公园中活动的健康改善效应后，为进一步探究森林疗养对普通人群身心健康的改善效果，我们设计并实施了短期森林疗养对人群个体身心健康影响实证研究。

1. 研究设计与方法

采用自身前后对照的研究设计，于 2018 年 8 ~ 9 月，以八达岭国家森林公园为研究地点，招募北京市城区高校健康大学生为研究对象，进行为期三

① 张嘉琦、龚梦柯、吴建平、南海龙、董丽：《不同森林环境对人体身心健康影响的研究》，《中国园林》2020 年第 2 期。

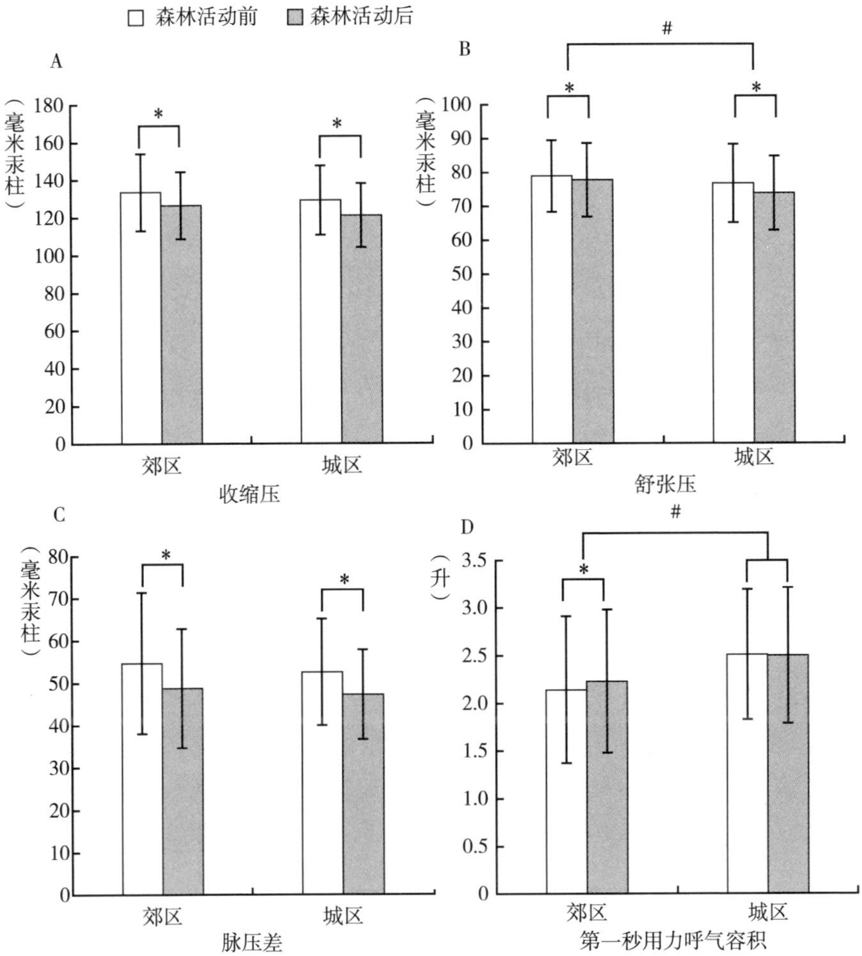

图 2　研究对象进入郊区与城区森林公园前后心肺健康指标改变的比较

*研究对象进行森林活动前后健康效应对比；#研究对象进入森林公园活动后健康指标变化量的对比。

注：$p<0.05$。

天两夜的森林疗养体验。测量研究对象在进出森林公园前后 2 个时间点的血压、血氧饱和度、肺功能、呼出气一氧化氮、心理情绪和睡眠质量指标。其中，心理情绪和睡眠质量指标分别采用《简明心境状态量表（POMS）》中国常模和《匹兹堡睡眠质量指数（PSQI）量表》进行评估，并采用配对 t

检验比较疗养前后各健康指标的改变情况。

2. 研究结果与讨论

该研究最终共纳入研究对象31名，男女比例为1.39∶1，均无肥胖或超重，无吸烟饮酒习惯，无可能对结局变量造成影响的疾病或症状。森林疗养后研究对象的多数健康指标呈现显著改善趋势，具体情况如下。

（1）心血管系统。本次研究显示，进行森林疗养后，研究对象脉压差指标显著下降；收缩压有一定幅度的降低，但该变化没有统计学意义，舒张压未观察到明显变化；血氧饱和度指标显著升高（见图3）。这说明，三天两夜的森林疗养活动对人群个体心血管健康具有明显的改善作用。

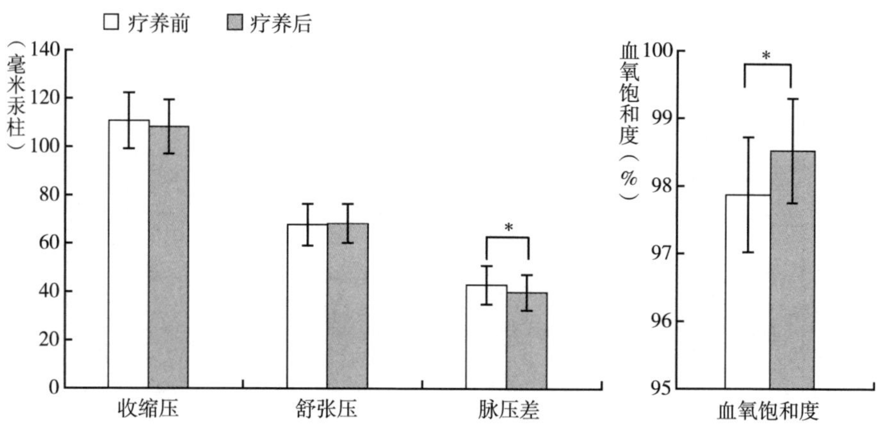

图3　进行森林疗养前后研究对象心血管健康指标的变化

＊研究对象进行森林活动前后健康效应对比。

注：$p<0.05$。

（2）呼吸系统。研究对象进行森林疗养后，呼出气一氧化氮指标显著下降，其余肺功能指标未观察到显著改变（见图4）。呼出气一氧化氮是人体气道炎症的生物标志物之一，该指标下降表明森林疗养可能会降低人体肺部炎症水平。既往一项基于韩国60岁以上女性人群的实证研究发现，在进行1小时森林行走后，第一秒用力呼气容积和第六秒用力呼气容积分别提高了 0. 19 升和 0. 22 升。[①] 在上述北京城区和郊区森林公园对比研究中，也发现了第一秒用力呼气容积指标显著提高。有关森林疗养与人群肺功能间关系仍需深入研究。

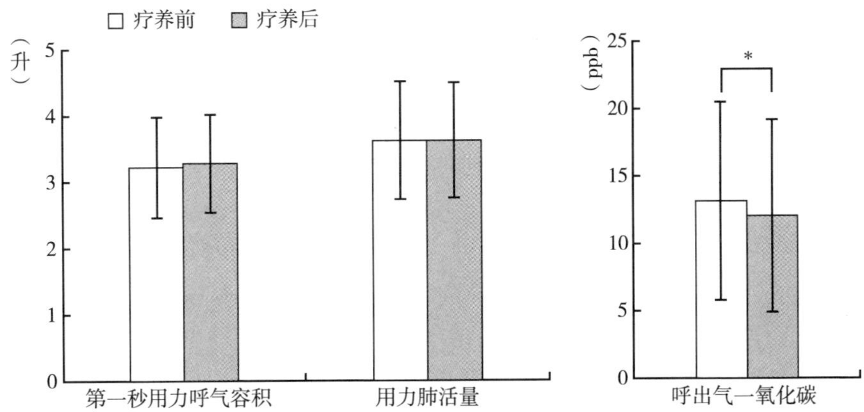

图 4 进行森林疗养前后研究对象呼吸系统健康指标的变化

* 研究对象进行森林活动前后健康效应对比。

注：$p<0.05$。

（3）心理情绪。结果显示，森林疗养后研究对象紧张、愤怒、疲劳、抑郁和慌乱这 5 个分指标评分和情绪量表总评分均显著下降，说明研究对象的负向情绪指标有所下降。这说明，森林疗养具有显著的心理放松作用，可以有效缓解不良情绪，这与既往研究结果基本一致。

（4）睡眠质量。研究对象进行森林疗养后，其日间功能障碍成分评分以及 PSQI 量表总评分均显著下降，其他指标值的变化虽然没有统计学意义，但也有一定下降趋势。这说明，进行森林疗养可有效改善研究对象的睡眠质量。既往研究也发现，在提高疗养人员睡眠质量方面，“森林浴”比普通疗

① Lee J. Y. , Lee D. C. , “Cardiac and Pulmonary Benefits of Forest Walking Versus City Walking in Elderly Women：A Randomized，Controlled，Open-label Trial”，*European Journal of Integrative Medicine*，2014，6（1）：5－11.

养方法更佳。①

3. 小结

森林疗养对人群心血管系统健康、心理情绪和睡眠质量均有显著的促进作用，对提高人体健康水平具有重要意义。但是，目前的研究证据尚不足以证实森林疗养可以有效改善年轻人群呼吸系统健康水平，这一点仍需深入研究。

（三）不同森林疗养项目对人群身心健康影响的实证研究

随着森林疗养内容和形式的不断发展和变化，如今的森林疗养已不满足于单纯的“森林浴”模式，而是形成了多种不同的疗养项目，以提供个性化的森林疗养服务。为探究不同森林疗养项目的疗愈效果，从而为合理选择和搭配不同项目提供科学依据，我们设计并实施了不同森林疗养项目对人群身心健康影响的实证研究。

1. 研究设计与方法

该研究为上述研究的进一步深入探讨，其研究设计、时间、地点和对象与上述研究相同。研究对象在进行森林疗养期间被分为 5 组，均进行漫步疗法、静坐与五感体验（下称“静坐疗法”）以及作业疗法这三种不同的森林疗养项目。测量研究对象在进行不同项目前后 2 个时间点的血压、血氧饱和度、肺功能和心理情绪指标，并采用配对 t 检验比较疗养前后各健康指标改变情况。

2. 研究结果与讨论

本次研究共涉及三种不同的疗养项目，其大致内容分别如下。①漫步疗法：疗养师带领研究对象在坡度平缓的森林步道缓步行走；②静坐疗法：研究对象在疗养场地中静坐，并跟随疗养师的引导感受森林环境带来的五感体验；③作业疗法：研究对象利用森林环境中的自然物进行手工创作。

研究结果显示，漫步疗法对呼吸系统功能有明显改善作用，其中第一秒

① 陈葩、陈孝强：《森林浴对康复疗养员睡眠质量的影响》，《中国疗养医学》2020 年第 7 期。

用力呼气容积和用力肺活量明显增加；此外，该疗法对提高血氧饱和度指标和缓解慌乱情绪也起到了一定的积极作用。静坐疗法可以显著降低研究对象血压指标，同时情绪紧张也得到了一定缓解。作业疗法对研究对象呼吸系统功能和心理情绪指标的影响均无统计学意义，但是研究对象的舒张压指标有小幅上升。这可能是因为作业疗法是为加深体验者对森林的感悟，从而提高整体森林疗养效果，因此其直接健康效益不显著，血压指标的波动可能与手工制作期间较为活跃的气氛有关。

3. 小结

不同疗养项目的目的、性质以及实施方式存在差异，其健康效应也存在明显区别。总体来说，以运动为主的项目主要起到提高人体呼吸系统功能的作用，对增加人体携氧能力也具有显著效果；以静休为主的项目主要起到放松身心压力、缓解机体应激状态和不良心理情绪的效果。

四　问题与展望

（一）民众认知度和参与意愿欠佳

有关部门和社会团体要加强对民众森林疗养知识的普及和宣传，但需要避免枯燥的宣讲或海报式宣传。可以利用社区、医院或学校周边的公园、花园等模拟森林疗养，让森林疗养师在居民中先期开展疗养尝试，通过真实体验，取得更好的宣传效果。同时，加强森林疗养基地配套设施建设、提高基地服务人员专业素养、丰富森林疗养内容，也可有效提高民众参与意愿。此外，民众对替代疗法的认可程度和目前森林疗养产品的定价，也都影响着森林疗养的普及和参与度。

（二）医学类高校教育宣传不足

森林疗养是多专业交叉领域，目前我国旅游和林学专业均开设了森林疗养相关课程，但医学专业尚缺乏对该领域的涉猎。森林疗养是依靠医学研究数据和辅助治疗方法进行的疾病预防或治疗、康复的替代疗法。因此，森林疗养与预防医学、临床医学、保健学等的关联更大，医学院校应适度开设该类课程，宣讲这类新兴的健康项目，以扩大森林疗养的影响力。而且，培养具备医学背景的专业森林疗养师，对促进行业发展具有一定的积极意义。从2020年起，北京大学公共卫生学院邓芙蓉教授在北京大学医学部首次开设了“森林环境与健康”作为医学院校本科生的选修课。该课程的成功开设，将对我国森林医学与健康的推广和应用起到积极的推动作用。

（三）缺乏系统深入的森林疗养实证研究

我国当前的实证研究较为分散且缺乏系统性。目前的研究大多选择自愿参加的健康大学生，涉及真正慢性病患者的研究较少。此外，现有研究大多数只进行一次森林疗养体验，而真正可以达到预防、治疗、康复目的的森林疗养可能需要有一定频次，而对不同适应症所需森林疗养的频次尚无深入研究。此外，《“健康中国2030”规划纲要》明确指出，要“立足全人群和全生命周期两个着力点，提供公平可及、系统连续的健康服务”。[①] 我国森林疗养的科学研究工作也应从这两个着力点继续深入展开，为我国森林疗养事业发展提供更加翔实的科学数据。

（四）尚无针对适应症的评判标准

当前，我国对森林疗养效果评价缺乏统一有效的标准，缺乏对森林疗养常见适应症的针对性评价指数。而针对适应症的评估，不仅可以为疗养者选择适合自己症状的疗养基地提供参考，也可为疗养基地个性化、精准化发展提供参考。

（五）不同地域自然资源分布和森林疗养发展不均衡

我国森林资源分布不均衡，各地之间森林资源差距较大，自然资源差异

① 《中共中央　国务院印发〈“健康中国2030”规划纲要〉》，中国政府网，http://www.gov.cn/gongbao/content/2016/content_5133024.htm，最后访问日期：2021年5月13日。

导致地区之间森林疗养基地建设有很大差距，有些地区无法建设真正意义上的疗养基地。还有一个问题：人群在绿化程度较高、乔木覆盖面积较大的城市公园、郊野公园或苗圃中活动，是否可以达到和森林疗养类似的效果？从现有研究来看，虽然这类替代场所无法达到真正森林环境的要求，但在因地形、气候等客观原因无法提供真正森林疗养的地区，这类替代场所可以在一定程度上弥补因资源不均衡而导致的地区之间健康不公平的问题。

B.17

睡眠呼吸障碍对老年人健康影响的分析

张 坤　孙 烨　吴海兰　冯翔伶　罗 兵*

摘　要： 中国已进入老龄化社会，中国政府高度重视和解决人口老龄化问题，积极发展老龄事业，初步建立了养老保险制度和包括老年人在内的医疗保险制度。睡眠呼吸障碍疾病可以直接或间接影响全身各器官系统，导致慢性病的发生，这不仅严重影响老年人生活质量，而且增加了患者的经济和精神负担，也大量消耗了国家有限的医保基金。因此，在治病的同时要注重预防，尽量减少慢性病给老年人带来的困扰。

关键词： 睡眠呼吸障碍　医疗保险　老龄健康

在各种健康问题中，心血管疾病、恶性肿瘤、肺部感染、非胰岛素相关的糖尿病是中国老年人的主要疾病负担来源，而与这些疾病相关的睡眠呼吸障碍类疾病越来越受到大家的关注。心血管系统、呼吸系统、消化系统、神经系统的多种疾病易在睡眠期间发作，因为睡眠期的生理性变化可以诱发或加重这些系统疾病的症状，因此关注老年人的睡眠呼吸障碍尤为重要。

* 张坤，北京医院医疗保险管理处主任科员，助理研究员，主要研究方向为医院管理；孙烨，北京医院医疗保险管理处科员，实习研究员，主要研究方向为商业保险管理；吴海兰，北京医院医疗保险管理处主任科员，助理研究员，主要研究方向为医疗保险管理；冯翔伶，北京医院医疗保险管理处副处长，副研究员，主要研究方向为医疗保险与医院财务管理；罗兵，北京医院医疗保险管理处主任科员，助理研究员，主要研究方向为医疗保险管理。

一　老年人睡眠生理的改变

老年人的睡眠特点为入睡困难、睡眠维持困难，快速眼球运动睡眠期和慢波睡眠期的比例减少，总睡眠时间缩短，夜间醒觉频率增加，睡眠各期交换频率增加，对外界刺激的敏感度增加，更多出现片段睡眠形式。[①] 由于肌肉、神经、体液及内分泌因素的改变，随着年龄增长，老年人在睡眠过程中，咽部肌和颏舌肌等上气道肌肉、肋间肌、大部分骨骼肌的基础张力降低，咽旁间隙脂肪沉积，会导致上气道吸气时塌陷、气道狭窄、胸腹矛盾运动、气道阻力增加。

二　睡眠呼吸暂停低通气综合征患者的临床表现

（一）白天的临床表现

（1）嗜睡：这是最常见的症状，轻者表现为日间在工作或学习时困倦、嗜睡，严重时在吃饭、与人谈话时即可入睡，重症的患者可能会在驾车等待红灯时，甚至开车时打瞌睡导致交通事故。

（2）晨起口干：这是睡眠呼吸暂停低通气综合征的一个常见症状。这种症状通常是由于患者夜间睡眠时长时间用口呼吸所造成的，而且在发生口干症状的同时，可能还会伴有不同程度的头痛感。这些症状不需要进行特殊处理，清醒饮水后可以自行恢复。

（3）头晕头痛乏力：由于夜间反复出现呼吸暂停、低氧血症，致使睡眠片段化。同时，醒觉次数增多，睡眠质量下降。常伴有不同程度的头晕，虽然休息了一整夜，但依然感觉疲倦、乏力。

---

① 肖毅、钟旭、黄席珍：《老年人睡眠呼吸障碍及其相关疾病——老年人睡眠疾患的分类与流行病学》，《中华老年医学杂志》2002 年第 1 期。

（4）精神行为异常：白天注意力不集中、精细操作能力下降、认知能力下降、记忆力和判断力减退，症状严重时不能胜任工作，老年人也可表现为痴呆。这些异常表现给身体造成的影响比较大，还会让生活出现不方便。夜间低氧血症对大脑的损害以及睡眠结构的改变，尤其是深睡眠时相减少是主要的原因。

（5）头痛：常在清晨或夜间出现，隐痛多见，不剧烈，可持续 1～2 小时，有时需服止痛药才能缓解，这与呼吸暂停、低氧血症导致的血压升高、颅内压及脑血流的变化有关。

（6）个性变化：烦躁、易激动、焦虑等，家庭和社会生活均受一定影响。严重者由于与家庭成员和朋友情感逐渐疏远，可能出现抑郁症。

（7）性功能减退：约有 10% 的患者会出现性欲减退，甚至阳痿，老年患者可能感觉不明显。

（二）夜间的临床表现

（1）打鼾：睡眠打鼾是睡眠呼吸暂停低通气综合征的典型症状，也是常见症状，这种表现出现的概率很高，可以达到 90% 以上，且鼾声不规则，高低不等，往往是“鼾声 - 呼吸暂停 - 喘气 - 鼾声”交替出现，一般气流中断的时间为 20～30 秒，个别长达 2 分钟以上，此时患者可出现明显的发绀。而且在睡眠打鼾的过程当中，还会伴有呼吸暂停、觉醒、低通气状态等。

（2）呼吸暂停：患者本身通常不自知，75% 是同室或同床睡眠者发现患者夜间多次发生呼吸暂停，往往担心呼吸不能恢复而推醒患者。呼吸暂停多随着大幅度喘气、憋醒或响亮的鼾声而终止。阻塞性睡眠呼吸暂停低通气综合征患者有明显的胸腹矛盾呼吸。

（3）憋醒：呼吸暂停后忽然憋醒，常伴有翻身，四肢不自主运动甚至抽搐，严重者会忽然坐起，感觉心慌、胸闷或心前区不适，可伴有大汗淋漓以及濒死感的症状出现，这给患者健康带来了极其严重的损害。

（4）多动不安：因低氧血症，患者夜间翻身、转动较频繁，微觉醒明显增多，睡眠结构紊乱，睡眠片段化。

（5）多汗：出汗较多，尤其是肥胖的患者，颈部、上胸部比较明显。这与气道阻塞后呼吸用力和呼吸暂停导致的高碳酸血症有关。

（6）夜尿增多：部分患者主诉夜间小便次数增多，个别出现遗尿。

（7）睡眠行为异常：表现为恐惧、惊叫、呓语、夜游、幻听等。

三　阻塞性睡眠呼吸暂停低通气综合征患者可出现多系统损伤

（一）心血管系统

阻塞性睡眠呼吸暂停低通气综合征患者常以心血管系统异常表现为首发症状和体征。研究表明，它是独立于年龄、体重、饮食、遗传、心肾疾病等原因的高血压、冠心病发生和发展的独立危险因素。据报道，老年离退休干部阻塞性睡眠呼吸暂停低通气综合征患病率为 32.1%，冠心病患病率为 22.1%，说明 60 岁以上老年人阻塞性睡眠呼吸暂停低通气综合征的发生率较高，且冠心病的发生率在阻塞性睡眠呼吸暂停低通气综合征患者中明显增加，随着阻塞性睡眠呼吸暂停低通气综合征的严重程度呈递增趋势。同样，老年阻塞性睡眠呼吸暂停低通气综合征患者夜间心律失常的发生率显著高于普通人群，阻塞性睡眠呼吸暂停低通气综合征的严重程度与夜间心律失常的发生率呈正相关。

（1）高血压病：50% 以上的阻塞性睡眠呼吸暂停低通气综合征患者合并有高血压，且降压药物的治疗效果不佳，经鼻持续气道正压通气（nCPAP）治疗后血压明显下降。

（2）冠心病：表现为各种类型的心律失常、夜间心绞痛和心肌梗死。由缺氧引起冠状动脉内皮损伤，脂质在血管内膜沉积，以及红细胞增多、血黏度增加所致。睡眠呼吸暂停与夜间猝死在老年人中更为明显，积极治疗可以使病死率明显降低。

（二）内分泌系统

阻塞性睡眠呼吸暂停低通气综合征是糖代谢异常的重要致病因子，独立于肥胖、糖尿病家族史及年龄等混淆因素，可导致胰岛素抵抗、糖代谢异常、代谢综合征等。

（三）呼吸系统

阻塞性睡眠呼吸暂停低通气综合征可诱发呼吸衰竭、加重哮喘，还可以引起难治性慢性咳嗽、肺动脉高压、肺栓塞、肺间质疾病等，甚至引发夜间猝死。患者可伴有胸部不适感、窒息感。

（四）神经系统

睡眠呼吸紊乱的患者因夜间低氧血症刺激大脑，可出现睡眠中惊叫、躁动。长期的睡眠机构紊乱，缺乏慢波睡眠，睡眠片段化使睡眠质量下降，睡眠不足，可引起行为改变和性格异常，以及认知功能全面受损，以注意力、集中能力、解决复杂问题的能力和短期记忆力的损害最为明显。有相当一部分患者有不同程度的智力损害，老年患者更为严重。

（五）泌尿生殖系统

阻塞性睡眠呼吸暂停低通气综合征患者可出现夜尿增多，成人性欲下降、勃起功能障碍等。

（六）消化系统

阻塞性睡眠呼吸暂停低通气综合征患者有60%～70%表现为反酸、反食、打嗝、胃部灼烧感和吞咽胸痛等。阻塞性睡眠呼吸暂停低通气综合征的有效治疗如经鼻持续气道正压通气可使胃食管反流减轻。

四　阻塞性睡眠呼吸暂停低通气综合征患者的治疗

老年患者要认识睡眠呼吸障碍的危险因素、临床表现以及相关的不良后果，要从思想上重视它，才能根据自己不同的病因积极治疗，增强治疗的依从性，从而取得良好的治疗效果。

（一）一般性的治疗

（1）改变睡眠体位。在通常情况下，我们仔细观察就会发现，仰卧位比侧卧位时鼾声更大，研究证实此时更易发生呼吸暂停和低氧血症。这主要是出于重力的原因，仰卧位容易使舌体产生重力性后坠，气道塌陷，从而阻塞上气道，加重病情。解决这个问题最简单的方法就是应用“睡球”的办法使患者睡眠时保持侧卧位。在患者睡衣的后背缝一个口袋，放一个网球或者高尔夫球，这样就可以避免仰卧位。这是一个传统而又行之有效的方法，但仅限于轻度的患者，对于重度和肥胖的患者都不会有太理想的效果。

（2）减轻体重。目前的研究表明，肥胖特别是颈部局部的肥胖是睡眠呼吸暂停低通气综合征的独立危险因子，也就是说肥胖可以直接导致此种疾病的发生。这是因为颈部区域的肥胖改变了咽部的压力面积，使柔软的口咽壁塌陷。因此，对肥胖且有轻度至中度阻塞性睡眠暂停低通气综合征患者而言，减肥是重要的治疗手段之一，减轻体重5%～10%就能获得临床症状的减轻，这也是治疗的第一步。但是，减肥本身就是一个难题，尤其是老年患者，一定要注意科学减重，切不可简单粗暴，以免发生危险或引起其他疾病。

（3）戒烟、戒酒，谨慎服用镇静催眠药物。鼾症的患者会发现在饮酒之后打鼾的症状明显加重，而且呼吸暂停的时间和次数也会增加。这是因为我们的鼻甲黏膜里充满毛细血管，酒精有扩张血管的作用，饮酒后鼻甲黏膜会充血肥大，导致鼻腔通道变小，通气功能变差。另外，酒精可以引起上呼吸道肌肉张力的变化，导致睡眠过程中上气道的塌陷性增加，使原本就有呼吸暂停的患者症状加重。我们经常服用的镇静催眠药物也同样有这样的问题，因此要有专业的医生给予用药指导。烟草中的尼古丁是一种刺激物，可引起上呼吸道炎症，炎症引起的肿胀使气道狭窄，使呼吸更加困难。较窄的气道会阻碍气流，当气流通过时会产生振动，增加了打鼾的风险。

（二）家用呼吸机的治疗

持续气道正压通气作为中重度阻塞性睡眠暂停低通气综合征患者的首选

治疗方法，其长期疗效早已得到证实。1981 年沙利文（Sullivan）教授首次应用持续气道正压通气方法治疗阻塞性睡眠暂停低通气综合征患者，可以有效地消除患者睡眠时上气道阻塞和睡眠片段化。自 1985 年开始，这种方法逐渐被大家认可。我国于 20 世纪 90 年代也开始了相关的治疗并取得了良好的效果。呼吸机的工作原理是用一个空气泵，将空气过滤湿化，经鼻面罩输送给患者，输送的压力在 2～20 厘米水柱。带有一定压力的空气进入呼吸道，增加上气道的肌张力，减低上气道阻力，防止睡眠时上气道塌陷，从而减少或消除患者的呼吸暂停次数，使血氧饱和度上升，达到治疗的目的。

家用呼吸机是目前常用的治疗方法，但并不是每一个患者都能取得很好的效果。首先，在治疗前，要对患者进行充分教育，让其对治疗的意义有足够认识。呼吸机治疗不是一个短期快速的治疗过程，它需要每天坚持佩戴，并且每晚不少于 4 小时。一些研究显示，佩戴 4 小时以上才可以改善患者白天嗜睡、生活质量和认知功能下降，心血管状况和糖尿病才可以得到良好控制。因此，只有进行持之以恒的治疗才能起到较好的作用。其次，选择呼吸机合理的治疗模式和舒适的鼻面罩是持续气道正压通气治疗至关重要的两个环节。治疗模式要经过睡眠监测中心的压力滴定检查并根据相应的适应症范围来确定。鼻面罩要根据患者鼻面部结构特点、鼻翼的宽度等因素选择不同型号，多尝试佩戴几晚，最终确定适合自己的款式及型号，舒适理想的鼻面罩可以降低治疗过程中的不良反应。此外，在使用鼻面罩过程中要避免漏气、鼻塞感及面罩脱落，这些都是影响依从性的因素。佩戴面罩时压力带来的不适感、呼吸机运转产生的噪声、面部皮肤的压痕以及伴侣的干扰等也是患者要克服的因素。最后，患者要树立良好的治疗心态，增强治疗的信心，积极配合睡眠监测中心的电话回访及定期复查。一般在接受持续气道正压通气治疗后的第一周、第一个月都要进行严密的随访工作，向医生反馈佩戴过程中的不适以及白天有无嗜睡等症状，同时医生会下载数据获得患者治疗依从性和疗效的客观数据，必要时可以做适当调整。在治疗六个月和一年后应回到睡眠监测中心复查，根据自己体重的改变或治疗效果的变化，决定是否需要改变治疗模式或压力。

（三）口腔矫治器治疗

口腔矫治器因简便、有效、经济，现在已成为睡眠呼吸障碍的一种主要非手术治疗方法，它是轻、中度阻塞性睡眠呼吸暂停低通气综合征患者拒绝持续气道正压通气治疗的另一种选择。对于重度患者或者合并严重睡眠相关低氧血症患者，口腔矫治器疗效不确定，不建议作为一线治疗选择，这类患者首选持续气道正压通气治疗。口腔矫治器治疗的原理主要是在于向前牵引口咽部的软组织远离咽后壁，从而维持上气道的通畅。口腔矫治器的优势在于操作简单、易于携带、安静无噪声、不需要电源。

（四）外科手术治疗

外科手术通常作为二线治疗的选择，作为确实不能耐受持续气道正压通气治疗患者的补救治疗；或者作为持续气道正压通气及口腔矫治器的辅助治疗。外科手术的类型主要有鼻部手术、悬雍垂腭咽成形术、舌部手术等。术前要严格评估病史、体格检查、纤维喉镜检查和上气道及颅面部成像，有助于确定疾病的严重程度及上气道狭窄的解剖层面和手术方式，提高手术的成功率。

慢性病患者是参保人群的一个特殊群体，并且在参保人群中占有重要地位，其费用如何报销是医保支付中的一个重点难点问题。北京市门诊职工年度报销额度为 2 万元，而慢性病患者一年花费远超 2 万元。为方便慢性病患者就医，解决患者的困境，北京市推出特种病报销政策，将慢性病患者关于此项特种病的门诊费用按住院封顶线、住院报销比例报销，这样报销额度不再是门诊的 2 万元，而是住院标准 50 万元。该政策的推出为慢性病患者带来了福利，体现了医保工作的人性化，受到了参保人一致好评。虽然患者从中受益减轻负担，但不论门诊 2 万元还是住院 50 万元的封顶线，国家医保基金丝毫没有减少对参保人的支出。

“大医治未病之病。”我们强调，慢性病管理的重点在于“防”，从源头消除引起慢性病发生的危险因素，阻止慢性病的出现，从而减轻医保基金对慢性病治疗的负担，减少国家对慢性病的支出。因此，我们要重视睡眠呼吸障碍性疾病，尤其对老年人要加强宣传和健康教育，做到早发现、早治疗，尽量减少、减缓众多慢性病。如果将此项费用投入健康宣讲和保健体检等方面，就可以很好地减少慢性病的发病率，更好地提高医保基金的使用率。

B.18
北京市儿童青少年健康状况研究

郭 欣　赵 海　张京舒*

摘　要： 儿童青少年的健康水平与国家发展密切相关。本文通过描述、分析北京市儿童青少年健康危险行为现况、主要健康问题及学生常见病和健康影响因素干预情况，发现北京市儿童青少年存在饮食行为不健康、身体活动不足、视屏时间过长、近视率居高不下和超重、肥胖检出率明显上升的问题。为提高北京市儿童青少年的健康水平，北京市开展了以“灵动儿童、阳光少年健康行动”为主题的专家进校园行动、学校卫生标准普及行动、中小学生健康月活动、学校教学生活环境改善行动、健康父母行动和重点人群关爱行动六大行动。

关键词： 儿童　青少年　危险行为　常见病　传染病

儿童青少年的健康水平不仅关系个人的成长和福祉，更对国家的建设和发展有深远影响。[①] 随着社会的发展，人们的生活方式发生改变，目前儿童

* 郭欣，北京市疾病预防控制中心学校卫生所所长，主任医师，主要研究方向为学生常见疾病和健康影响因素的监测与干预；赵海，北京市疾病预防控制中心学校卫生所主管医师；张京舒，北京市疾病预防控制中心学校卫生所医师。

① 闫晓晋、马宁、刘云飞等：《中国学龄儿童青少年常见病防治政策的发展历程》，《中国学校卫生》2021 年第 5 期。

青少年存在饮食行为不健康、身体活动不足和视屏时间过长的问题。[①] 既往研究表明，超重肥胖的发生与膳食结构不合理、饮食行为不健康、身体活动过少和静态活动增加等有关。[②] 而近距离工作、户外活动时间少、睡眠时间少等则与近视的发生发展相关。[③] 虽然改革开放以来，我国儿童青少年健康得到明显改善，但多次全国学生体质与健康调研及相关研究结果显示，我国学生存在近视患病率居高不下和超重、肥胖检出率大幅上升等问题。[④] 此外，学校人群密集、活动集中，是传染病的潜在高发和易发区域[⑤]，还需关注传染病对儿童青少年健康的影响。中国政府一直关注儿童青少年健康。为切实增强广大学生综合身体素质，近年来，中共中央、国务院、北京市政府分别出台了《“健康中国 2030”规划纲要》《“健康北京 2030”规划纲要》，提出到 2030 年，国家学生体质健康标准达标优秀率 25% 以上。[⑥] 本文旨在描述、分析北京市儿童青少年健康危险行为现况、主要健康问题及学生常见病和健康影响因素干预情况，以期为未来提高北京市儿童青少年体质健康提供借鉴和参考。

一 北京市儿童青少年健康危险行为现况

（一）饮食行为不健康

儿童青少年时期是生长发育的关键时期，营养是该时期的物质基础。良

① 陈志飞、孟灿、管恒燕等：《安徽省中小学生饮食相关知识行为分析》，《中国学校卫生》2021 年第 4 期；Gutheld R. , Stevens G. A. , Riley L. M. , et al. , “Global Trends in Insufficient Physical Activity Among Adolescents: A Pooled Analysis of 298 Population-based Surveys with 1.6 Million Participants”, *The Lancet Child & Adolescent Health*, 2020, 4 (1): 23 – 35; Yang L. , Cao C. , Kantor E. D. , et al. , “Trends in Sedentary Behavior Among the US Population, 2001 – 2016”, *The Journal of the American Medical Association*, 2019, 321 (16): 1587 – 1597。

② 马军：《中国儿童青少年主要健康问题及应对策略》，《中国学校卫生》2015 年第 6 期。

③ 李本燕：《近视的影响因素研究进展》，《中国实用眼科杂志》2011 年第 10 期。

④ 马军：《中国儿童青少年主要健康问题及应对策略》，《中国学校卫生》2015 年第 6 期。

⑤ 徐文婕、白承续、花晨曦等：《北京市 2010—2017 学年学生法定及重点监测传染病发病情况》，《中国学校卫生》2019 年第 7 期。

⑥ 《国务院关于实施健康中国行动的意见》，国发〔2019〕13 号；《中共北京市委　北京市人民政府关于印发〈“健康北京 2030”规划纲要〉的通知》，京发〔2017〕19 号。

好的饮食行为能促进儿童青少年体格和智力的发育，提升健康水平，降低超重和肥胖的发生率；反之则会对中小学生的身心健康产生近期及远期不良影响。[①] 在2020年北京市学生常见病及健康危险因素监测中，针对小学四年级至大三学生的问卷调查结果显示，北京市儿童青少年存在饮食行为不健康的现象。报告过去7天内喝过含糖饮料、吃过甜食、吃过油炸食物的学生比例分别为79.8%、86.9%和86.1%，其中在过去7天至少每天喝1次及以上含糖饮料、每天吃1次及以上甜食、每天吃1次及以上油炸食物的学生比例分别为7.1%、11.5%和5.8%。女生在过去7天喝含糖饮料、吃甜食、吃油炸食物的学生比例（80.0%，90.3%和86.7%）均高于男生（79.8%，83.6%和85.5%）。报告过去7天吃水果、蔬菜少于每天1次的学生比例分别为24.6%和11.8%。其中，有2.9%和2.3%的学生在过去7天未吃水果、蔬菜，有75.3%和88.1%的学生在过去7天每天至少吃1次及以上水果、蔬菜。有3.0%的学生从来不吃早餐，有76.2%的学生能做到每天吃早餐。女生报告过去7天吃水果、蔬菜、天天吃早餐的比例（98.0%、98.4%和76.7%）均高于男生（96.1%、97.0%和75.6%）（见表1）。

表1　2020年北京市学生饮食行为情况

单位：人，%

饮食行为(回顾过去一周的情况)		男		女		合计	
		数量	占比	数量	占比	数量	占比
你喝过几次含糖饮料？(如可乐、冰红茶、果粒橙、营养快线等)	从来不喝	2713	20.2	2544	20.0	5257	20.1
	少于每天1次	9488	70.6	9531	75.1	19019	72.7
	每天1次及以上	1243	9.2	624	4.9	1867	7.1
你吃过几次甜食？(包括糖果、蛋糕、巧克力、甜汤等)	从来不吃	2201	16.4	1231	9.7	3432	13.1
	少于每天1次	9950	74.0	9752	76.8	19702	75.4
	每天1次及以上	1293	9.6	1716	13.5	3009	11.5

① 陈志飞、孟灿、管恒燕等：《安徽省中小学生饮食相关知识行为分析》，《中国学校卫生》2021年第4期。

续表

饮食行为(回顾过去一周的情况)		男		女		合计	
		数量	占比	数量	占比	数量	占比
你吃过几次油炸食物?(如油条、油饼、炸薯条、炸鸡翅等)	从来不吃	1942	14.4	1690	13.3	3632	13.9
	少于每天1次	10611	78.9	10391	81.8	21002	80.3
	每天1次及以上	891	6.6	617	4.9	1508	5.8
你吃过几次新鲜水果(不包括水果罐头)?	从来不吃	519	3.9	251	2.0	770	2.9
	少于每天1次	3226	24.0	2452	19.3	5678	21.7
	每天1次	5840	43.4	6171	48.6	12011	45.9
	每天2次及以上	3859	28.7	3824	30.1	7683	29.4
你吃过几次蔬菜?(生熟均算,比如沙拉、生吃或烹饪后等)	从来不吃	400	3.0	196	1.5	596	2.3
	少于每天1次	1476	11.0	1017	8.0	2493	9.5
	每天1次	4490	33.4	3860	30.4	8350	31.9
	每天2次及以上	7078	52.6	7625	60.0	14703	56.2
你是否每天吃早餐?	天天吃	10168	75.6	9745	76.7	19913	76.2
	有时吃	2815	20.9	2633	20.7	5448	20.8
	从来不吃	461	3.4	320	2.5	781	3.0

（二）身体活动不足

身体活动是指骨骼肌收缩产生的任何消耗能量的身体动作。[①] 身体活动包括职业工作、家务、休闲活动、体育运动以及健身和以健康为目的的身体锻炼。[②] 研究表明，身体活动可以控制体重，超重、肥胖儿童与正常体重儿童相比，身体活动较少且基本动作技能较差。[③] 福格赫姆（Fogelholm）认

① WHO, *Global Recommendations on Physical Activity for Health*, Geneva: World Health Organization, 2010.

② 张云婷、马生霞、陈畅等:《中国儿童青少年身体活动指南》,《中国循证儿科杂志》2017年第6期。

③ Hills A. P., King N. A., Armstrong T. P., "The Contribution of Physical Activity and Sedentary Behaviors to the Growth and Development of Children and Adolescents: Implications for Overweight and Obesity", *Sports Medicine* (Auckland, N. Z.), 2007, 37 (6): 533-545; Strong W. B., Malina A. R. M., Blimkie C. J., et al., "Evidence Based Physical Activity for School-age Youth", *The Journal of Pediatrics*, 2005, 146 (6): 732-737; Okely A. D., Booth M. L., Chen T., "Relationships Between Body Composition and Fundamental Movement Skills Among Children and Adolescents", *Research Quarterly for Exercise & Sport*, 2004, 75 (3): 238-247.

为，身体活动通过增加日常能量消耗和抑制食欲来控制体重的增加。① 目前，身体活动不足的问题在全球儿童青少年中广泛存在。古斯德（Gutheld）等对来自全球146个国家和地区，涵盖160万名11～17岁学生的Pooled分析结果显示，2016年，有81.0%的学生身体活动不足，男生为77.6%，女生为84.7%。②

2020年北京市学生常见病及健康危险因素监测中，针对小学四年级至大三学生的问卷调查结果显示，在过去一周内，有9.5%的学生报告过去7天从未参与中、高强度身体活动；有18.0%的学生每天参与中、高强度身体活动。有39.4%和33.1%的学生参与中、高强度身体活动的天数分别为1～3天和4～6天。女生（13.1%）每天参与中、高强度身体活动至少60分钟的比例低于男生（22.7%）。城区学生（16.5%）每天参与中、高强度身体活动至少60分钟的比例低于郊区学生（19.4%）。随着年级的增长，学生每天参与中、高强度身体活动至少60分钟的比例逐渐降低（见表2）。

表2　2020年北京市学生过去一周内每天至少60分钟中、高强度运动的天数

单位：人，%

特征		数量	每天至少60分钟中、高强度运动的天数							
			0天		1～3天		4～6天		7天	
			数量	占比	数量	占比	数量	占比	数量	占比
性别	男生	13444	1194	8.9	4964	36.9	4230	31.5	3056	22.7
	女生	12698	1284	10.1	5338	42.0	4414	34.8	1662	13.1
区域	城区	12057	1198	9.9	4943	41.0	3927	32.6	1989	16.5
	郊区	14085	1280	9.1	5359	38.0	4717	33.5	2729	19.4

① Fogelholm M.，"Physical Activity，Fitness and Fatness：Relations to Mortality，Morbidity and Disease Risk Factors. A Systematic Review"，*Obesity Reviews*：*An Official Journal of the International Association for the Study of Obesity*，2010，11（3）：202－221.

② Gutheld R.，Stevens G. A.，Riley L. M.，et al.，"Global Trends in Insufficient Physical Activity Among Adolescents：A Pooled Analysis of 298 Population-based Surveys with 1.6 Million Participants"，*The Lancet Child & Adolescent Health*，2020，4（1）：23－35.

续表

特征		数量	每天至少 60 分钟中、高强度运动的天数							
			0 天		1～3 天		4～6 天		7 天	
			数量	占比	数量	占比	数量	占比	数量	占比
学段	小学	8014	581	7.2	3128	39.0	2470	30.8	1835	22.9
	初中	8314	555	6.7	2687	32.3	3357	40.4	1715	20.6
	高中	8852	1128	12.7	3982	45.0	2644	29.9	1098	12.4
	大学	962	214	22.2	505	52.5	173	18.0	70	7.3
合计		26142	2478	9.5	10302	39.4	8644	33.1	4718	18.0

需要注意的是，儿童青少年还应多参与户外活动。户外活动有助于预防近视①，减少负性情绪。有学者等在广东开展了一项为期 3 年的随机对照试验，共调查了 1903 名小学一年级学生，试验组在每个上学日有一节 40 分钟的户外活动课，同时，学生家长也被鼓励在课外时间多带学生参加户外活动。结果表明，试验组的近视发生率为 30.4%，对照组为 39.5%，差异有统计学意义。②

2020 年北京市学生常见病及健康危险因素监测显示，在过去一周内，每天白天户外活动不到 1 小时、1～2 小时、2～3 小时、3 小时及以上和不知道的学生比例分别为 19.6%、43.0%、17.2%、17.4% 和 2.9%。女生（20.1%）每天白天户外活动不到 1 小时的比例高于男生（19.1%）。城区学生（21.0%）每天白天户外活动不到 1 小时的比例高于郊区学生（18.4%）。初中生每天白天户外活动不到 1 小时的比例最低，为 15.7%，大学生最高，为 30.1%（见表 3）。

（三）视屏时间过长

视屏时间过长会对儿童青少年健康产生多方面的影响。奥拉夫斯多蒂

① French A. N., Ashby R. S., Morgan I. G., et al., "Time Outdoors and the Prevention of Myopia", *Experimental Eye Research*, 2013, 114: 58-68.

② He M., Xiang F., Zeng Y., et al., "Effect of Time Spent Outdoors at School on the Development of Myopia Among Children in China: A Randomized Clinical Trial", *The Journal of the American Medical Association*, 2015, 314 (11): 1142-1148.

表 3　2020 年北京市学生过去一周内，每天白天户外活动时间

单位：人，%

特征		数量	每天白天户外活动时间									
			不到 1 小时		1～2(不含 2)小时		2～3(不含 3)小时		3 小时及以上		不知道	
			数量	占比	数量	占比	数量	占比	数量	占比	数量	占比
性别	男生	13443	2563	19. 1	5537	41. 2	2373	17. 7	2545	18. 9	425	3. 2
	女生	12698	2549	20. 1	5701	44. 9	2111	16. 6	1996	15. 7	341	2. 7
区域	城区	12057	2526	21. 0	5257	43. 6	1934	16. 0	2025	16. 8	315	2. 6
	郊区	14084	2586	18. 4	5981	42. 5	2550	18. 1	2516	17. 9	451	3. 2
学段	小学	8014	1625	20. 3	3435	42. 9	1240	15. 5	1511	18. 9	203	2. 5
	初中	8314	1309	15. 7	3594	43. 2	1496	18. 0	1670	20. 1	245	2. 9
	高中	8851	1888	21. 3	3790	42. 8	1607	18. 2	1272	14. 4	294	3. 3
	大学	962	290	30. 1	419	43. 6	141	14. 7	88	9. 1	24	2. 5
合计		26141	5112	19. 6	11238	43. 0	4484	17. 2	4541	17. 4	766	2. 9

（Olafsdottir）等针对欧洲 8 个国家 16225 名 2～9 岁儿童的两年前瞻性研究发现，每天每多看 1 小时电视，儿童身体质量指数（Body Mass Index，BMI）变化在高五分位数的风险是未多看 1 小时电视的 1. 22 倍。[①] 此外，儿童玩电脑游戏的时间越长，灵活性、下肢爆发力和躯干肌力越差。[②] 随着科技的发展，电子产品逐渐普及，视屏行为逐渐成为儿童青少年的日常生活。2015～2016 年美国健康和营养调查结果显示，每天坐姿看电视 2 小时及以上的比例在 5～11 岁儿童中为 62%，在 12～19 岁青少年中为 59%。[③]

2020 年北京市学生常见病及健康危险因素监测中，针对小学四年级至大三学生的问卷调查结果显示，北京市儿童青少年存在视屏时间过长的问题。在过

① Olafsdottir S.，Berg C.，Eiben G.，et al.，"Young Children's Screen Activities，Sweet Drink Consumption and Anthropometry：Results from a Prospective European Study"，*European Journal of Clinical Nutrition*，2014，68（2）：223－228.

② Cieśla E.，Mleczko E.，Bergier J.，et al.，"Health-Related Physical Fitness，BMI，Physical Activity and Time Spent at a Computer Screen in 6 and 7-Year-Old Children from Rural Areas in Poland"，*Annals of Agricultural and Environmental Medicine*，2014，21（875194）：617－621.

③ Yang L.，Cao C.，Kantor E. D.，et al.，"Trends in Sedentary Behavior Among the US Population，2001－2016"，*The Journal of the American Medical Association*，2019，321（16）：1587－1597.

去一周里，有26.4%的学生没看过电视；每天看电视的时间不到1小时、1~2小时、2~3小时、3~4小时和4小时及以上的学生比例分别为40.2%、20.0%、7.8%、2.5%和3.1%。男生每天看电视时间2~3小时、3~4小时和4小时及以上的比例（8.7%、3.1%和4.3%）均高于女生（6.8%、1.9%和1.9%）。郊区学生每天看电视时间2~3小时、3~4小时和4小时及以上的比例（9.1%、2.9%和3.8%）均高于城区学生（6.2%、2.1%和2.4%）。随着年级的增长，学生每天看电视时间2~3小时、3~4小时和4小时及以上的比例先升后降（见表4）。

在过去一周里，有28.7%的学生从来不用电脑；用电脑时间不到1小时、1~2小时、2~3小时、3~4小时和4小时及以上的学生比例分别为41.7%、16.4%、6.7%、3.0%和3.5%。男生每天用电脑时间2~3小时、3~4小时和4小时及以上的比例（7.9%、3.8%和5.0%）均高于女生（5.4%、2.1%和1.9%）。城区学生每天用电脑时间2~3小时、3~4小时和4小时及以上的比例（7.3%、3.5%和3.8%）均高于郊区学生（6.1%、2.6%和3.3%）。随着年级的增长，学生每天用电脑时间2~3小时、3~4小时和4小时及以上的比例逐渐升高（见表5）。

表4　2020年北京市学生在过去一周内平均每天看电视时间

单位：人，%

特征		数量	平均每天看电视时间											
			没有看过		不到1小时		1~2(不含2)小时		2~3(不含3)小时		3~4(不含4)小时		4小时及以上	
			数量	占比	数量	占比	数量	占比	数量	占比	数量	占比	数量	占比
性别	男生	13443	3465	25.8	5067	37.7	2753	20.5	1164	8.7	420	3.1	574	4.3
	女生	12698	3433	27.0	5440	42.8	2477	19.5	864	6.8	238	1.9	246	1.9
区域	城区	12057	4003	33.2	4707	39.0	2059	17.1	751	6.2	248	2.1	289	2.4
	郊区	14084	2895	20.6	5800	41.2	3171	22.5	1277	9.1	410	2.9	531	3.8
学段	小学	8014	1463	18.3	4041	50.4	1673	20.9	507	6.3	158	2.0	172	2.1
	初中	8314	2112	25.4	3182	38.3	1801	21.7	711	8.6	225	2.7	283	3.4
	高中	8851	2854	32.2	3023	34.2	1622	18.3	753	8.5	258	2.9	341	3.9
	大学	962	469	48.8	261	27.1	134	13.9	57	5.9	17	1.8	24	2.5
合计		26141	6898	26.4	10507	40.2	5230	20.0	2028	7.8	658	2.5	820	3.1

表 5　2020 年北京市学生在过去一周内平均每天用电脑时间

单位：人，%

特征		数量	平均每天用电脑时间											
			没有用过		不到 1 小时		1～2(不含 2)小时		2～3(不含 3)小时		3～4(不含 4)小时		4 小时及以上	
			数量	占比	数量	占比	数量	占比	数量	占比	数量	占比	数量	占比
性别	男生	13443	3719	27.7	5115	38.0	2358	17.5	1063	7.9	510	3.8	678	5.0
	女生	12698	3785	29.8	5789	45.6	1937	15.3	682	5.4	268	2.1	237	1.9
区域	城区	12057	3099	25.7	5137	42.6	2068	17.2	879	7.3	417	3.5	457	3.8
	郊区	14084	4405	31.3	5767	40.9	2227	15.8	866	6.1	361	2.6	458	3.3
学段	小学	8014	3140	39.2	3474	43.3	855	10.7	324	4.0	103	1.3	118	1.5
	初中	8314	2125	25.6	3727	44.8	1504	18.1	496	6.0	212	2.5	250	3.0
	高中	8851	2170	24.5	3480	39.3	1665	18.8	764	8.6	355	4.0	417	4.7
	大学	962	69	7.2	223	23.2	271	28.2	161	16.7	108	11.2	130	13.5
合计		26141	7504	28.7	10904	41.7	4295	16.4	1745	6.7	778	3.0	915	3.5

二　北京市儿童青少年主要健康问题

（一）超重、肥胖率明显上升

在过去的几十年里，全球儿童青少年超重肥胖率不断攀升。美国 2～19 岁儿童青少年肥胖率从 1988～1994 年的 10.0% 上升至 2013～2014 年的 17.2%，重度肥胖率从 1988～1994 年的 2.6% 上升至 2011～2012 年的 5.6%。[①] 尽管超重、肥胖最先流行于工业化国家，但目前发展中国家也显示出一定的流行趋势。[②] 1985～2014 年我国儿童青少年超重、肥胖率持续上

① Ogden C. L., Carroll M. D., Lawman H. G., et al., "Trends in Obesity Prevalence Among Children and Adolescents in the United States, 1988－1994 Through 2013－2014", *The Journal of the American Medical Association*, 2016, 315 (21): 2292－2299.

② Swinburn B. A., Sacks G., Hall K. D., et al., "The Global Obesity Pandemic: Shaped by Global Drivers and Local Environments", *Lancet*, 2011, 378 (9793): 804－814.

升。2014 年中国学生体质与健康调研结果显示，7～18 岁学生超重、肥胖率为 20.5%，城市学生和农村学生分别为 23.5% 和 17.5%。[①]《中国居民营养与慢性病状况报告（2020 年）》显示，中国 6～17 岁儿童青少年超重率和肥胖率分别为 11.1% 和 7.9%。[②] 值得注意的是，2005～2010 年乡村学生超重、肥胖检出率平均增长速度已超过城市，标志着我国儿童青少年已进入肥胖的流行阶段。[③]

北京市学生常见病及健康危险因素监测结果显示，北京市儿童青少年超重、肥胖率明显上升。2017 年和 2018 年北京市学生超重率均为 16.6%，2019 年北京市学生超重率为 16.8%，2020 年增长至 17.7%。2017 年北京市学生肥胖率为 14.9%，2018 年降低至 13.4%，2019 年北京市学生肥胖率为 21.1%，2020 年增长至 25.9%（见表 6）。在各年度，男生超重率（19.7%、20.6%、18.7% 和 19.9%）和肥胖率（18.2%、16.4%、25.8% 和 32.5%）均高于女生（超重率：13.4%、12.4%、14.7%、15.5%；肥胖率：11.2%、10.1%、16.1%、19.1%），郊区学生超重率（16.8%、16.7%、16.8%、17.5%）和肥胖率（17.7%、16.0%、23.3%、29.0%）大都高于城区学生（超重率：16.4%、16.5%、16.8%、18.0%；肥胖率：12.1%、10.8%、17.7%、21.6%）。随着年级的增长，学生肥胖率有降低的趋势。儿童青少年肥胖可导致不良的健康和社会后果，同时还会影响儿童青少年的心理行为和认知能力。[④] 因此，对儿童青少年肥胖的有效防控具有重要的公共卫生意义和一定的经济学意义。

① Dong Y., Jan C., Ma Y., et al., "Economic Development and the Nutritional Status of Chinese School-aged Children and Adolescents from 1995 to 2014: An Analysis of Five Successive National Surveys", *The Lancet Diabetes & Endocrinology*, 2019, 7 (4): 288–299.

② 《中国居民营养与慢性病状况报告（2020 年）》，《营养学报》2020 年第 6 期。

③ 马军、蔡赐河、王海俊等：《1985—2010 年中国学生超重与肥胖流行趋势》，《中华预防医学杂志》2012 年第 9 期。

④ Su C., Zhang B., Wang Y. F., et al., "Epidemics of Overweight and Obesity Among Growing Childhood in China Between 1997 and 2009: Impact of Family Income, Dietary Intake, and Physical Activity Dynamics", *Chinese Medical Journal*, 2015, 128 (14): 1879–1886.

表 6　2017～2020 年北京市不同特征学生超重、肥胖情况

单位：%

特征		2017 年		2018 年		2019 年		2020 年	
		超重率	肥胖率	超重率	肥胖率	超重率	肥胖率	超重率	肥胖率
性别	男生	19.7	18.2	20.6	16.4	18.7	25.8	19.9	32.5
	女生	13.4	11.2	12.4	10.1	14.7	16.1	15.5	19.1
区域	城区	16.4	12.1	16.5	10.8	16.8	17.7	18.0	21.6
	郊区	16.8	17.7	16.7	16.0	16.8	23.3	17.5	29.0
学段	小学	16.4	20.3	15.2	16.1	15.4	23.0	16.8	28.9
	初中	17.1	15.4	17.4	14.4	17.6	20.2	18.9	25.1
	高中	16.2	11.6	17.6	10.4	18.4	18.3	18.3	21.4
	大学	3.0	6.3	15.5	5.0	19.4	10.5	18.6	11.5
合计		16.6	14.9	16.6	13.4	16.8	21.1	17.7	25.9

注：大学仅调查大一至大三学生，2017 年和 2018 年小学仅调查四至六年级学生。

（二）视力不良率（近视率）居高不下

视力不良问题是全球面临的严峻公共卫生问题，尤以发展中国家儿童青少年更加严重。[①] 其中，近视多发生于儿童青少年，是损害儿童青少年视力的主要眼部疾病。[②] 目前，近视的患病率在全球范围内日益增长，研究发现，若无有效防控措施，预计 2050 年全球近视人群可达 48 亿人。[③] 为有效防控儿童青少年近视眼，2018 年我国印发了《综合防控儿童青少年近视实施方案》，提出到 2030 年，实现全国儿童青少年新发近视率明显下降，儿童青少年视力健康整体水平显著提升，6 岁儿童近视率控制在 3% 左右，小学生近视率下降到 38% 以下，初中生近视率下降到 60% 以下，高中阶段学生近视率下降到 70% 以下。[④] 据 2018 年调查结果，中国 6～18 岁儿童青少年

① 刘忠慧、徐澋、孙志颖等：《天津市中小学校教室采光照明与学生视力不良的关系》，《中国学校卫生》2021 年第 8 期。

② Fricke, T. R., Holden, et al., "Global Cost of Correcting Vision Impairment from Uncorrected Refractive Error", *Bulletin of the World Health Organization*, 2012, 90 (10): 728 – 738.

③ Holden B. A., Fricke T. R., Wilson D. A., et al., "Global Prevalence of Myopia and High Myopia and Temporal Trends from 2000 Through 2050", *Ophthalmology*, 2016, 123 (5): 1036.

④ 《教育部等八部门关于印发〈综合防控儿童青少年近视实施方案〉的通知》，教体艺〔2018〕3 号。

近视患病率达53.6%，高中生近视患病率高达81.0%。①

北京市学生常见病及健康危险因素监测结果显示，学生视力不良率和近视率居高不下。2017年北京市学生视力不良率为71.5%，2018年增长至72.2%，2019年北京市学生视力不良率和近视率分别为65.9%和54.3%，2020年增长至66.6%和55.5%。在各年度，女生视力不良率（74.5%、74.3%、68.6%、69.3%）和近视率（57.1%、58.1%）高于男生（视力不良率：68.5%、70.4%、62.8%、64.0%；近视率：51.8%、53.0%），城区学生（视力不良率：75.1%、76.2%、69.0%、67.0%；近视率：57.8%、59.6%）高于郊区学生（视力不良率：67.9%、68.1%、62.5%、66.2%；近视率：51.1%、51.8%）。随着年级的增长，学生视力不良率和近视率均有增加的趋势（见表7）。监测结果提示我们，必须积极采取措施防控儿童青少年视力不良和近视。

表7　2017～2020年北京市不同特征学生视力不良及近视情况

单位：%

特征		2017年		2018年		2019年		2020年	
		视力不良率	近视率	视力不良率	近视率	视力不良率	近视率	视力不良率	近视率
性别	男生	68.5	—	70.4	—	62.8	51.8	64.0	53.0
	女生	74.5	—	74.3	—	68.6	57.1	69.3	58.1
城郊	城区	75.1	—	76.2	—	69.0	57.8	67.0	59.6
	郊区	67.9	—	68.1	—	62.5	51.1	66.2	51.8
学段	6岁儿童	—	—	—	—	56.8	8.5	65.0	10.1
	小学	53.3	—	53.2	—	48.8	34.7	51.6	37.5
	初中	77.7	—	76.6	—	79.1	76.4	76.9	76.8
	高中	85.0	—	85.3	—	85.6	83.4	84.0	83.6
	大学	69.9	—	89.5	—	84.5	—	88.8	—
合计		71.5	—	72.2	—	65.9	54.3	66.6	55.5

注：大学仅调查大一至大三学生，2017年和2018年小学仅调查四至六年级学生。

① 《国家卫生健康委员会2019年4月29日例行新闻发布会文字实录》，中国政府网，http://www.nhc.gov.cn/xcs/s7847/201904/e9117ea8b6b84f48962e84401d305292.shtml，最后访问日期：2021年5月27日。

（三）传染病

学校是传染病的主要流行场所，封闭空间及人口的高聚集性，均是导致传染病在学校传播的有利条件。[①] 一旦学校出现传染病暴发或聚集性疫情，容易在短时间内扩散，从而造成疫情传播、蔓延甚至暴发流行，造成不良社会影响。[②] 2019～2020 学年度，北京市共报告学生各类传染病病例 41252 例，总报告发病率为 2037/10 万；其中涉及乙类传染病 11 种，病例数为 1324 例，占总病例数的 3.21%；涉及丙类传染病 6 种，病例数为 36927 例，占总病例数的 89.52%；其他法定管理以及重点监测传染病 5 种，病例数为 3001 例，占总病例数的 7.27%（见表 8）；无甲类传染病报告病例，无死亡病例。

表 8　2019～2020 学年度北京市学生传染病报告病例构成

类型	病种(种)	病例数(人)	占比(%)
乙类	11	1324	3.21
丙类	6	36927	89.52
其他传染病	5	3001	7.27
合计	22	41252	100.00

在涉及的 11 种乙类传染病中，2019～2020 学年度北京市构成比最大的前 5 位传染病依次为：猩红热、细菌性痢疾、HIV（含艾滋病）、梅毒和淋病。前 5 位传染病共报告发生 1320 例。综合近 5 个学年度来看，猩红热、痢疾、肺结核、HIV（含艾滋病）、梅毒依旧是大中小学生中报告发病最多的乙类传染病（见表 9）。

---

① 翁熹君、王锐、王霄晔等：《2014－2016 年全国学校（托幼机构）传染性突发公共卫生事件流行特征分析》，《疾病监测》2019 年第 5 期。

② 方继、熊小庆、王晓文等：《江西省 2004～2016 年学校传染病类突发公共卫生事件报告信息特点分析》，《安徽预防医学杂志》2017 年第 4 期。

表 9 北京市学生近 5 个学年度乙类法定传染病报告发病的前 5 位病种

单位：人

序号	2019 ~ 2020 学年		2018 ~ 2019 学年		2017 ~ 2018 学年		2016 ~ 2017 学年		2015 ~ 2016 学年	
	病种	病例数	病种	病例数	病种	病例数	病种	病例数	病种	病例数
1	猩红热	800	猩红热	1710	猩红热	1666	猩红热	1353	猩红热	1453
2	细菌性痢疾	355	痢疾	679	痢疾	731	痢疾	974	痢疾	1038
3	HIV(含艾滋病)	80	肺结核	101	肺结核	291	肺结核	336	肺结核	417
4	梅毒	53	HIV(含艾滋病)	78	HIV(含艾滋病)	84	HIV(含艾滋病)	86	HIV(含艾滋病)	95
5	淋病	32	梅毒	41	梅毒	51	病毒性肝炎	28	梅毒	26
合计	1320		2609		2823		2777		3029	

从人口特征来看，2019 ~ 2020 学年度北京市男女生病例各占 60.65% 和 39.35%，本市户籍和非本市户籍（含外籍病例，后同）病例数分别占 95.77% 和 4.23%；城区和郊区的病例数各占 61.93% 和 38.07%（见图 1）。

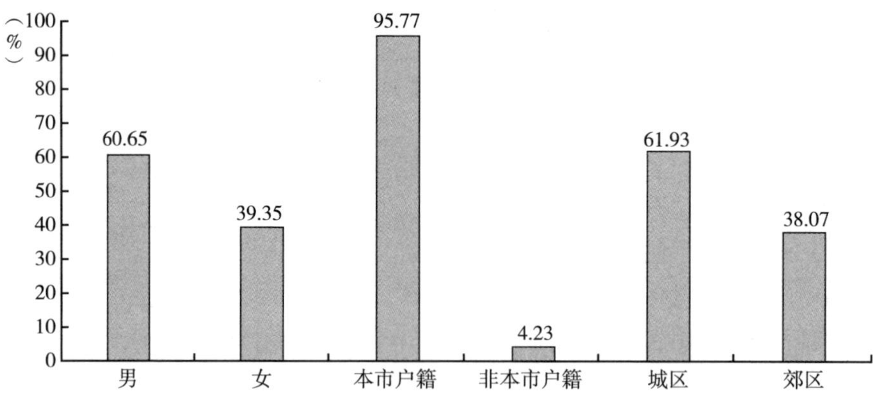

图 1 2019 ~ 2020 学年度北京市学生乙类传染病报告病例的人口特征

2019 ~ 2020 学年度北京市共报告各类丙类传染病学生病例 36927 例，与上一学年度相比下降了 31.29%，其中，流行性感冒报告发病数较上一学年下降了28.74%，手足口病和其他感染性腹泻病报告发病数分别下降了47.48%、54.05%（见表10）。

表10　2019～2020学年度北京市学生丙类传染病报告发病数

疾病名称	报告发病数(人)	构成比(%)
流行性感冒	33746	91.39
手足口病	1561	4.23
其他感染性腹泻病	1260	3.41
流行性腮腺炎	350	0.95
风疹	8	0.02
急性出血性结膜炎	2	0.01
合计	36927	100.00

从人口特征来看，在丙类传染病中，2019～2020学年度北京市男女生病例各占53.99%和46.01%，本市户籍和非本市户籍病例数分别占97.25%和2.75%；城区和郊区的病例数各占61.74%和38.26%（见图2）。

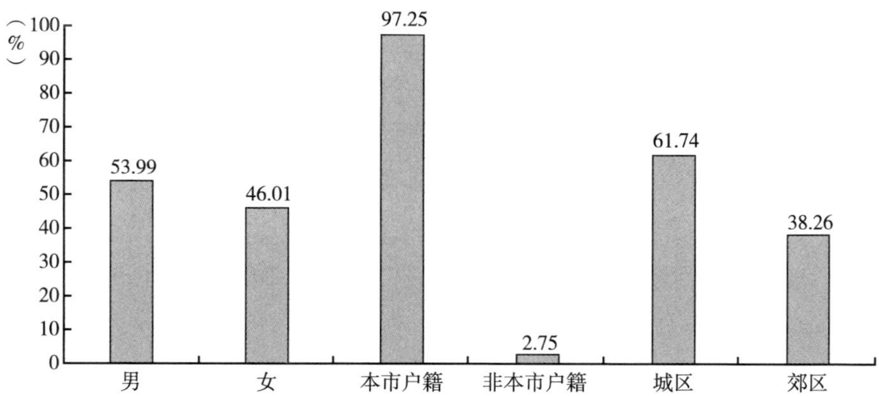

图2　2019～2020学年度北京市学生丙类传染病报告病例的人口特征

水痘是除法定甲乙丙类传染病之外最主要的传染病。2019～2020学年度北京市共报告学生病例2711例，发病数比2018～2019学年度下降了42.33%，占其他传染病的90.34%。其中男女生病例各占59.61%和40.39%；本市户籍和非本市户籍各占96.46%和3.54%；城区和郊区各占50.46%和49.54%（见图3）。

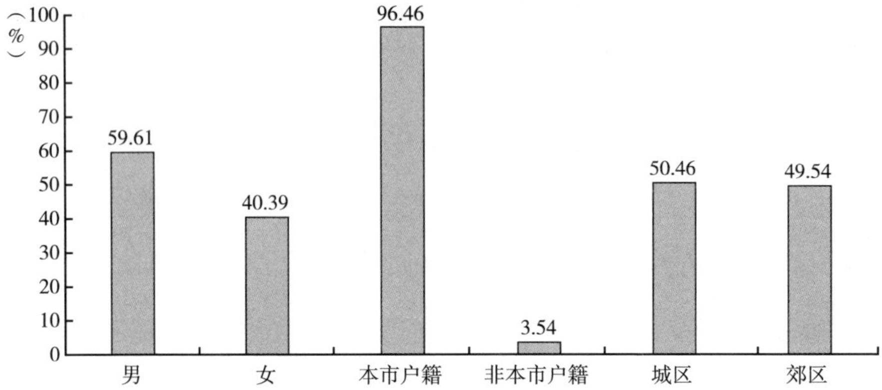

图 3　2019～2020 学年度北京市学生水痘报告病例的人口特征

三　重点推动六大干预行动实施

针对儿童青少年常见病和健康影响因素监测情况，北京市近年持续开展了多项干预工作，包括以"灵动儿童、阳光少年健康行动"为主题的专家进校园行动、学校卫生标准普及行动、中小学生健康月活动、学校教学生活环境改善行动、健康父母行动和重点人群关爱行动六大行动。重点推进近视防控重点人群关爱行动，在北京市十部门近视防控措施和实施保障工作的基础上，以北京市学生常见病和健康影响因素监测为平台，北京市疾控中心联合北京同仁医院、北京大学人民医院、北京大学第三医院、中国中医科学眼科医院、北医三院附属海淀医院、北京市体检中心、清华大学附属垂杨柳医院、和平里医院等多家医院共同开启了服务于北京市儿童青少年视力健康的行动。建立"学生－家庭－学校－医疗"四位一体的防治模式，实施个性化健康管理，定期监测随访，做到早发现、早关注、早预防、早治疗。针对干预学校的小学生每年开展 1 次远视储备调查，测量眼轴、角膜曲率等眼生物学参数，建立学生视力健康档案，对学生近视发生发展情况进行评估与跟踪管理，采取精准化干预措施，为学生提供临床绿色诊疗通道服务等。各区干预工作也精彩纷呈，平谷区、朝阳区、海淀区率先为区内试点学校学生开展远视储备检测。

四　改善北京市儿童青少年健康状况的对策建议

（一）应对传染性疾病的建议

建立公共卫生预警系统，包括建立通畅、准确的疾病监测和报告系统，现代化的实验室，精干有素的专业队伍。[①] 对于学校传染病，关键是做好晨午晚检，切实按照《学校传染病症状监测预警技术指南》（WS/T 772－2020）要求做好健康监测。同时，增强全民防治传染病的意识，学校应根据常见传染病的发病特点，在高发月份来临之前加强对学生群体的健康教育和健康促进，保证在传染病高发期间各项防控措施得到落实，如督促学生加强手卫生，做好室内通风、消毒，注重环境卫生和食品卫生等。[②]

（二）应对非传染性疾病的建议

通过健康促进，对儿童青少年进行健康干预，提高其知识水平，形成健康意识，减少西式快餐及高糖零食使用。努力减少全社会所面对的危险因素，包括肥胖易感环境、不良饮食习惯和体力活动缺乏。促进学生建立健康生活方式，进行适度的体力活动，减少静态生活及视屏时间。通过健康的饮食和有规律的体育锻炼保护易感人群，对高危人群进行适宜的生活干预。[③] 有效开展具有可操作性的干预工作，推广适宜技术，如利用“6 月 6 日爱眼日”“9 月健康月”等，因地制宜地开展形式多样、内容丰富的各类近视防控活动，指导学校按照标准要求调整课桌椅，合理配置灯具，为学生创造良好视觉环境等，切实将学生常见病防控工作落到实处。

---

① 马军：《中国儿童青少年主要健康问题及应对策略》，《中国学校卫生》2015 年第 6 期。

② 徐文婕、白承续、花晨曦等：《北京市 2010—2017 学年学生法定及重点监测传染病发病情况》，《中国学校卫生》2019 年第 7 期。

③ 马军：《中国儿童青少年主要健康问题及应对策略》，《中国学校卫生》2015 年第 6 期。

B.19
后　记

本书由中国医药卫生事业发展基金会、北京市卫生健康委员会、首都社会经济发展研究所、北京健康城市建设促进会、北京民力健康传播中心、北京健康城市建设研究中心等单位共同研创和组织编写完成。北京市卫生健康委员会主任于鲁明、中国医药卫生事业发展基金会理事长王丹担任编委会主任。中国城市报中国健康城市研究院院长、北京健康城市建设促进会理事长、北京健康城市建设研究中心主任王鸿春，首都社会经济发展研究所所长盛继洪，北京民力健康传播中心理事长、北京健康城市建设促进会监事长李小峰担任编委会副主任。王鸿春、盛继洪任主编。本书的整个研创工作是由于鲁明、王丹、王鸿春、盛继洪和李小峰集体策划组织实施完成的。

首都社会经济发展研究所经济处处长鹿春江、北京健康城市建设促进会副秘书长兼办公室主任范冬冬和北京健康城市建设促进会主任助理张鑫做了大量的组织协调工作。

感谢社会科学文献出版社政法传媒分社总编辑曹义恒先生在本书的策划和编辑过程中的耐心指导，以及在沟通协调方面给予的大力支持。本项目为北京市社会科学基金研究基地重点项目，感谢北京市社科联、北京市哲学社会科学规划办公室在立项、研究过程中给予的大力支持、具体指导以及帮助。

《北京健康城市建设研究报告（2021）》编辑委员会谨代表本书全体研创成员，对为本书做出贡献、给予支持、提供帮助的各位领导、专家和同人深表谢忱！

《北京健康城市建设研究报告（2021）》编辑委员会

2021 年 11 月于北京

Abstract

Building a healthy city is not only an important starting point for the implementation of the healthy China strategy, but also an important content of the modernization of urban governance system. Beijing, the capital, occupies an important position and undertakes important responsibilities in the construction of a healthy China. Building a healthy Beijing is a new mission entrusted to Beijing in the new era. Beijing has always adhered to people-oriented. After more than ten years of construction practice, a healthy Beijing working mechanism of "government leadership, departmental cooperation, social mobilization and mass participation" has been gradually established and formed, moving forward from encouraging every citizen to be a "Healthy Beijing People" to mobilizing the whole society to jointly build a "healthy Beijing city". From the perspective of work results, the main health indicators of healthy Beijing have achieved the target value, and achieved good results in cultivating healthy people, optimizing health services and building a healthy environment, which is mainly reflected in creating a good policy environment for healthy Beijing, establishing an overall and coordinated work mechanism, a more scientific and comprehensive target system and a more solid health service ability. At the same time, the construction of a healthy city in Beijing also has the following weak links: "the concept of integrating health into all policies" lacks hard constraints, and the mechanism of "co construction and sharing" needs to be strengthened; There is a long way to go to improve environmental quality, and the problem of "big city disease" is still prominent; The healthy behavior index is low, and the healthy lifestyle still needs to be strengthened; The application of health big data is insufficient, and the development of health industry is slow. Based on this, it is urgent to do a good job in the following aspects: improve ideological understanding and further improve the government's overall planning and coordination mechanism; Strengthen the construction of Patriotic Health Organization System in combination with epidemic prevention and control; Improve the working mechanism and promote governments and departments at all levels to implement their responsibilities; Grasp the key points of construction and continue to carry out health promotion and education; Promote co construction and sharing, and establish an information communication platform for healthy city construction; Improve the monitoring system and strive to improve the public health emergency response capacity.

This report focuses on the hot spots, difficulties and key issues of healthy city construction, such as environmental health improvement, construction of public service system, improvement of TCM medical service capacity, health education and health promotion, and makes in-depth research from the aspects of optimizing waste classification, community management, smoking control, response to population aging, development of water pollution control industry and improving the health level of the whole people, Summarize the achievements and experience of building a healthy Beijing from multiple dimensions. For example, in terms of creating a healthy environment, under the severe situation of epidemic prevention and control, Beijing has promoted epidemic prevention and control and waste classification at the same time, and waste classification has risen to a new level. A domestic waste classification and treatment system in line with Beijing's reality and meeting the classification needs has been basically established, which is of great significance for fighting the protracted war of waste classification. In terms of building a healthy society, it is proposed to explore the optimization path of community governance in the period of normalization of epidemic prevention and control and the guarantee mechanism for the sustainable development of community elderly services. In terms of improving health services, it is proposed to optimize and innovate the treatment mode of traditional Chinese medicine, strengthen the whole cycle support and guarantee of children's health, develop intelligent medical service technology, and gradually build a health service system covering the whole population and the whole life cycle. These countermeasures and suggestions will provide a useful reference for Beijing to carry out healthy urban construction.

Keywords: Healthy Beijing; Healthy China; Healthy City

Contents

Ⅰ General Report

Abstract: Beijing, the capital of China, occupies an important position and undertakes important responsibilities in the construction of a healthy China. Building a healthy Beijing is a new mission entrusted to Beijing in the new era. Beijing has always adhered to people-oriented. After more than ten years of construction practice, a healthy Beijing working mechanism of "government leadership, departmental cooperation, social mobilization and mass participation" has been gradually established and formed, moving forward from encouraging every citizen to be a "Healthy Beijing People" to mobilizing the whole society to jointly build a "healthy Beijing city". From the perspective of work results, the main health indicators of healthy Beijing have achieved the target value, and achieved good results in cultivating healthy people, optimizing health services and building a healthy environment, which is mainly reflected in creating a good policy environment for healthy Beijing, establishing an overall and coordinated work mechanism, a more scientific and comprehensive target system and a more solid health service ability. At the same time, the construction of a healthy city in

Beijing also has the following weak links: "the concept of integrating health into all policies" lacks hard constraints, and the mechanism of "co construction and sharing" needs to be strengthened; There is a long way to go to improve environmental quality, and the problem of "big city disease" is still prominent; The healthy behavior index is low, and the healthy lifestyle still needs to be strengthened; The application of health big data is insufficient, and the development of health industry is slow. Based on this, it is urgent to do a good job in the following aspects: improve ideological understanding and further improve the government's overall planning and coordination mechanism; Strengthen the construction of Patriotic Health Organization System in combination with epidemic prevention and control; Improve the working mechanism and promote governments and departments at all levels to implement their responsibilities; Grasp the key points of construction and continue to carry out health promotion and education; Promote co construction and sharing, and establish an information communication platform for healthy city construction; Improve the monitoring system and strive to improve the public health emergency response capacity.

Keywords: New Era; Healthy Beijing; Healthy City

Ⅱ Healthy Environment

Abstract: The promulgation and implementation of the newly revised regulations of Beijing on domestic waste treatment has not only promoted the waste sorting in the community, but also promoted the waste sorting action in Colleges and universities. Through the investigation on the waste sorting actions of some colleges and universities in Beijing, it is found that there are not only some achievements in the waste sorting work of colleges and universities in Beijing, such as the relatively perfect allocation of waste sorting facilities, the more in place of sorting guidelines and publicity slogans, the clear responsibility of waste collection and transportation management, but also the more random release behavior of waste emitters, the insufficient coordination of waste sorting and treatment subjects Imperfect waste sorting and treatment system and insufficient publicity and guidance. In view of the existing problems, colleges and universities need to build a diversified and coordinated waste sorting and treatment subject system as soon as possible, establish and improve relevant systems, and strengthen the publicity and guidance of teachers and students' waste, so as to further improve the waste sorting action of colleges and universities in Beijing.

Keywords: Waste Sorting; Governance Capacity; Collaborative Governance; Colleges and Universities

B.3 Development Report on Domestic Waste Classification in Beijing (2020 ~2021) *Tang Wenxian* / 039

Abstract: In April 2021, the revised "Beijing Municipal Solid Waste Management Regulations" has been formally implemented for one year. It is of great significance to sum up the effect and experience of the implementation for one year by "the first good standard", and to have insight into the problem, so as to make a good job of waste classification. Over the past year, under the severe situation of Epidemic Prevention and control in Beijing, the prevention and control of epidemic situation has been pushed forward simultaneously with garbage classification, and garbage classification has risen to a new level, with remarkable results, in line with the capital's actual needs and to adapt to the classification of domestic waste classification governance system has been basically completed. At the same time, with the deepening of garbage classification work, we should pay attention to some potential problems in advance, and put forward countermeasures and suggestions to promote garbage classification under the normalization.

Keywords: Garbage Classification; Effectiveness of Waste Separation; Beijing

Abstract: Beijing's natural reserve accounts for 22.4% of the city's area, which basically covers the most important and precious natural resources in the city. From the perspective of the construction progress of nature reserves in the city, first, the system of nature reserves has been preliminarily established, second, the ecological restoration of various nature reserves has been strengthened, third, the ability of natural resource protection and management has been improved, fourth, the ecological compensation mechanism has been established first, and fifth, the ecological influence of various nature reserves has been expanded. The prominent problems of the nature reserve system in Beijing are the lack of top-level design, the poor management system, the disordered space setting, the lag of system construction and the conflict of protection and utilization. In view of this, we should do the following work in building the city's nature reserve management system: strengthen the top-level design and speed up the construction of a scientific and reasonable space management and control system; Innovate the system and mechanism and speed up the construction of a centralized and unified protection and management system; Adhere to ecological priority and speed up the construction of a development and construction mechanism of co construction and sharing; Consolidate the basic guarantee and accelerate the construction of a well supported pattern of joint management.

Keywords: Nature Reserve; Ecological Conservation; Ecological Safety

Ⅲ Healthy Society

B.5 Theoretical Evolution and Practical Path of Community Governance in Normalization Period of the Prevention and Control of COVID-19

Feng Hao, *Hou Chunyan* / 071

Abstract: The COVID-19 is the first line of the national governance system, and is the front line of the new crown pneumonia epidemic prevention and control. It plays a decisive role in the major public health emergencies. The quality of community governance is directly related to the health of residents. In the period of normalization of epidemic prevention and control, the main challenge faced by community governance is that the epidemic poses severe challenges to China's sustained economic and social growth, and the slowdown of economic growth brings great employment pressure. Epidemic prevention and control challenges China's traditional community management model and community professional services, and puts forward specific requirements for the construction of community governance community. The connotation of governance is the co governance of multiple subjects, and the goal of community governance is to build social capital. In the period of normalization of epidemic prevention and control, to optimize the path of community governance, we should give play to the leading role of Party construction and improve the community governance structure; Strengthen the construction of community team and improve the overall quality of social workers; Strengthen the application of scientific and technological means to build a smart community.

Keywords: Normalization Prevention and Control of COVID-19; Community Governance; Social Work; Volunteer Service

B.6 Jiujiuyuan's Good Practice on Community Culture and Health Promotion for Seniors

He Jinglin, Tang Jianying and Zhuang Yingfu / 086

Abstract: Jiujiuyuan cultural elderly care center in Xicheng District of Beijing takes cultural elderly care as the starting point, uses scientific and professional medical and nursing knowledge to guide the residential and nursing life of the elderly, improves the bad behavior and old ideas in the life of the elderly, improves the self-care ability and risk aversion ability of the elderly, improves the happiness index of the elderly, and produces good social benefits. In the community elderly service, "people-oriented, all for the sake of the elderly" is the service purpose, integrates "sincerity, care, love and patience" into every elderly service, and advocates and practices "helping the elderly, warming the elderly and loving the elderly". Through the training of community volunteers, young and energetic elderly people, they will become an important new force in community elderly service. "Jiujiuyuan" plays the role of a link, bridge and magnet to realize the combination of social resources and the community, the connection between professional resources and volunteers, and the connection between volunteer resources and the elderly in the community, so as to form a normal and joint force of public welfare services in the community.

Keywords: Xicheng District; Community-based Help Age Services; Culture and Seniors Care

B.7 Research Report on the Construction of Zero Carbon Ecological Demonstration Village and Carbon Neutralization Practice in Beijing

Zhang Yan / 100

Abstract: Carbon peaking is a phased goal of global response to climate change, and carbon neutralization is the ultimate goal of response to climate change. Beijing's carbon emissions are basically in the platform period after reaching the peak. Remarkable achievements have been made in the high-quality development of rural industries, the construction of beautiful villages and various agricultural and rural reforms in Beijing, but there are also some problems, such as the insufficient exertion of the enrichment advantages of agricultural scientific and technological resources, the ineffective improvement of living environment, and the increasingly prominent contradiction between the new demand of urban residents for beautiful ecological products and services and the imbalance and insufficiency of rural supply. Therefore, Beijing must have five thoughts in building a zero carbon ecological demonstration village: system thinking, green thinking, scenic spot thinking, open thinking and sharing thinking. It is suggested to build a zero carbon ecological demonstration village from eight dimensions: industrial ecology, village livability, zero carbonization of buildings, green life, civilized rural style, diversified governance, urban-rural integration and physical and mental harmony.

Keywords: Zero-carbon Eco-village; Carbon Neutral; Rural Revitalization

Ⅳ Healthy Service

Abstract: The theory of "prevention of disease" in traditional Chinese medicine is of great significance in both clinical and preventive traditional Chinese medicine. In recent years, the theory of "prevention of disease" in traditional Chinese medicine has been widely recognized and practiced. The survey conducted in Beijing shows that most people understand the main content of "preventive treatment" as providing consultation, followed by free physical examination and free distribution of conditioning products. From the perspective of the most frequently visited units in the community population, community health service centers account for 39.0% and community health service stations account for 10.7%, and the primary reason for choosing visiting units is to facilitate medical treatment. It is suggested that all parties should strengthen the publicity of the concept of "prevention of disease" of traditional Chinese medicine and innovate the service mode of "prevention of disease" of traditional Chinese medicine. The government also needs to further strengthen its support for "prevention of disease" of traditional Chinese medicine.

Keywords: Preventive Treatment; Chinese Medicine; Beijing City

Abstract: Under 5-year old children mortality, infant mortality and neonatal mortality rates have dropped significantly in Daxing district in 2016 -2019. Public health issues such as overweight and obesity, dental caries and poor vision will continue to be a major concern. In terms of child health care services, children's health management level, child nutrition improvement, early childhood development and key disease prevention and control work all continue to improve. The main experience is: to promote the healthy development of children health cause by government-leading, departmental cooperation; to improve the child health protecting through the life cycle by improving the service system and overall health management; to optimize child health service model by innovative development and doing better; to cultivate children's healthy lifestyle by extensive publicity and vigorous guide. On the basis of fully ensuring the child safety, we will continue to enhance child health connotation, strengthen prevention and treatment of key diseases and then promote the all-round development of child health.

Keywords: Child Health Care; Child Health Service; Daxing District in Beijing

B.10 The Construction of Digital Emergency System Under the Framework of the Smart City *Han Lu* / 138

Abstract: Breakthrough technologies such as artificial intelligence, big data, Internet of things and high-speed mobile Internet are being used all over the world, giving birth to a smart city, making the operation of urban administration, transportation system management, energy management and other fields more high-speed and effective. These innovative smart city concepts and technologies also have great potential to improve medical services in metropolitan areas. Smart health care includes not only the interaction between patients, but also healthy people and medical staff, digital first aid and health system construction, telemedicine and health management, as well as better access to and sharing of medical information and resources, and so on. By 2050, the world's population living in urban areas is expected to increase by 68%. The United Nations has identified smart cities as a long-term development need. The COVID-19 is a major disease that has been developing for a year and a half, especially in the smart city framework. Hospitals and medical service institutions around the world are facing unprecedented challenges in dealing with new types of infectious diseases, which also highlight the special needs of human security and population aging. The development of intelligent medical service technology can provide the best solution to actively respond to sudden public health crises and formulate long-term strategies.

Keywords: Digital Medical Emergency; Auxiliary AI; Active Health; Mobile Health; Internet of Medical Things

V Healthy Culture

B.11 Health Care City (Town): Development Status, Development Misunderstanding and Construction Road

Zhang Zuqun, Wu Qiuyu and Xie Xinyi / 151

Abstract: Based on the background of leisure demand, aging and multiple urbanization, health care cities (towns) are developing rapidly. The cultural connotation of the health care city (town) is to grasp the dialectical relationship between "health" and "cultivation", "city" and "city (town)". This paper combs the cultural tradition of health care, analyzes the development status of health care cities (towns) at home and abroad, and presents eight types of health care models. Based on Maslow's hierarchy of needs theory, this paper analyzes the definition and connotation of health care, and constructs three progressive hierarchy of needs of health care cities (towns). There are four misunderstandings in the development of health care cities (towns): mistaking the middle-aged and elderly as the main target consumer, mistaking health care as pure pension, mistaking the "five modernizations" of health care cities (towns), mistaking medical services as the main development industry. Finally, it summarizes the three construction paths of health care cities (towns): people-oriented health oriented path; The path of technology grasp, target market and ecological resources compound guidance; Explore the brand oriented path of cultural connotation.

Keywords: Health Care City (Town); Healthy Cells; Healthy Culture

B.12 Monitoring Report on Tobacco Prevalence Among Adolescents in Beijing in 2019

Du Shichang, Liu Xiurong, Shi Jianhui, Qi Li and Xu Luting / 169

Abstract: The 2019 Beijing youth tobacco epidemic monitoring survey shows that the rate of attempted smoking among middle school students in Beijing is 11.1%, and now the smoking rate is 3.2%. 88.2% of middle school students have heard of e-cigarettes, and 11.0% of middle school students have used e-cigarettes. 50.7% of middle school students want to quit smoking. 69.0% of middle school students have tried to quit smoking in the past 12 months. 7.8% of middle school students who smoke have accepted smoking cessation suggestions. In the past seven days, 71.5% of middle school students saw someone smoking at home, indoor public places, outdoor public places and public transportation. In the past 30 days, 31.6% of middle school students saw someone smoking in or outside the school building. 18.2% of middle school students saw teachers smoking in school. Among middle school students who smoke now, 17.3% were rejected because they were young when they bought cigarettes for the last time in the past 30 days; 32.8% of middle school students think it must be difficult to quit smoking. 48.5% of middle school students' parents smoke at least one party (47.2% for junior middle school students and 50.2% for senior high school students). 31.6% of middle school students' friends had smokers (20.1% for junior middle school students and 46.3% for senior high school students). The regulations of Beijing Municipality on smoking control have achieved remarkable results in reducing the smoking rate of teenagers and protecting people from the harm of second-hand smoke; The external factors that encourage teenagers to smoke have improved, but they still exist widely; Not selling cigarettes to teenagers has not been effectively implemented, and tobacco advertising or promotion has entered the vision of teenagers through various channels; The popular trend of electronic cigarette among teenagers should be vigilant; Smoking by parents and friends is still an important factor affecting smoking behavior of middle school students.

Keywords: Teenagers; Smoking; Secondhand Smoke Electronic Cigarettes

Ⅵ Healthy Industry

B.13 Study on the Development of Water Pollution Control Industry *Wang Fengqi*, *Ma Dongchun* / 204

Abstract: Water pollution is an important problem restricting China's economic and social development. The development of water pollution control is of great significance for maintaining national water security, alleviating the contradiction between supply and demand of water resources, realizing the goal of pollution reduction and a virtuous circle of water resources. With the increase of urban sewage discharge year by year, the scale of water pollution control industry is also expanding. In view of the problems existing in water pollution control, we should improve the legal system, innovate the management mode, form an ecological industrial structure, CO biochemical industrial layout, and expand industrial financing channels.

Keywords: Water Pollution Control; Energy Saving and Emission Reduction; Water Environment

B.14 Research Report on the Development Status and Countermeasures of Ecological Gully in Beijing *Xia Shengyin*, *Zhao Haiyan* / 213

Abstract: As a national strategic industry, health industry is not only related to national economic development, but also related to the improvement of people's well-being. The development of ecological ditch is not only an important starting point for the green development of Beijing's ecological conservation area, but also an important measure to promote the development of Beijing's health industry. In recent years, the development orientation of Beijing's ecological ditch has become more clear, the development mechanism has become more and more mature, the ecological construction has achieved remarkable results, the industrial development has been gradually integrated, and the development platform effect has become prominent. The main problems are: the understanding of sustainable and healthy development of ecological ditch is not high enough, the foundation of sustainable development of ecological ditch is not strong enough, and the industrial quality of ecological ditch construction is not good enough. It is suggested to promote the development of ecological ditch in Beijing from four aspects: first, improve the understanding of ecological ditch construction, second, clarify the key points of ecological ditch construction, third, ensure the guarantee of ecological ditch construction, and fourth, stimulate the vitality of ecological ditch construction.

Keywords: Health Industry; Ecological Gully Area; Industrial Convergence

B.15 A Research on the Healthy Industry Development with a Positive Response to the Population Aging
—*Taking Beijing as an Example*

Abstract: Population aging is not only an important trend of social development, but also China's basic national conditions for a long period of time in the future. At present, China's aging problem presents the characteristics of large-scale elderly population, significantly accelerated aging process, obvious differences in aging level between urban and rural areas, and continuous improvement in the quality of elderly population. It is not only a severe test but also a development opportunity for economic and social development. Under the development requirements of the new stage of the 14th five year plan, how to

disease. With the increase of forest resources in China, developing and improving forest recuperation has become one of the important ways to build a healthy city and improve the health level of the whole people. In the next development process, we should focus on solving the following problems: poor public awareness and willingness to participate, insufficient education and publicity in medical colleges and universities, lack of systematic and in-depth empirical research on forest recuperation, no evaluation criteria for indications, and uneven distribution of natural resources and development of forest recuperation in different regions.

Keywords: Healthy City; Forest Therapy; Population Health

Abstract: China has entered an aging society. The Chinese government attaches great importance to and solves the problem of population aging, actively develops the cause of aging, and initially establishes an old-age insurance system and a medical insurance system including the elderly. Sleep disordered breathing diseases can directly or indirectly affect various organ systems of the whole body, leading to the occurrence of chronic diseases. This not only seriously affects the quality of life of the elderly, but also increases the economic and spiritual burden of patients, but also makes the state's limited medical insurance fund spend a lot. Therefore, we should pay attention to prevention while treating diseases, and try to reduce the troubles of chronic diseases to the elderly.

Keywords: Sleep Breathing Disordered; Medical Insurance; Health of the Elderly

Abstract: The health level of children and adolescents is closely related to national development. By describing and analyzing the current situation of health risk behaviors of children and adolescents in Beijing, the main health problems and the intervention of common diseases and health influencing factors of students, this paper finds that children and adolescents in Beijing have unhealthy eating behavior, insufficient physical activity, too long video time The high rate of myopia and the obvious increase in the detection rate of overweight and obesity. In order to improve the health level of children and adolescents in Beijing, Beijing has carried out six actions with the theme of "smart children and sunshine youth health action", such as the action of experts on campus, the action of popularizing school health standards, the activity of primary and secondary school students' health month, the action of improving school teaching and living environment, the action of healthy parents and the action of caring for key groups.

Keywords: Children; Teenagers; Dangerous Behavior; Common Diseases; Infectious Diseases

北京市哲学社会科学研究基地智库报告系列丛书

推动智库成果深度转化

打造首都新型智库拳头产品

为贯彻落实中共中央和北京市委关于繁荣发展哲学社会科学的指示精神，北京市社科规划办和北京市教委自2004年以来，依托首都高校、科研机构的优势学科和研究特色，建设了一批北京市哲学社会科学研究基地。研究基地在优化整合社科资源、资政育人、体制创新、服务首都改革发展等方面发挥了重要作用，为首都新型智库建设进行了积极探索，成为首都新型智库的重要力量。

围绕新时期首都改革发展的重点热点难点问题，北京市社科联、北京市社科规划办、北京市教委与社会科学文献出版社联合推出“北京市哲学社会科学研究基地智库报告系列丛书”。

北京市哲学社会科学研究基地智库报告系列丛书

（按照丛书名拼音排列）

· 北京产业蓝皮书：北京产业发展报告

· 北京人口蓝皮书：北京人口发展研究报告

· 城市管理蓝皮书：中国城市管理报告

· 法治政府蓝皮书：中国法治政府评估报告

· 健康城市蓝皮书：北京健康城市建设研究报告

· 交通蓝皮书：中国城市交通绿色发展报告

· 京津冀蓝皮书：京津冀发展报告

· 平安中国蓝皮书：平安北京建设发展报告

· 企业海外发展蓝皮书：中国企业海外发展报告

· 首都文化贸易蓝皮书：首都文化贸易发展报告

· 中央商务区蓝皮书：中央商务区产业发展报告

S 基本子库
SUB DATABASE

中国社会发展数据库（下设 12 个子库）

整合国内外中国社会发展研究成果，汇聚独家统计数据、深度分析报告，涉及社会、人口、政治、教育、法律等 12 个领域，为了解中国社会发展动态、跟踪社会核心热点、分析社会发展趋势提供一站式资源搜索和数据服务。

中国经济发展数据库（下设 12 个子库）

围绕国内外中国经济发展主题研究报告、学术资讯、基础数据等资料构建，内容涵盖宏观经济、农业经济、工业经济、产业经济等 12 个重点经济领域，为实时掌控经济运行态势、把握经济发展规律、洞察经济形势、进行经济决策提供参考和依据。

中国行业发展数据库（下设 17 个子库）

以中国国民经济行业分类为依据，覆盖金融业、旅游、医疗卫生、交通运输、能源矿产等 100 多个行业，跟踪分析国民经济相关行业市场运行状况和政策导向，汇集行业发展前沿资讯，为投资、从业及各种经济决策提供理论基础和实践指导。

中国区域发展数据库（下设 6 个子库）

对中国特定区域内的经济、社会、文化等领域现状与发展情况进行深度分析和预测，研究层级至县及县以下行政区，涉及省份、区域经济体、城市、农村等不同维度，为地方经济社会宏观态势研究、发展经验研究、案例分析提供数据服务。

中国文化传媒数据库（下设 18 个子库）

汇聚文化传媒领域专家观点、热点资讯，梳理国内外中国文化发展相关学术研究成果、一手统计数据，涵盖文化产业、新闻传播、电影娱乐、文学艺术、群众文化等 18 个重点研究领域。为文化传媒研究提供相关数据、研究报告和综合分析服务。

世界经济与国际关系数据库（下设 6 个子库）

立足"皮书系列"世界经济、国际关系相关学术资源，整合世界经济、国际政治、世界文化与科技、全球性问题、国际组织与国际法、区域研究 6 大领域研究成果，为世界经济与国际关系研究提供全方位数据分析，为决策和形势研判提供参考。